Progress of Infectious Diseases in Obstetrics and Gynecology

妇产科感染病学进展

主　　编　廖秦平

副 主 编　刘朝晖

编　　者　（按姓氏笔画排序）

马京梅　刘朝晖　张　岱　时春艳

杨慧霞　郑　波　赵更力　赵　健

董　悦　廖秦平　樊尚荣　薛凤霞

编写秘书　刘　菲　张　岱

北京大学医学出版社

图书在版编目（CIP）数据

妇产科感染病学进展/廖秦平主编. 一北京：北京大学医学出版社，2009

ISBN 978-7-81116-710-8

Ⅰ. 妇… Ⅱ. 廖… Ⅲ. 妇产科病一感染一疾病一诊疗 Ⅳ. R71

中国版本图书馆 CIP 数据核字（2009）第 047796 号

妇产科感染病学进展

主　　编：廖秦平
出版发行：北京大学医学出版社（电话：010-82802230）
地　　址：（100191）北京市海淀区学院路 38 号 北京大学医学部院内
网　　址：http：//www.pumpress.com.cn
E - mail：booksale@bjmu.edu.cn
印　　刷：北京东方圣雅印刷有限公司
经　　销：新华书店
责任编辑：白　玲　张凌凌　**责任校对**：杜　悦　**责任印制**：郭桂兰
开　　本：787mm×1092mm　1/16　**印张**：14　**字数**：311 千字
版　　次：2009 年 9 月第 1 版　2009 年 9 月第 1 次印刷　**印数**：1 - 2000 册
书　　号：ISBN 978-7-81116-710-8
定　　价：39.50 元

本书由
北京大学医学部科学出版基金
资助出版

前 言

随着我国经济的腾飞，人际交往日益频繁，旅游事业飞速发展，国内流动人口日益增多。随之而来的吸毒、贩毒、卖淫、嫖娼等不良现象亦逐年增多。生殖道感染（reproductive tract infection，RTI），包括性传播感染（sexually transmitted infection，STI）也逐年增多。我国RTI/STI的流行已从沿海蔓延到内陆，从城市向农村发展，如艾滋病已从高危人群向低危人群蔓延，故形势相当严峻。而女性生殖道的解剖、生理特点，又使其较男性更易感染。女性RTI/STI中50%～60%无临床表现，常不能及时治疗而致疾病进一步发展与传播。

女性RTI/STI的危害是显而易见的。第一，可通过性行为继续传播给性伴；第二，孕妇感染后可传播给胎、婴儿；第三，损害生育功能，增加不孕、异位妊娠、流产及盆腔炎等风险；第四，增加宫颈癌（高危型HPV感染）及艾滋病（HIV感染）风险。

目前在诊治女性RTI/STI中尚存在很多问题。其中突出的是过度诊断与过度治疗，既浪费有限的医疗资源，又增加患者的痛苦与经济负担。在我国经济尚不很发达，医疗资源尚匮乏的条件下，如何能使人人享受到最新、最佳、最便宜的适宜诊治技术，是摆在卫生界与妇产科工作者面前的首要问题。本书将尽量采用国内外有关的经循证医学证实的RTI/STI资料，结合我国现有的医疗条件的适宜技术介绍给读者，希望能对广大妇产科临床工作者有所帮助！

董 悦

2009年8月

目 录

第三部分 各疾病研究进展

第一部分

妇产科感染性疾病的历史及发展趋势

提到妇产科感染性疾病的发展史，就不得不提及产褥热。因为它不仅标志着妇产科学的进步，更是人类医学发展史上的重要里程碑，它的发现带来了消毒方法的发明。

人们对感染性疾病的认识至少可以追踪到中世纪传染病的流行，那时麻风病在欧洲猖獗一时，但并不知道病因，只是认为麻风病患者都是有罪的人，他们之所以生病，是上帝对他们的惩罚。麻风病的流行，一方面促进了隔离病院的兴起，另一方面控制了麻风病的进一步流行。而14世纪的鼠疫（当时称为黑热病）在欧洲、非洲和亚洲广泛流行，“海港检疫”有了初步萌芽。可以说，人们对感染性疾病认识的每一次深入都带来了深刻的社会变革。

文艺复兴时期，人们对传染病有了新的见解。1546年意大利维罗那得医师夫拉卡斯托罗（Fracastro G，1483—1553）对传染病的本质提出了合理的学说。1546年在他的名著《论传染和传染病》一书中，把传染病的传染途径分为三类：第一类是单纯接触，如疥癣、麻风、肺痨；第二类为间接接触，即通过衣服、被褥等媒介物；第三类为远距离传染。他把传染源解释为是一种最小粒子，我们感觉不到的东西所传染，而且人们对这种小粒子有不同的亲和力，微小粒子从患者传给健康人，使健康人致病。他还认为这种小粒子具有一定的繁殖能力。只可惜当时还没有显微镜。他的这种想法不能用实验观察来证实，因此没能被更多的人接受。他的另一个贡献是确定了Syphilis的名称，即梅毒。

然而直到17世纪显微镜的发明和利用，人类的视觉才由宏观转到微观，有能力去发现、探索微生物的世界。1683年，荷兰人雷文虎克（Anton van Leeuwenhoek，1632—1723）首次在显微镜下发现“细菌”，但当时未引起重视。

人类对感染性疾病的认识真正开始于19世纪兴起的细菌学研究。说起细菌学不得不介绍两位人物：法国的巴斯德和德国的科赫。

巴斯德不仅是位细菌学家，更是法国著名的自然科学家。他发明的巴氏消毒法至今仍在应用，他还为微生物学打下了基础。当时法国的支柱产业除了酿酒外，还有从中国传去的蚕丝业。法国的蚕一批批死去，政府请巴斯德帮忙。巴斯德认为蚕病也是由一种微生物所致，认为隔离病蚕与健康蚕将有助于控制此病。巴斯德的另一贡献是关于生物学上自然发生学的研究，当时对于生物的发生曾有不少争论。巴斯德用简单的实验证实，生物的发生不是凭空而来的。另外对于炭疽杆菌的研究，巴斯德的贡献在于培养了减弱炭疽杆菌毒力的疫苗。此外，从霍乱病鸡体内提取霍乱菌，将杀死后的菌注射到健康的鸡体内，这样健康的鸡在霍乱流行时，就不会再感染，这是经典免疫学的开始。他还用相同方法研制出狂犬病疫苗，有效地预防了狂犬病的发生。

科赫（Koch R，1843—1910）进行了比较实际的细菌学研究，建立了细菌染色、培养、拍照等方法。1882年科赫发现了困扰人类的结核杆菌，并同时公布了细菌学三定律，即Koch法则。霍乱弧菌也是科赫发现的。由于这些成就，科赫获得了1905年诺贝尔生理学或医学奖。

自巴斯德、科赫发现细菌以后，各种致病细菌先后被发现。

19世纪最后30年是细菌学的年代，绝大多数致病细菌都被发现。进入20世纪，由于显微镜的改进，使比细菌还小的微生物也被暴露在我们面前。

1905年，肖丁（Schaudinn FR，1871—1906）和霍夫曼（Hoffmann E），在梅毒性下疳的分泌物中发现了梅毒螺旋体。更小的微生物——病毒也在此时期被发现，当时把病毒（virus）称作"微子"。这种病原是指能够被滤过的极小的生物而言。最早发现病毒的人是俄国的伊凡诺夫。1892年他在研究烟叶黑斑病的过程中发现了病毒。后来洛塞弗（Loseffler）和弗拉斯（Frasch）在1898年研究动物"口蹄疫"时发现这种病的病毒。同热带病相关的一些寄生虫病也在19世纪初陆续被发现。

随着微生物学的进步及化学制药学的进步，抗生素应运而生。其实早在巴斯德时代已经有了抗生素的萌芽概念，那时就知道空气中的某些细菌能够抑制炭疽杆菌的生长，但未引起人们的注意。直到1922年英国细菌学家弗莱明（Fleming A，1881—1955）发现一种酶，这种酶可以存在于蛋白、盐类或某些细菌体内，可以溶解某些球菌，遂将其称为溶菌酶。1928年，弗莱明在他的培养基上发现葡萄球菌被青霉菌污染了，青霉菌周围葡萄球菌的菌丝变得透明，甚至溶解消失。他又将青霉菌除掉，但惊奇地发现上述现象仍可发生，于是他断定这种起杀菌作用的物质是青霉菌在生长过程中产生的代谢物，他称之为青霉素。以后弗莱明证实青霉素具有杀死链球菌等细菌的功能，对人和动物的影响较小，而且不会影响人体内的白细胞。1943年，青霉素第一次成功地用于治疗病人。青霉素以后，各种其他抗生素陆续被研制成功并用于临床。抗生素的发现是20世纪药物学和治疗学的重大进步。

我国学者汤飞凡是世界上第1个分离出沙眼衣原体的学者。

1890年一位法国巴黎儿童医院年轻的研究生蒂塞（Tisseer H）医生开始了他的研究题目：对婴幼儿消化不良病因的研究。他在1899年发表了论文，指出母乳喂养的婴幼儿的肠道菌群不同。肠道菌群的不同是造成人工喂养儿腹泻病高发的主要原因。在当时及后来引起了广泛的关注，使得人们认识到肠道菌群失调（dysbacteriosis）是腹泻的主要病因。这个发现更重要的意义在于它对当时"一菌一病"的学术思潮提出了挑战。

青霉素的问世带来的菌群失调、二重感染（superinfection）和宿主对感染的抵抗力下降，加之无菌动物的出现都促进了微生态学的进步。同时人们也逐步认识到在漫长的进化过程中，并不是有微生物存在就有疾病，许多正常微生物群已与人体宿主处于一种互惠互利的平衡状态，对人体提供诸如生物拮抗、增强免疫、有助营养吸收等有益作用。

20世纪90年代初，生殖道感染（reproductive tract infections，RTIs）在全球范围对大多数人而言还是一个陌生的词，甚至医学界的不少同仁见到RTIs这个缩写词，还仅仅只会联想到呼吸道感染（respiratory tract infections）。短短数年，RTIs已成为全球生育健康中备受重视的一个新领域。

国际妇女健康联盟于1987年正式提出生殖道感染的概念，目的在于引起对一系列被忽视了的妇女生育健康及性健康问题的重视。世界范围内的调研表明，女性内源性感染广泛存在，但人们（包括广大女性）对此知之甚少；性传播疾病在全球呈上升、蔓延之势。

女性泌尿生殖道的生态系统是人体四大生态系统之一，在人类繁衍和防御机能方面起重要作用。女性生殖道感染的微生物学研究历史悠久，但发展缓慢。其原因既有传统观念的束缚，也有科技发展的不足。

近代，医学微生物学及结合免疫学新进展的研究逐步开展。分子生物学及基因重组技术推动了微生物全基因结构或部分基因片段的结构与功能研究。免疫学中的细胞因子、免疫调控及抗原呈递等新进展，推动了对微生物治病因子、保护性抗原及机体抗微生物免疫应答的研究和应用。另一方面，免疫学基础理论的发展，特别是对内源性抗原及外源性抗原两种抗原呈递方式的研究，使人们对微生物感染中胞内菌、胞外菌感染，病毒感染及死、活疫苗分别诱生不同类型免疫应答的理论有了进一步的认识。对T辅助细胞（Th1和Th2细胞类型）、T杀伤细胞（Tc细胞）在不同微生物感染中的作用以及体液免疫的作用也分别进行了不同层次的研究。细胞因子（单核因子和淋巴因子）在基因克隆、重组表达获得纯产品基础上正在分析其作用。克隆抗细胞因子及转基因鼠、基因敲除（gene knock out）鼠的应用也为研究微生物的致病机制提供了工具与模型。近年来被称为“人类新瘟疫——艾滋病”的病原（人类免疫缺陷病毒）分离工作就是利用白细胞介素-2（IL-2）在体外培养T细胞成功的基础上获得的。人类免疫缺陷病毒的研究大大促进了抗感染免疫工作，因此近年来抗感染免疫又成为医学微生物学与免疫学交叉的研究热点，伴随因机体免疫功能低下而出现的大量机会感染也成为新的挑战。

目前，随着医学模式的转变，人们认识到宿主、环境和微生物的关系十分复杂，他们之间的平衡决定着机体的健康水平。女性感染性疾病的研究逐步涉及微生物的致病性、宿主的免疫力、环境的影响及微生态的演替。

产褥热也许是最早引起重视并得到有效改善的妇产科感染性疾病。妇产科感染性疾病的发展将随着微生物学、免疫学、微生态学及治疗学的进步、人们思想的进步和生活水平的提高而不断完善。

女性生殖道微生态的动态演替及其相关因素是今后研究的重点，包括卵巢功能、妊娠、衰老对微生态的影响，共生菌之间的关系和定植机制，以及微生态平衡与疾病的关系都是不能逃避的问题，也是未来女性感染性疾病研究的挑战。

而微生物致病性的分子机制研究将是感染性疾病研究的基础。通过开展微生物基因结构与功能的研究，将逐渐揭示微生物的致病基因或致病相关基因。最终为感染性疾病的治疗带来新的发展方向。

重组疫苗（单价或多价）及嵌合疫苗（微生物抗原与佐剂或细胞因子嵌合表达的疫苗）是目前和未来一段时间的研究重点。随之发展的将是重组疫苗效果及不良反应的研究。重组疫苗与传统的微生物死（灭活）疫苗及减毒活疫苗的比较，特别是在诱生体液免疫（抗体的类别）、细胞免疫及可能产生的变态反应等方面的优缺点均需要进行深入的研究。核酸免疫（又称基因免疫）已显示可诱生较强的细胞及体液免疫的特点。

抗微生物药物将继续沿着化学治疗及抗生素两大方面发展，其中的重点将是对抗病毒药物的研制与开发。微生物耐药性的机制研究与对策也是治疗策略中的一项重要内容。在发现新的微生物药物的基础上，利用重组技术还有可能发展源自微生物的新一代重组药物。在基因治疗中，多种病毒（反转录病毒、腺病毒、单纯疱疹病毒等）及少数细菌（如卡介苗）均已被考虑作为传递基因的载体而构成基因治疗的组成成分。由于治疗涉及微生物与宿主两个方面，除抗微生物外，利用微生物成分、抗原或代谢产物做免疫调控治疗，也是新型治疗措施的组成部分。

我们有理由相信，随着现代科学的发展，人们对感染性疾病认识的不断深入，妇产科感染性疾病的治疗也将由症状治疗到病因治疗，由微生物治疗到提高机体免疫的治疗，由杀菌为主的治疗转为平衡机体环境的治疗，更将从治疗转入预防。我们也深知，路漫漫，待孜孜以探求！

（廖秦平）

第二部分

妇产科感染性疾病的常见症状

第 1 章 概 述

生殖系统炎症是妇女常见疾病，包括下生殖道的外阴炎、阴道炎、宫颈炎和上生殖道的子宫内膜炎、输卵管炎、输卵管卵巢炎、盆腔腹膜炎及盆腔结缔组织炎。炎症可局限于一个部位或多个部位同时受累；病情可轻可重，轻者无症状，重者引起败血症甚至感染性休克死亡。引起炎症的病原体包括多种微生物如细菌、病毒、真菌及原虫等。一些性传播疾病，也可表现为生殖系统炎症。炎症可以是急性，也可以是慢性。近年随着性传播疾病的增加，生殖系统炎症更为复杂。女性生殖系统炎症不仅危害患者，妊娠期炎症还可危害胎儿、新生儿。因此，对生殖系统炎症应积极防治。

生理情况下，卵巢分泌的雌激素使阴道上皮增生变厚并富含糖原，增加对病原体的抵抗力，糖原在阴道乳杆菌作用下分解为乳酸，维持阴道正常的酸性环境（pH≤4.5，多在3.8～4.4），使适应于弱碱性环境中的病原体受到抑制，称为阴道自净作用。

一、阴道正常菌群

正常阴道内有病原体寄居形成阴道正常菌群，常见阴道菌群如表2-1。正常阴道中以产生过氧化氢（H_2O_2）的乳杆菌占优势，乳杆菌一方面分解糖原，使阴道处于酸性环境；另一方面，产生的H_2O_2及其他抗微生物因子可抑制或杀灭其他细菌包括厌氧菌，在维持阴道正常菌群中起关键作用。

表 2-1　阴道正常菌群

革兰阳性需氧菌及兼性厌氧菌：
乳杆菌（lactobacilli）
棒状杆菌（*Corynebacterium*）
非溶血性链球菌（nonhemolytic streptococcus）
肠球菌（*Enterococcus*）
表皮葡萄球菌（*Staphylococcus epidermidis*）
革兰阴性需氧菌及兼性厌氧菌：
加德纳菌（*Gardnerella vaginalis*）
（革兰染色变异，有时呈革兰阳性）
大肠埃希菌（*Escherichia coli*）
摩根菌（*Morganella*）

续表

专性厌氧菌:
消化球菌（*Peptococcus*）
消化链球菌（peptostreptococcus）
类杆菌（*Bacteroides*）
动弯杆菌（*Mobiluncus*）
梭杆菌（*Fusobacterium*）
普雷沃菌（*Prevotella*）
支原体及念珠菌

二、阴道生态系统及影响阴道生态平衡的因素

虽然正常阴道内有多种细菌存在，但由于阴道与这些菌群之间形成生态平衡并不致病，阴道环境影响菌群，菌群也影响阴道环境。阴道生态平衡一旦被打破或外源病原体侵入，即可导致炎症发生。影响阴道生态平衡的阴道环境主要为 pH，体内雌激素水平、频繁性交、阴道灌洗等均可改变阴道 pH，进而影响阴道生态平衡。雌激素水平低，阴道上皮糖原含量下降，阴道 pH 升高；性交后阴道 pH 可上升至 7.2 并维持 6～8 小时；阴道灌洗，尤其是中性或碱性灌洗液可中和阴道分泌物，使阴道 pH 上升，不利于乳杆菌生长。阴道菌群的变化也可影响阴道生态平衡，如长期应用抗生素抑制乳杆菌生长，从而使其他致病菌成为优势菌。其他因素如阴道异物也可改变阴道生态平衡，引起炎症。

三、阴道分泌物检查

外阴及阴道炎症的共同特点是阴道分泌物增加及外阴瘙痒，但因病原体不同，分泌物特点、性质及瘙痒轻重亦不同。在做妇科检查时，应注意阴道分泌物的颜色、气味及 pH。取阴道上、中 1/3 侧壁分泌物作 pH 测定及病原体检查。常用精密 pH 试纸测定 pH。将分泌物分别放在盛有生理盐水和 10%氢氧化钾的两张玻片上，或将分泌物涂片染色作病原体检查。

虽然正常妇女也有一定量的阴道分泌物，但分泌物清亮、透明、无味，不引起外阴刺激症状。除外阴阴道炎外，宫颈炎症等疾病也可导致阴道分泌物增多，因此，对阴道分泌物异常者应做全面的妇科检查。

第 2 章
下生殖道感染常见症状

第一节　外阴感染常见症状

一、瘙痒

外阴皮肤瘙痒为最常见症状。主要为外阴部皮肤接触某种刺激性物质如阴道炎、宫颈炎时的分泌物刺激或接触过敏物质所致。有时也可能为某些原虫的机械性刺激及其涎液内的毒性分泌物引起，如阴虱叮咬皮肤时引起强烈的刺痒感。

二、疼痛

病变部位疼痛为外阴炎另一重要症状。外阴炎症反应使组织释放致痛物质如5-羟色胺、组胺、缓激肽等，刺激疼痛感受器引起痛觉。疼痛可由于引起的外阴感染的原因和程度不同而痛感轻重不一。前庭大腺炎严重时可引起剧痛，杜克雷嗜血杆菌感染即软下疳时患病处可产生剧痛。

三、烧灼感

炎症反应可导致局部烧灼感，外阴丹毒或前庭大腺炎时可感到局部发热。

四、水疱

外阴接触一些刺激性物质后，接触部位可产生水疱。单纯疱疹病毒（HSV）感染病变特征即为群集性紧张水疱，破溃后形成浅表溃疡。

五、溃疡

由于外阴皮肤瘙痒常有抓痕，严重者形成溃疡。软下疳时可形成边缘不整齐、周围皮肤充血、基底有脓性渗出物的痛性溃疡。HSV感染时外阴水疱破裂后可转化为溃疡。

六、丘疹

外阴炎症刺激皮肤可出现小丘疹。HSV感染开始症状即为一个或多个小红色丘疹，迅速变成小水疱。扁平湿疣为扁平状丘疹，为二期梅毒特征性表现，成群分布，湿润而光滑。尖锐湿疣表现为大小阴唇、阴蒂、肛周等淡红色疣状丘疹，继续增大可呈乳头状、菜花样、鸡冠样增生物。

七、硬下疳

为一期梅毒特征性表现，损害多为单发、质硬、不痛、边缘整齐、微隆起的硬结。

八、蓝色斑

为阴虱病的特征性损害，豆粒或指甲大小灰色色素性斑点，压之不褪，无炎症反应，可能为皮肤对阴虱涎液的反应，灭虱后蓝色斑可存在数月。

九、肿胀感

外阴急性炎症如前庭大腺炎、丹毒时由于组织充血水肿甚至脓肿形成，造成局部组织肿胀感明显。

十、腹股沟淋巴结肿大

当外阴急性感染沿淋巴管向上蔓延时可造成腹股沟淋巴结肿大，前庭大腺炎、丹毒可伴发腹股沟淋巴结肿大，软下疳时30%～50%的患者发生一侧急性腹股沟淋巴结炎和淋巴结周围炎，形成粘连较大的痛性团块。

第二节　阴道感染常见症状

一、阴道分泌物增多

为所有阴道感染共有症状，但感染原因不同，分泌物性状不同。滴虫阴道炎阴道分泌物增多，分泌物特点为稀薄脓性、黄绿色、泡沫状、有臭味。分泌物呈脓性是因分泌物中含有白细胞；呈泡沫状、有臭味是因滴虫无氧酵解碳水化合物，产生腐臭气体。外阴阴道假丝酵母菌病阴道分泌物由脱落上皮细胞和菌丝体、酵母菌和假菌丝组成，其特征是白色稠厚呈凝乳或豆腐渣样。细菌性阴道病阴道分泌物有鱼腥臭味，性交后加重，可伴有轻度外阴瘙痒或烧灼感。分泌物呈灰白色，均匀一致，稀薄，常黏附于阴道壁，但黏度很低，容易将分泌物从阴道壁拭去。老年性阴道炎阴道分泌物稀薄，呈淡黄色，严重者呈脓血性白带。

二、外阴瘙痒

阴道炎症由于分泌物刺激外阴，常引起瘙痒，瘙痒部位主要为阴道口及外阴。外阴阴道假丝酵母菌病外阴瘙痒程度居各种阴道炎症之首，严重时坐卧不宁，异常痛苦。

三、灼痛、性交痛

阴道黏膜炎症反应可致灼热、疼痛、性交痛。老年性阴道炎由于阴道黏膜萎缩，可伴有性交痛。

四、不孕

滴虫阴道炎时阴道毛滴虫能吞噬精子，并能阻碍乳酸生成，影响精子在阴道内存活，可致不孕。

五、尿频、尿痛

阴道炎有时伴发尿道口感染，可有尿频、尿痛，有时可见血尿。

第三节 宫颈炎症常见症状

一、急性宫颈炎常见症状

急性宫颈炎主要由性传播疾病的病原体淋病奈瑟菌及沙眼衣原体所致。由葡萄球菌、链球菌、肠球菌引起的急性宫颈炎较少见。部分患者无症状。有症状者常见症状表现为：

1. 阴道分泌物增多 急性宫颈炎如沙眼衣原体及淋病奈瑟菌均感染宫颈管柱状上皮，沿黏膜面扩散引起浅层感染，病变以宫颈管明显，造成阴道分泌物增多，呈黏液脓性。

2. 外阴阴道瘙痒及灼热感 阴道分泌物的刺激可引起外阴及阴道瘙痒及灼热感。

3. 腰酸及下腹部坠痛。

4. 间期出血、性交后出血 宫颈急性炎症由于宫颈间质水肿，血供增加，上皮易损伤，可导致间期出血、性交后出血。

5. 尿急、尿频、尿痛 若合并尿道感染，可出现尿急、尿频、尿痛。

二、慢性宫颈炎常见症状

慢性宫颈炎的病原体主要为葡萄球菌、链球菌、大肠埃希菌及厌氧菌；其次为性传播疾病的病原体，如淋病奈瑟菌、沙眼衣原体。常见症状表现为：

1. 阴道分泌物增多 分泌物呈乳白色黏液状，有时呈淡黄色脓性，伴息肉形成时可有血性白带或性交后出血。

2. 腰骶部疼痛、下腹坠痛 若炎症沿宫骶韧带扩散到盆腔，可有腰骶部疼痛、下腹坠痛等。

3. 不孕 宫颈黏稠脓性分泌物不利于精子穿过，可造成不孕。

4. 尿急、尿频 当炎症涉及膀胱下结缔组织时，可出现尿急、尿频。

第 3 章 上生殖道感染常见症状

盆腔炎性疾病（PID）指女性上生殖道及其周围组织的炎症，主要包括子宫内膜炎、输卵管炎、输卵管卵巢脓肿（TOA）、盆腔腹膜炎。炎症可局限于一个部位，也可同时累及几个部位，最常见的是输卵管炎。上生殖道感染可因炎症轻重及范围大小而有不同的临床表现。轻者无症状或症状轻微。

第一节　子宫内膜炎及子宫肌炎

一、急性子宫内膜炎及子宫肌炎

1. 下腹痛　盆腔炎症时局部组织充血、水肿并炎性渗出物积聚、粘连，继而盆腔组织内张力增加，加上细菌、毒素及炎症反应生成、释放各种化学致痛物质如乙酰胆碱、缓激肽、5-羟色胺、前列腺素及组胺等作用于盆腔脏器神经末梢，引起弥散的定位不准确的内脏痛。急性子宫内膜炎及子宫肌炎主要表现为下腹正中痛、下腹坠感，为持续性，活动或性交后加重。下腹痛可向双侧大腿放射，疼痛程度根据病情而异。衣原体感染主要表现为轻微下腹痛，久治不愈。

2. 发热　各种病原体侵入机体后均可能引起发热。病原体及其代谢产物或炎性渗出物等外源性致热原，在体内作用于中性粒细胞、单核细胞及巨噬细胞等，使其产生并释放内源性致热原而引起发热。由于感染的病原体不同，发热情况不同。淋病奈瑟菌感染起病急，可有高热，体温达 38℃以上。衣原体感染高热不明显，但可伴有长期持续低热。

3. 阴道分泌物增多　患急性子宫内膜炎时，可有白带增多，呈水样、黄白色、脓性，或混有血，如为厌氧菌感染，则分泌物带有恶臭。

4. 全身感染症状　急性上生殖道感染若病情严重可有寒战、高热、头痛、食欲缺乏。

二、慢性子宫内膜炎及子宫肌炎

由于子宫内膜的周期性剥脱，严重的慢性子宫内膜炎并不多见。常见症状包括：

1. 不规则阴道流血　慢性子宫内膜炎子宫内膜充血、水肿。患者常表现为阴道不规则少量流血或月经不规则。

2. 轻度下腹痛　疼痛特点为下腹正中坠痛，经期加重。

3. 白带增多　慢性子宫内膜炎可有白带增多，老年性子宫内膜炎还可有血性白带。

第二节　输卵管卵巢炎、盆腔腹膜炎

一、急性输卵管卵巢炎、盆腔腹膜炎

1. 下腹痛　由于炎症累及或刺激腹膜壁层引起疼痛，多较激烈，引起定位较准的躯体痛，常见放射痛。改变姿势或按压疼痛处可加重疼痛。患者多为双侧下腹部针刺样剧痛。

2. 发热　发热前可先有寒战、头痛，体温可高达39℃～40℃。

3. 经量增多、经期延长或阴道不规则少量流血　由于炎症导致子宫内膜充血水肿，月经期发病可出现经量增多、经期延长，在非月经期炎症发作可有阴道不规则少量流血。衣原体感染病程较长，可伴有阴道不规则少量流血。

4. 阴道分泌物增多　患者白带增多，黄白色、脓性，有时带有恶臭。

5. 膀胱直肠刺激症状　少数患者由于炎症刺激可出现膀胱刺激症状如尿频、尿急或直肠刺激症状如腹胀、腹泻等。

二、慢性输卵管卵巢炎、盆腔腹膜炎

1. 下腹不适　慢性炎症引起内生殖器与邻近组织间粘连，加上组织纤维化增生，张力改变，患者可有持续性下腹坠感、坠痛、腰痛，在月经期、性交后、劳动后加重。

2. 月经改变　患者由于盆腔淤血，卵巢功能受损，有时可有经量增多，周期不准，经期延长等。

3. 不孕　由于慢性输卵管炎导致输卵管阻塞，管壁结缔组织增生变硬，影响输卵管功能造成不孕，或卵巢功能受损，导致月经失调，造成继发不孕。

第三节　盆腔结缔组织炎

一、急性盆腔结缔组织炎

1. 发热　炎症初期，患者可有高热，体温可高达39℃～40℃。

2. 下腹痛　为双侧下腹部疼痛，与急性输卵管卵巢炎相似。

3. 局部压迫刺激症状　若有脓肿形成，可有下腹包块及局部压迫刺激症状；包块位于子宫前方可出现膀胱刺激症状，如排尿困难、尿频，若引起膀胱肌炎还可有尿痛等；包块位于子宫后方可有直肠刺激症状；若在腹膜外可致腹泻、里急后重感和排便困难。

二、慢性盆腔结缔组织炎

一般多无症状，偶有腰痛、下腹坠痛，由于病变位置较低，常有性交痛。

第四节 盆腔脓肿

1. 发热 盆腔脓肿形成后，患者多有高热，达39℃左右。也有部分患者发病迟缓，无明显发热。

2. 下腹痛 一般表现为下腹胀痛。

3. 局部压迫刺激症状 直肠受脓肿刺激可有排便困难，排便时疼痛，便意频数等。

4. 脓肿破溃症状 脓肿增大可向阴道、直肠、膀胱破溃，脓汁流出后症状减轻。若向腹腔破溃，可引起急性腹膜炎、脓毒症、败血症。

（薛凤霞）

第三部分

各疾病研究进展

第 4 章 阴虱病

阴虱病（pediculosis pubis）是由阴虱所致的一种皮肤病，主要通过性接触传播，偶有经狗或污染的衣物间接传播。

一、病因

阴虱呈灰白色，长 1～2mm，宽约 1.5 mm，胸腹部前宽后窄，形状像蟹（图4-1）。雌、雄虫交配后 24 小时内受精，雌虫产卵，阴虱卵小而少，至其死前 24～48 小时，大约每日产卵 4 个，共产卵约 50 个。阴虱的卵较小，长约 0.8mm，宽约 0.3mm，呈卵圆形、灰白色。从卵至成虫的生活周期大约 25 日，阴虱卵需在身体湿暖部位孵化 5～10 日变为若虫，若虫需在 8～9 日间蜕皮 3 次变为成虫。成虫生活时间大约 30 天，若虫及成虫必须依靠血液存活，约 10 小时吸血 1 次。

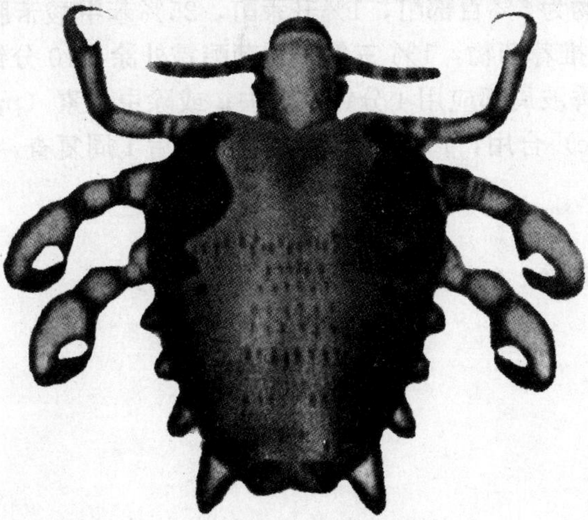

图 4-1　蟹状阴虱

当宿主死亡或发热及有人与宿主密切接触时，阴虱主动离开宿主，阴虱吸血时其口器黏附皮肤，刺破皮肤形成伤口，并注入唾液阻止血液凝固，在吸血期间阴虱把暗红色的粪便排在皮肤上。

二、临床表现

发病年龄主要在15～25岁，35岁以后发病减少。主要表现为外阴瘙痒。阴虱口器插入一处皮肤后可连续数日不更换位置，而且边吸血边排便，加上机械性刺激引起瘙痒，吸血处发生皮疹、血痂，瘙痒剧烈时常继发湿疹、毛囊炎等，有时被咬处可见豆大或指甲大小的青斑，直径一般不超过1cm，青斑可能为皮肤对阴虱唾液的过敏反应。被大量的阴虱叮咬后可出现发热、烦躁等不适。检查可在毛囊口见到阴虱，在毛干处找到铁锈色的虫卵。有些患者无明显症状和体征，因发现阴虱或虱卵而就诊。

三、诊断及鉴别诊断

根据病史、症状以及体格检查，肉眼见到阴虱及阴虱卵即可确诊。若肉眼未发现成虫或虫卵，应在显微镜下寻找。用剪刀剪掉有阴虱和虱卵的阴毛，70%酒精和5%～10%甲醛溶液固定，将固定的标本放在玻片上，滴10%氢氧化钾一滴，于酒精灯上加热，显微镜下观察阴虱呈蟹状，虫卵呈铁锈色。

四、治疗

（一）局部治疗

剃去阴毛，热肥皂水清洗。被褥应消毒，夫妻应同治。理想的药物应对成虫及虫卵均有效。国内常用药物为5%百部酊，1%升汞酊，25%苯甲酸苄脂乳外涂，每日2次，连用3日。美国CDC推荐药物：1% 三氯苯醚菊酯霜外涂，10分钟后清洗皮肤；1% 丙体六六六（lindane）香波局部应用4分钟后洗去；或除虫菊素（pyrethrin）与胡椒基丁醚（piperonyl butoxide）合用，10分钟后洗去。治疗后1周复查，若症状未消失，应重复治疗1次。

（二）性伴侣治疗

患者发病后及发病前1个月的性伴侣应进行治疗。

（薛凤霞）

第5章 生殖器疱疹

生殖器疱疹（genital herpes）是由单纯疱疹病毒（herpes simplex virus，HSV）引起的性传播疾病。HSV 属双链 DNA 病毒，分 HSV-1 及 HSV-2 两型。70%～90%原发性生殖器疱疹由 HSV-2 引起，由 HSV-1 引起者占 10%～30%。复发性生殖器疱疹主要由 HSV-2 引起。HSV 主要由性交直接传播，少数因接触污染的衣物间接传播。

一、发病机制

HSV 是嗜神经病毒，经皮肤黏膜的直接接触或经破损的皮肤黏膜进入角质形成细胞，在细胞内复制，细胞肿胀、变性、坏死，产生皮肤损害。感染细胞可与未感染细胞融合，形成多核巨细胞。HSV 也可不产生临床症状而沿感觉神经轴索迁移到骶神经节，形成潜伏感染。HSV 感染后 1 周血中出现特异性 IgM 抗体，2 周左右出现特异性 IgG 抗体，抗体可中和游离病毒，阻止病毒扩散，但抗体不能清除潜伏的病毒，也不能防止疱疹复发。在机体免疫力降低或某些因素如日晒、月经、寒冷、发热、劳累等可激活潜伏的 HSV，病毒沿感觉神经轴索下行到末梢而感染邻接的皮肤黏膜细胞并进行增殖，导致局部疱疹复发。

二、临床表现

生殖器疱疹的临床表现差异较大，部分患者无症状或症状轻微，但也有症状严重者。一般原发性症状重，复发性症状轻。无症状或亚临床症状者可有一定的病毒排放，成为传染源。

（一）原发性生殖器疱疹

潜伏期为 2～14 日（多为 2～7 日）。患部先有烧灼感或轻微感觉异常，很快在红斑基础上形成单簇或散在多簇的水疱，疱液中可有病毒。2～4 日疱疹破裂形成糜烂或溃疡，伴有疼痛，随后结痂自愈，若未继发细菌感染，不留痕迹。好发部位在大阴唇、小阴唇、阴道口、尿道口、阴道、肛门周围、大腿或臀部，约 90%累及宫颈。亦有原发疱疹仅累及宫颈，宫颈表面易破溃而产生大量排液。阴道疱疹病毒感染时分泌物增多。发病前可有全身症状如发热、全身不适、头痛等。几乎所有患者均出现腹股沟淋巴结肿大、压痛。部分患者出现尿急、尿频、尿痛等尿道刺激症状。病情平均经历 2～3 周缓慢消退，但愈后容易复发。

（二）复发性生殖器疱疹

50%～60%原发性感染患者在半年内复发。发病前局部烧灼感、针刺感或感觉异常，随后群簇小水疱很快破溃形成糜烂或浅溃疡。复发患者症状较轻，水疱和溃疡数量少、面积小，愈合时间短，病程 7～10 日，较少累及宫颈，腹股沟淋巴结一般不肿大，无明显全身症状。

三、诊断

根据病史、临床典型表现可作出临床诊断，加下列实验室检查中的 1 项即可确诊。

1. 细胞学检查　以玻片在疱疹底部作印片，Wright-Giemsa 染色，显微镜下见到具有特征性的多核巨细胞或核内嗜酸性包涵体，此法敏感性低。

2. 病毒抗原检测　从皮损处取标本，以单克隆抗体直接免疫荧光试验或酶联免疫吸附试验检测 HSV 抗原，是临床常用的快速诊断方法。

3. 病毒培养　取皮损处标本进行病毒培养、分离、鉴定、分型，是诊断 HSV 感染的金标准方法，但操作复杂，花费大。

4. 核酸检测　已有报道应用核酸杂交技术及 PCR 技术诊断生殖器疱疹，可提高诊断的敏感性并可进行分型。

四、治疗

生殖器疱疹为易复发疾病，尚无彻底治愈方法。治疗目的是减轻症状，缩短病程，减少 HSV 排放，控制其传染性。

（一）抗病毒治疗

1. 原发性生殖器疱疹　阿昔洛韦 200 mg，每日 5 次，口服，连用 7～10 日；或伐昔洛韦 300 mg，每日 2 次，口服，连用 7～10 日；或泛昔洛韦 250 mg，每日 3 次，口服，连用 5～10 日。

2. 复发性生殖器疱疹　最好在出现前驱症状或损害出现 24 小时内开始治疗。阿昔洛韦 200 mg，每日 5 次，连服 5 日；或伐昔洛韦 300 mg，每日 2 次，连服 5 日；或泛昔洛韦 125 ～250 mg，每日 3 次，连服 5 日。

3. 频繁复发患者（1 年内复发 6 次以上）　为减少复发次数，可用抑制疗法。阿昔洛韦 400 mg，每日 2 次口服；或伐昔洛韦 300 mg，每日 1 次口服；或泛昔洛韦 125 ～250 mg，每日 2 次口服。这些药物需长期服用，一般服用 4 个月至 1 年。

4. 严重感染　指原发感染症状严重或皮损广泛者。阿昔洛韦每次 5～10 mg/kg，每 8 小时 1 次，静脉滴注，连用 5～7 日或直至临床症状消退。

（二）局部治疗

保持患处清洁、干燥。皮损处外涂 3%阿昔洛韦霜、1%喷昔洛韦乳膏或酞丁胺霜等。

五、治愈标准与预后

患处疱疹损害完全消退，疼痛、感觉异常以及淋巴结肿痛消失为治愈。虽易复发，预后好。

（薛凤霞）

第6章 滴虫性阴道炎

滴虫性阴道炎由阴道毛滴虫引起，以性传播为主，极少数由浴池、厕所间接传播。随着人民生活水平的提高，卫生改善，现已减少。2005 年北京大学第一医院妇产科感染协作组总结全国 62 家医院妇科与计划生育门诊共 11 853 例，其中外阴阴道念珠菌病发病率为 39.31％，细菌性阴道病为 23.65％，而滴虫性阴道炎为 10.42％。

一、危害

过去认识不足，最近有报道：

（一）滴虫感染增加 HIV 传染及感染的危险[1]

1. HIV（－）妇女 431 例，随诊 2 年，HIV 转（＋）与滴虫感染相关，治疗滴虫性阴道炎后阴道 HIV RNA 下降，传染 HIV 几率也下降。

2. HIV（＋）妇女，阴道排放 HIV RNA，经治疗滴虫性阴道炎后，阴道细胞外 HIV RNA 下降 4.2 倍，而治疗细菌性阴道病（BV）无此效果。

3. 滴虫感染并有症状的男性，精液 HIV RNA 排出增加，且血中 HIV RNA 比无滴虫感染者高 6 倍，治疗滴虫感染后二者均可下降。

（二）对不育的影响

1. 女性　滴虫易作为载体，带病原上行至输卵管：① 急性输卵管炎患者腹腔中能找到滴虫；② 滴虫感染者的输卵管性不育发生率较无感染者多 1.9 倍；③有滴虫感染史的输卵管性不育发生率 6 倍于无滴虫感染史者（14.6％和 2.5％）；④沙眼衣原体合并滴虫感染者，其上生殖道炎症发病率明显上升；⑤滴虫感染者中盆腔炎发病率高于无滴虫感染者，$P<0.03$。

2. 男性　滴虫影响精子的活动及存活率：①男性不育病例中有 10％与滴虫感染相关；②1 131例不育者中 50 例有滴虫感染，占 4.4％，与无滴虫感染的 52 例对照，发现精子活动下降（$P<0.001$），存活率下降（$P<0.01$），而治疗后两者均上升。

二、诊断

（一）临床表现

外阴瘙痒，脓性泡沫样白带增多；外阴、阴道充血、灼热感，阴道黏膜有散在红色斑点。

（二）分泌物检查

1. 清洁度三度，pH＞4.5。

2. 生理盐水悬滴法可找到滴虫，但敏感性仅 55％～60％；涂片革兰染色可见滴虫呈梨形，核偏心，另一端可见后鞭毛。

3. 培养阳性率高[1]，但一般实验室不能作，且不能立刻出结果。以下情况考虑做培养：滴虫感染治疗后仍有症状、阴道 pH>4.5，镜下白细胞多、巴氏涂片提示有滴虫或本人可能暴露，要求筛查滴虫。

4. 快速滴虫抗原检测法（OSOM Trichomonas rapid test），与培养法比较，敏感性为 88.3%、特异性为 98.8%[2]，目前国内尚未开展。

三、鉴别诊断

需与其他下生殖道炎症，如细菌性阴道病、外阴阴道念珠菌病、淋病、宫颈沙眼衣原体感染、萎缩性阴道炎、脱屑性阴道炎等鉴别。

四、治疗

（一）药物治疗

1. 首选甲硝唑[3]。甲硝唑除治滴虫外，尚可治加德纳菌及厌氧菌感染。首选 2 g 顿服，或 500 mg，每日 2 次，共 7 天，国内常用 200 mg，每日 3 次，共 7 天；阴道上药效果较差，比口服治疗效果降低≤50%，已不提倡；静脉用药疗效亦差于口服药。

甲硝唑的副作用：①中枢神经系统症状，如头痛、共济失调、抑郁、嗜睡等；②消化道反应，如恶心、金属味；③与乙醇同用将加重上述症状，故服药前与服药期间禁酒，甲硝唑禁酒 24 小时而替硝唑需禁酒 72 小时。

2. 性伴侣同时治疗

（二）顽固性或复发滴虫性阴道炎

常见为性伴间传播、再次感染或耐药。对前者，尤其是提倡全身用药，性伴同治，治疗期间用安全套避孕。

关于甲硝唑耐药问题，耐药占 2.5%～5%。可加大剂量，如敏感者 MIC 为 24.1μg/ml，而耐药者的 MIC 为 195.5 μg/ml，即用甲硝唑 2 g，每日 1 次，用 3～5 天，但要注意毒性反应；或换用替硝唑（Tinidazole）2 g 顿服或 500 mg，每日 4 次，用 1 天或多日[4]。

替硝唑为第二代硝唑类药，对原虫及厌氧菌均有效，其半衰期为 12～14 小时，远较甲硝唑的 6～7 小时长。其穿透生殖道组织（尤其对男性）亦较甲硝唑强。Lassik 比较了三种药物对滴虫的耐药情况，替硝唑为 81.7μg/ml（aerobic MIC），奥硝唑为 104.7μg/ml，甲硝唑为 273.1μg/ml，以替硝唑最敏感[1]。

（三）妊娠并滴虫性阴道炎

1. 治疗目的　减少反复发作，减少并发其他感染而导致妊娠不良结局。

2. 方法及剂量　同非孕期。甲硝唑在妊娠期属 B 类药，经 20 多年临床应用，证实是安全的，孕早、中、晚期均可用[3]。

（四）无症状的滴虫携带者

近几年来文献报道提示对无症状的滴虫携带者不必筛查及治疗，因为治疗不能降低妊娠不良结局。表 6-1 显示甲硝唑治疗反增加早产危险。

表 6-1　无症状滴虫携带是否是早产的高危因素

文献	年份	例数	内容	结局
Okun[5]	2005	14 篇 meta 分析	有、无症状 BV，滴虫治疗	无症状滴虫治后早产率↑
Carey[6]	2005	13 285	无症状 BV，滴虫甲硝唑或克林霉素治疗	无症状滴虫治后早产率↑
Shennan[7]	2006	900	24～27 周宫颈纤连蛋白＋甲硝唑 预防早产 RCT 研究	＜37 周

可能用甲硝唑或克林霉素治疗后，阴道菌群的改变增加早产危险，分娩时发现大肠杆菌或肺炎链球菌的高繁殖与早产比其他因素更相关（OR＝2.99，95%CI 1.37～6.53）[6]。

五、总结

1. 滴虫的危害很大，不要轻视滴虫感染。
2. 目前诊断手段尚有待改进。
3. 处理

（1）首选甲硝唑，耐药时要换替硝唑。

（2）性伴必须同时治疗。

（3）治疗后症状缓解者不必随诊。

（4）妊娠期不必筛查，有症状者需要治疗，无症状不必治疗，以免增加早产危险。

（董　悦）

参考文献

[1] Soper DE. Trichomoniasis: under control or undercontrol? Am J Obstet Gynecol, 2004, 190: 281-290.

[2] Huppert JS, Batteiger BE, Braslin P, et al. Use of an immunochromatographic assay for rapid detection of trichomonas vaginalis in vaginal specimens. J Clin Microbio, 2005, 43: 684-687.

[3] Sexually Transmitted Diseases Treatment Guideline. Trichomoniasis. Centers for Disease Control and Prevention. MMWR Recom Rep, 2002, 44-45.

[4] Sobel JD, Nyirjesy PB, Brown W. Tinidazole therapy for metronidazole-resistant trichomoniasis. Clin Infect Dis, 2001, 33: 1341-1346.

[5] Okun N, Gronau KA, Hannah ME. Antibiotics for bacterial vaginosis or trichomonas vaginalis in pregnancy: systematic review. Obstet Gynecol, 2005, 105: 857-868.

[6] Carey JC, Klebanoff MA. Is a change in the vaginal flora associated with an increased rick of preterm birth? Am J Obstet Gynecol, 2005, 192: 1341-1347.
[7] Shennan A, Crawshaw S, Briley J, et al. A randomized controlled trial of metronidazole for the prevention of preterm birth in women positive for cervical vaginal fetal fibronectin: the PREMET Study. Br J Obstet Gynecol, 2006, 113: 65-74.

第 7 章 细菌性阴道病

细菌性阴道病（bacterial vaginosis，BV）是最常见的阴道炎症，最初被称为非特异性阴道炎（nonspecific vaginitis，NSV）[12,23]。Gardner 和 Dukes[23] 在 1955 年首先描述了本病的临床特点和有特征性的线索细胞（clue cell）。1984 年，本病被命名为细菌性阴道病。细菌性阴道病与许多严重的妇产科并发症有直接关系，通过对细菌性阴道病的诊断和治疗，可以使许多妇产科并发症包括某些早产得到预防[12,22,36,42,43]。

第一节 历 史

有史以来，与细菌性阴道病有关的妇科症状一直被认为是异常的。19 世纪晚期之前，细菌性阴道病是在广义的白带病中讨论。

1892 年，Doderlein 首次描述了孕妇阴道内存在的长杆状细菌，这种细菌之后被称为乳杆菌（lactobacillus）。

1894 年，有学者对后来称为细菌性阴道病的阴道炎症进行了精确描述，由于当时未能鉴定出一种具体微生物与其相关，故将该病命名为非特异性阴道炎（nonspecific vaginitis，NSV）。

1913 年，Curitis 在对白带异常研究数年后提出：异常白带来源于阴道，而不是子宫；白带异常的患者阴道内乳杆菌很少；阴道内厌氧菌（主要为厌氧杆菌）与白带异常有关。

1920 年，Schroder 对阴道细菌进行分类，第一类为正常菌群，以乳杆菌占优势；第二类为混合菌群，含有少量乳杆菌；第三类为致病型菌群，为混合菌群，没有乳杆菌。

1955 年，Gardner 和 Duke[23] 在他们的经典研究中进一步描述了该病的临床特征和有特征性的线索细胞（clue cell），并指出这种发现代表某种特定的临床疾病。他们提出本病由一种兼性厌氧菌——阴道嗜血杆菌（haemophilus vaginalis）引起。并提出了嗜血杆菌阴道炎（haemophilus vaginalis vaginitis）的名称。

1963 年，进一步研究发现，将该细菌归属于嗜血杆菌并不恰当，对其重新分类，改名为阴道棒状杆菌。

1980 年，Greenwood 和 Pickett 发现此种阴道炎的阴道棒状杆菌与其他情况下的阴道棒状杆菌不同，并将这种细菌命名为阴道加德纳菌（*Gardnerella vaginalis*），以纪念 Gardner。由其引起的阴道炎被称为加德纳阴道炎（*Gardnerella vaginalis* vaginitis）。

1983 年，Amsel 等[12] 提出的临床诊断指标在医学界评价后被认作诊断该病的金标准。中间还有作者用“厌氧菌阴道炎”及有人建议用“阴道细菌病”等名称，均未得到广泛认可。

1984年，在关于本病的专题会议上，将非特异性阴道炎更名为细菌性阴道病(bacterial vaginosis)。这个名称反映了本病多种细菌致病及缺乏炎性反应的临床特点。

第二节　微生物学

正常阴道中可培养分离出5～15种主要细菌。产生过氧化氢的卷曲乳杆菌、詹氏乳杆菌、发酵乳杆菌和加塞乳杆菌是主要菌群，其他细菌，包括表皮葡萄球菌、链球菌和阴道加德纳菌等约占由正常阴道培养分离出细菌的10%。低浓度、与细菌性阴道病相关的普雷沃菌属、消化链球菌、阴道加德纳菌、生殖支原体、人型支原体和解脲支原体也常见于性活跃年龄女性的正常阴道中。细菌性阴道病的特点是有高浓度阴道加德纳菌、普雷沃菌属、消化链球菌、卟啉单胞菌、动弯杆菌及人型支原体等，这些微生物的浓度比正常阴道中的浓度高100～1000倍，乳酸杆菌减少或消失。

Spiegel[41]和樊尚荣[2]综述了细菌性阴道病相关微生物的确定过程。

一、阴道加德纳菌

1955年，Gardner和Dukes[23]对141例阴道炎患者和78例健康对照女性进行研究，从92%阴道炎患者检出阴道嗜血杆菌，20%检出滴虫，4%检出念珠菌。Gardner等根据Koch假设，对15例健康妇女接种阴道炎患者阴道分泌物，11例出现临床表现；对15例健康妇女接种阴道嗜血杆菌，1例出现临床表现，所有研究对象在之后检出了阴道嗜血杆菌。

Brewer和Heltai分别研究证实了Gardner和Duke的发现：非特异性阴道炎患者可检出阴道嗜血杆菌，并发现患者同时感染多种其他细菌。

二、厌氧菌

1897年，从阴道分离出厌氧杆菌和厌氧球菌；1914年，Curtis提出厌氧菌感染和白带异常有关；1947—1958年，有三个研究提出白带异常与厌氧G^-杆菌增多和乳杆菌减少有关；1979年，Goldacre等发现厌氧G^-球菌增多和白带异常有关；1980年，Spiegel等对53例细菌性阴道病患者进行研究，拟杆菌（普雷沃菌属）阳性76%，消化球菌（消化链球菌）阳性36%，提出由厌氧菌和阴道加德纳菌共同引起细菌性阴道病。

三、动弯杆菌

1895年，Kronig等从阴道分泌物（当时认为是子宫分泌物）中分离出动弯杆菌；1913年，Curtis从产褥感染患者阴道分离出动弯杆菌；1980年，Durieux和Dublanchet从细菌性阴道病患者分离出产丁二酸盐（succinate）的动弯杆菌；1984年，Spiegel和Roberts将动弯杆菌分为柯氏动弯杆菌（*M. curtisii*）和羞怯动弯杆菌（*M. munlieris*）。之后的研究显示，动弯杆菌属（*Mobiluncus spp*）不同亚型在细菌性阴道病发病中的作用不同，并有应用血抗柯氏动弯杆菌抗体诊断细菌性阴道病的研究报道。

四、支原体

1958年，Hunter和Long提出支原体和阴道炎相关；1970年，Mendel发现细菌性阴道病和滴虫患者支原体阳性率约50%；1980年，Tayler-Robinson和McCormack发现人型支原体（Mh）与细菌性阴道病发生有关。这一发现之后被Pheifer和Paavonen证实。

细菌性阴道病患者的阴道分泌物pH值升高，二胺、多胺、有机酸、黏多糖酶、唾液酶、IgA蛋白酶、胶原酶、非特异性蛋白酶、磷脂酶A_2和C、内毒素、白细胞介素1α、前列腺素E2和F2α浓度升高。这些酶和有机化合物破坏宿主的防御机制，促使宫颈、阴道微生物进入上生殖道。pH值高达5.5时，会严重地减弱中性粒细胞的吞噬作用和对趋化性刺激的反应。阴道内pH值升高的同时增加异性间人免疫缺陷病毒（HIV）的传播和易感性，并与胎膜早破和早产有关。

表7-1中显示健康女性阴道内的细菌和细菌性阴道病相关细菌的代谢产物，了解这些内容是理解细菌性阴道病发病机制、诊断和治疗的基础。

表7-1　健康妇女和细菌性阴道病患者阴道内的微生物及其代谢产物

微生物	代谢产物
乳杆菌	乳酸
卷曲乳杆菌、加塞乳杆菌	H_2O_2
厌氧革兰阴性菌	丁二酸盐
阴道加德纳菌、动弯杆菌	三甲胺
普雷沃菌属、脆弱拟杆菌和部分阴道加德纳菌	唾液酸酶
阴道加德纳菌、动弯杆菌	脯氨酸氨肽酶
解脲支原体	IgA蛋白酶
厌氧革兰阴性菌	胶原酶

第三节　流行病学

一、发病率

细菌性阴道病发病率在不同的人群和地区变化较大[1]。国外的资料中，计划生育诊所就诊女性细菌性阴道病的发病率为14%～25%；在妇科门诊，无症状患者细菌性阴道病的发病率为23%，阴道排液患者细菌性阴道病的发病率为37%；STD诊所患者细菌性阴道病的发病率为24%～37%；妊娠女性细菌性阴道病发病率在6%～32%之间。在不同人种间发病率存在差别。在一项包括13 747例妊娠23～26周孕妇的研究中，孕妇细菌性阴道病的检出率为16.3%，其中亚裔孕妇为6.1%，高加索裔孕妇为5.8%，西班牙裔孕妇为15.9%，美国非洲裔孕妇为22.7%。

国内文献中，妇科门诊患者、异常阴道排液患者、真菌性阴道炎患者、滴虫性阴道炎患者及健康体检妇女细菌性阴道病的发病率分别为19.7%、39.0%、20.0%、42.1%及6.9%。在孕妇中，滴虫性阴道炎、念珠菌性阴道炎、细菌性阴道病、尖锐湿疣、淋病、衣原体感染的感染率依次为1.2%、9.4%、12.5%、1.5%、0.5%和19.1%。在未婚人工流产女青年的滴虫性阴道炎、念珠菌性阴道炎、细菌性阴道病、尖锐湿疣、淋病、衣原体感染的感染率依次为2.3%、7.2%、28.2%、0.1%、0.8%、7.2%。表7-2为不同人群女性的发病率。孕妇细菌性阴道病的发病率为6.8%～12.5%。王临虹等[9]对9 951名城市已婚妇女进行调查，细菌性阴道病的患病率为5.3%[9]。

表7-2　不同人群女性细菌性阴道病的发病率

人群	发病率（%）
STD门诊	12.3～37
	10.7～64
商业性工作者	23
	26
青少年	15.5
流产门诊	29
	26.9
计划生育门诊	23
	26.8～27.2
	11～22.6
	5.6
	9.5
妇科门诊	5.6～13
	12.2～32.2
	41
产前门诊	6～32

（Faro S[22]，2001年）

二、发病因素

细菌性阴道病经常发生于性活跃年龄女性，更常发生于较早开始性活动、有多个性伴以及曾有或伴有性传播疾病的女性，在多性伴女性中发病率最高，无异性接触史的女性发病率最低。对美国妇女进行更详细分组研究时发现，发病率在非洲裔女性中最高，亚裔女性中最低。细菌性阴道病在不使用任何避孕工具和使用宫内节育器的女性中更常见，而与口服避孕药与否无关。使用杀精剂女性细菌性阴道病的发病率较低。对女性同性恋伴侣检查发现，细菌性阴道病患者的女伴更易感染细菌性阴道病，说明在与同性有性关系的女性中，细菌性阴道病可通过性传播，可能是通过性器官的直接接触，或通过手指，或共享性器具感染。在处女和儿童中细菌性阴道病发生率很低，在对受性虐待儿童细菌性阴道病感染情况的研究中，作为对照组的2.5～13岁无性虐待的儿童中，细菌性阴道病的发病率为4%[12]。有研究显示细菌性阴道病患者淋病和沙眼衣原体感染率增高[48]。

细菌性阴道病的发病因素包括：多性伴、阴道冲洗、吸烟、卫生条件差、种族因素、宫内节育器、口交、过早开始性交、经期性交、同性间性交[40]。表7-3显示了影响阴道内源性细菌的因素。

表7-3 影响阴道内源性细菌的因素

·性行为	性接触方式、频率和性伴数
·激素浓度	妊娠、应用外源性激素、随月经周期变化的内源性激素
·阴道出血	月经和不规则阴道出血
·阴道异物	宫颈环扎、阴道隔膜、阴道棉垫、阴道环、IUD尾丝
·应用药物	口服和阴道应用抗生素、阴道冲洗、抗真菌药和杀精子剂

三、自然病史

细菌性阴道病可表现为急性、慢性、自愈性或复发性[22]。在一项6个月的随访中，有36%的患者在复查时仍有线索细胞。对非妊娠女性和儿童的纵向研究显示，13%受性侵犯儿童在受害后1周内染上该病，随访3个月时感染率为7%。在对照性治疗研究中，口服甲硝唑治疗后3个月内，有30%～40%的女性细菌性阴道病复发。对孕妇在孕23～26周及孕31～36周进行细菌性阴道病筛查，所有研究对象在研究期间不用抗生素，在孕23～26周的细菌性阴道病孕妇中，69%在孕31～36周时仍为细菌性阴道病。在早孕期发现细菌性阴道病患者中，约半数细菌性阴道病随妊娠进展而消失，在早孕期未合并细菌性阴道病者很少在晚孕期出现细菌性阴道病。细菌性阴道病自然消失病例主要见于轻型患者[31]。

第四节 并 发 症

樊尚荣[2]综述了细菌性阴道病的妇科和产科并发症，分别叙述如下。

一、子宫内膜炎、盆腔炎

异常子宫出血常由子宫内膜炎所致。子宫内膜炎引起异常子宫出血与受感染的子宫内膜对卵巢激素的异常反应或子宫内膜受到感染或炎症的直接破坏有关。对细菌性阴道病患者口服甲硝唑治疗，可以迅速缓解子宫出血。手术证实，患有盆腔炎女性的上生殖道分泌物中最常分离出的菌群与细菌性阴道病的菌群一致。

细菌性阴道病患者的生殖道沙眼衣原体感染和淋病的发病率增高。盆腔炎患者合并细菌性阴道病者占61.8%。提示细菌性阴道病可能与盆腔炎发生有关。但最近在南非进行的一项大样本研究没有证实细菌性阴道病和盆腔炎间的关系。

二、妇科手术后感染

在手术终止妊娠的女性中，妊娠合并细菌性阴道病女性的盆腔炎发病率是未合并细菌性阴道病女性者的3.7倍。合并细菌性阴道病患者子宫全切术后阴道断蒂蜂窝织炎、盆腔脓肿或两者并存的危险性增加。meta分析显示，细菌性阴道病患者经腹部子宫切除术后感染率增高（表7-4）。细菌性阴道病患者治疗性流产术后感染率增高[33]（表7-5）。但对细菌性阴道病患者在人工流产前口服甲硝唑和多西环素并未能降低流产后感染率[19,35]。

表7-4 细菌性阴道病患者经腹部子宫切除术后感染率的meta分析

作者	例数	细菌性阴道病诊断方法	感染诊断	RR	95%CI	说明
Soper，等	134	20%线索细胞	伤口＋断蒂感染	3.1	1.5～6.6	所有年龄
Larsson，等	70	Amsel标准	断蒂感染	4.4	1.44～13.3	绝经前
Persson，等	159	自然干燥湿片	伤口＋断蒂感染	3.0	1.3～7.0	绝经前
Lin，等	257	自然干燥湿片	手术后发热	1.4	0.74～2.73	所有年龄妇科手术
研究合计	620			2.8	1.9～4.2	

（Larsson PG[33]，2005年）

表7-5 细菌性阴道病患者治疗性流产术后感染率的meta分析

作者	例数	细菌性阴道病诊断方法	RR	95%CI
Larsson，等	183	线索细胞	3.7	1.1～12.1
Hamark，等	425	线索细胞	5.6	1.8～17.2
Bjorneren，等	150	革兰染色涂片	1.9	0.6～6.4
研究合计	758		2.7	1.4～5.3

（Larsson PG[33]，2005年）

三、子宫颈癌

细菌性阴道病、子宫颈上皮内瘤样病变以及生殖道人乳头状瘤病毒感染有相同的流行病学特征，细菌性阴道病的厌氧菌代谢可产生胺及有致癌作用的亚硝基胺。细菌性阴道病患者阴道分泌物中存在高浓度磷脂酶C和A2，后者可增加了人乳头状瘤病毒感染的易感性，这些可能在宫颈上皮细胞转变方面起一定的作用。Uthayakumar 等[45]发现 CIN（cervical intraepithelial neoplasia，宫颈上皮内瘤变）患者细菌性阴道病发生率增高，但是否细菌性阴道病与 CIN 相关，也无一致的研究结果[15]。

四、HIV 感染

细菌性阴道病可增加异性间 HIV 传播的危险性。当 pH 值增加时，HIV 的生存能力和黏附能力增加，并且可能使传播更为容易。同时，细菌性阴道病可改变阴道分泌物的其他理化性质，这些变化可改变宿主的防御机制，使 HIV 易感性增加[21,26]。

五、不孕和流产

细菌性阴道病患者输卵管因素不育症发生率增高。在助孕治疗中，细菌性阴道病患者和非细菌性阴道病患者的胚胎种植率相似，但细菌性阴道病患者早孕期流产率高于非细菌性阴道病者[46]。

六、早产、羊膜绒毛膜炎、胎膜早破和低出生体重儿

细菌性阴道病患者阴道内细菌可通过胎膜进入羊膜腔，导致羊膜炎及羊膜绒毛膜炎，并可进一步发展为胎膜早破、早产和分娩低出生体重儿[1]。表 7-6 为几个研究例数较多的有关细菌性阴道病和早产关系的研究。

表 7-6　细菌性阴道病和早产的关系

研究作者	例数	筛查标准	细菌性阴道病诊断标准	早产定义	OR（95% CI）
Donders 等	227	单胎<14 周	Amsel 标准	<37 周	1.52（0.41～5.72）
Gratacos 等	635	单胎<35 周	革兰染色涂片	<37 周	3.55（1.91～6.59）
Hauth 等	190	单胎 22～24 周和高危因素	Amsel 标准/革兰染色涂片	<37 周	2.86（1.55～5.29）
Hay 等	699	单胎 9～24 周	革兰染色涂片	<37 周	6.14（19～17.22）
Hauth 等	5068	单胎 23 周	革兰染色涂片	<33 周	1.00（0.44～2.26）
Hillier 等	8196	单胎 23～26 周	革兰染色涂片	<37 周，体重<2 500 g	1.55（1.20～2.01）
Kurki 等	733	单胎 8～17 周	革兰染色涂片	< 37 周	6.8（6.50～18.85）
Preterm Prediction Study	2 929	单胎 22～24 周	革兰染色涂片	<37 周 <35 周	1.28（0.98～1.68） 1.37（0.92～2.02）
Riduan 等	490	单胎 16～20 周 单胎 28～32 周	革兰染色涂片	<37 周 <37 周	1.89（1.03～3.49） 1.36（0.67～2.76）

细菌性阴道病及其他微生物通过已知和未知因素导致局部细胞因子和前列腺素释放，引起子宫颈成熟、胎膜早破和子宫收缩，最终导致早产。图 7-1 为细菌性阴道病导致早产的机制。

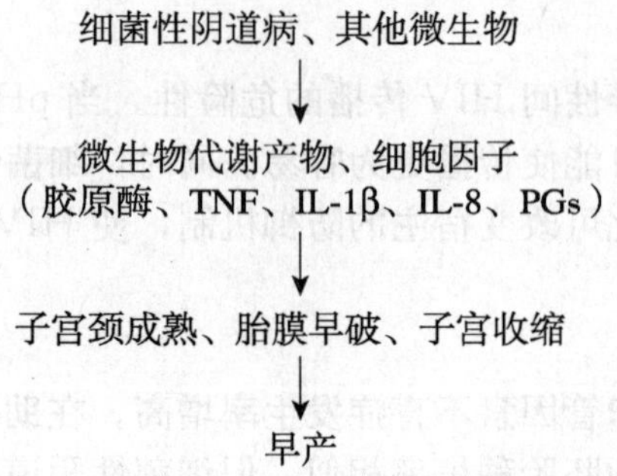

图 7-1　细菌性阴道病导致早产的机制

七、新生儿感染

有几项研究报道了与细菌性阴道病相关细菌有关的婴儿感染，包括菌血症、培养阴性的败血症综合征、坏死性肠炎、缺血缺氧性脑病（HIE）和脑瘫。文献中至少报道了 4 例由阴道加德纳菌感染引起的新生儿头皮血肿感染（胎儿头皮电极监测后）。

八、产后子宫内膜炎及剖宫产后伤口感染

剖宫产分娩的细菌性阴道病患者手术后腹部伤口感染和子宫内膜炎发生率较非细菌性阴道病患者高。从这些患者产后子宫内膜炎部位常可培养出与细菌性阴道病相关的阴道加德纳菌及厌氧菌如普雷沃菌属、消化链球菌等。

第五节　临床表现和诊断

一、临床诊断

最可靠和被广泛接受的诊断方法为临床诊断，主要根据 Amsel 标准诊断细菌性阴道病（表 7-7）。

我们的研究经过：1993 年，美国妇产科杂志增刊系统介绍了对细菌性阴道病的研究进展。在当时，国内的书籍几乎没有关于细菌性阴道病的介绍，我们不知道线索细胞到底是什么样子。因此，根据文献介绍，我们准备了 pH 试纸、10%氢氧化钾，选择白带增多、有鱼腥臭味的患者检查阴道 pH，做氨试验，在显微镜下观察“线索细胞”。在最初的病例中证实了我们的患者中存在有细菌性阴道病，但一些非厌氧菌阴道炎患者的检查结果也能符合细菌性阴道病的诊断标准，这些患者同样存在白带增多、有鱼腥臭味，阴道 pH>4.5，线索细胞及氨试验阳性。但后者的镜下所见不同于细菌性阴道病，

其镜下有大量的白细胞，可用于鉴别。通过对大量患者的诊断，我们总结了细菌性阴道病的临床和涂片特征，发表了《应用阴道革兰染色涂片和宫颈巴氏染色涂片诊断的价值(1996年)》等文章[3]，在以后的研究中，我们应用1%的亚甲蓝盐水湿片下观察线索细胞，发现这种方法比普通盐水湿片更好。

表 7-7　诊断标准（Amsel[12]，1983年）

患者出现下列4项临床特征中至少3项可诊断为细菌性阴道病：
(1) 线索细胞阳性
(2) 氨试验阳性
(3) 阴道pH值>4.5
(4) 阴道均质稀薄的分泌物

以下分别介绍临床诊断细菌性阴道病的四项指标。

(一) 阴道均质稀薄的分泌物

超过27%的细菌性阴道病患者有明显的“泡沫”样阴道分泌物。尽管患有细菌性阴道病的女性常常有分泌物增多的陈述，但分泌物的量经常不同，可以为很少、中等或很多，表7-8为细菌性阴道病患者的常见症状。

表 7-8　细菌性阴道病的常见症状

阴道均质稀薄的分泌物；
月经期或性交后加重的腥臭味；
轻度瘙痒

(二) 线索细胞

与正常边界清晰的阴道上皮细胞相比，线索细胞边界模糊。在有细菌性阴道病存在的情况下，除了线索细胞以外，显微镜检查还可以发现细菌的种类和数量发生明显改变，很难看到长杆状乳杆菌。镜下的细菌在数量上明显增加，短杆状和球杆菌占优势。湿片检查线索细胞是细菌性阴道病唯一特异和敏感的诊断指标，根据线索细胞能准确地预测85%～90%的细菌性阴道病患者。(图7-2、3)

(三) 氨试验（whiff test）阳性

阴道分泌物加10%氢氧化钾释放出特殊难闻的“鱼腥味”或氨味为氨试验阳性。有氨味存在对诊断细菌性阴道病有很高的价值。氨试验常不敏感，缺乏氨味并不能排除细菌性阴道病。氨试验阳性是诊断细菌性阴道病特异性最高而敏感性最低的诊断指标。

(四) 阴道pH值大于4.5

正常阴道内的pH值为3.8～4.2，pH值大于4.5对诊断细菌性阴道病最敏感，但特异性低。阴道中的精液、宫颈黏液、经血及滴虫性阴道炎等可使阴道分泌物pH值升高。

在临床诊断细菌性阴道病方面，由于诊断标准复杂，诊断过程繁琐，限制了临床医生诊断细菌性阴道病的机会。因此，常需借助辅助检查诊断细菌性阴道病。

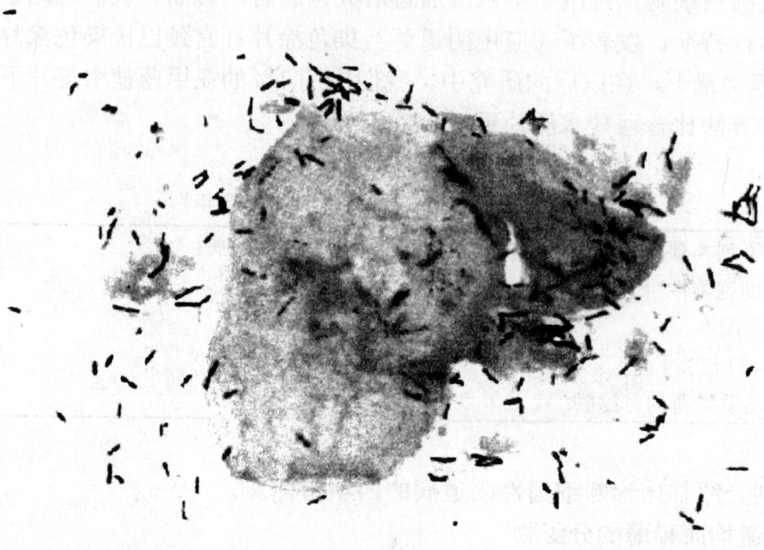

图 7-2 正常阴道分泌物涂片革兰染色特点：革兰染色阳性杆菌，为乳杆菌

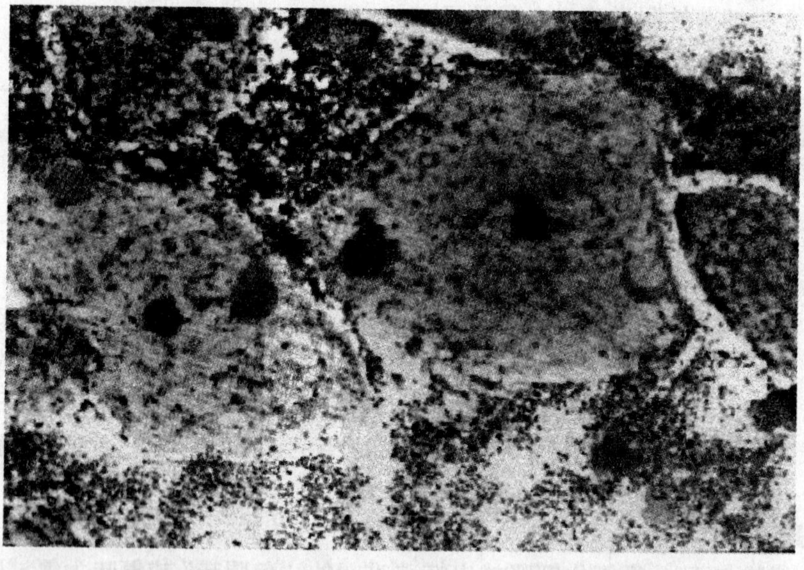

图 7-3 细菌性阴道病患者阴道分泌物涂片革兰染色特点：大量球杆菌，乳杆菌消失

二、涂片诊断

（一）阴道涂片诊断

细菌性阴道病的阴道涂片特征为阴道加德纳菌、普雷沃菌小杆菌形态或球菌及变异动弯杆菌形态的小弧菌占优势，并且乳杆菌大杆菌形态缺乏[37]。根据阴道革兰染色涂

片诊断细菌性阴道病的敏感性和特异性分别是 94.7%和 98.0%[3]。由于阴道涂片能够长期保存和在需要时重复阅片，更适用于研究。常常需要专业人员来诊断。其中按 Nugent 评分诊断细菌性阴道病被作为研究中诊断细菌性阴道病的金标准[37]。

（二）宫颈涂片诊断

宫颈巴氏染色涂片诊断细菌性阴道病的敏感性、特异性和阳性预测值低于阴道涂片者，细菌性阴道病的宫颈涂片特点与阴道涂片者相似。宫颈巴氏染色涂片诊断细菌性阴道病敏感性和特异性分别是 85%和 95%。由于宫颈涂片广泛应用于宫颈病变（包括宫颈癌）筛查，故有其临床实用性[3]。

三、微生物酶快速检测

常用的为唾液酸酶活性和脯氨酸氨酞酶活性检测诊断细菌性阴道病。细菌性阴道病蓝（BV Blue，检测唾液酸酶活性）快速检测诊断细菌性阴道病的敏感性和特异性分别为 88%和 95%。由于检测方便，不需要专门的技术，可以由医生在诊室或由普通技术人员完成，有一定的应用价值[17]。

BV Blue 检测原理：试剂含细菌唾液酸酶专性可生色底物-IBX-4041。当试剂和细菌唾液酸酶接触时可发生化学反应，产生唾液酸和 IBX-4050，加上 1～2 滴显色剂会变成蓝色。当细菌唾液酸酶缺乏时不发生上述化学反应，加上显色剂后溶液为黄色。产唾液酸酶的细菌包括：阴道加德纳菌、拟杆菌、普雷沃菌属和动弯杆菌。

作为国家“十五”科技攻关项目内容，在北京大学第一医院妇产科研究细菌性阴道病 Blue 诊断细菌性阴道病的敏感性和特异性，以阴道涂片 Nugent 评分≥7 分作为金标准，118 例标本中，涂片≥7 分者 56 例，其中 BV Blue 阳性者 46 例，阴性 10 例。涂片 0～6 分的共有 62 例，其中 BV Blue 阳性者 5 例（其中 3 例为中间状态，1 例滴虫），阴性 57 例。BV Blue 诊断细菌性阴道病的敏感性为 82.14%，特异性为 92%。图 7-4 为应用 BV Blue 检测细菌性阴道病的过程。

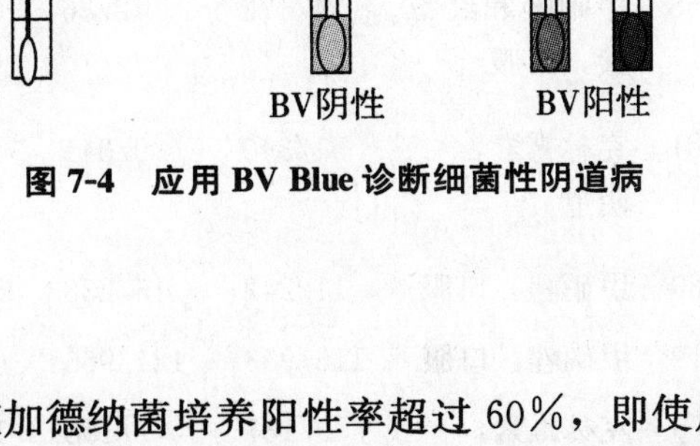

图 7-4　应用 BV Blue 诊断细菌性阴道病

四、微生物的培养

在健康女性中，阴道加德纳菌培养阳性率超过 60%，即使用半定量的方法对密集生长的菌落进行检测，在细菌性阴道病低患病率的人群中，根据高浓度阴道加德纳菌可预测41%～49%的症状性细菌性阴道病。在没有其他相关信息的情况下，单纯阴道加德纳菌培养不可用于细菌性阴道病诊断。

五、新的诊断技术

VPⅢ微生物确认试验与其他诊断方法比较，可提供较为客观的检测结果。对依据临床标准诊断为细菌性阴道病的患者进行检测，使用VPⅢ诊断细菌性阴道病的敏感性和特异性分别为95%～97%和71%～98%[18]。

综上所述，除临床诊断标准外，目前尚无任何一种诊断细菌性阴道病的方法被广泛接受，没有任何一种诊断方法优于其他另一种诊断方法。

第六节 妊娠合并细菌性阴道病

Ugwumadu等[44]发现对普通人群孕妇在孕期筛查和口服克林霉素治疗细菌性阴道病可降低早产发生率。根据花费-效益分析，在美国每年治疗与细菌性阴道病相关的早产和低出生体重儿的花费为25 200万美元，而通过筛查和治疗细菌性阴道病预防上述新生儿并发症的花费仅为5 000～7 400万美元，在孕期筛查和治疗细菌性阴道病的花费远少于处理由细菌性阴道病所致不良妊娠结局的花费。通过精确计算，根据特定人群中细菌性阴道病检出率及该人群中早产发病率来确定是否需要对这一人群孕妇在孕期进行细菌性阴道病筛查。目前认为，无需对全部孕妇进行细菌性阴道病筛查，但应对有早产历史的孕妇进行筛查，以便及早诊断和治疗细菌性阴道病，预防早产[1,24,27,29-30,32,34]。meta分析显示，治疗细菌性阴道病可降低早产的发生率（表7-9）。

表7-9 治疗细菌性阴道病可降低早产发生率的meta分析

作者	纳入孕周	例数	治疗	治疗组早产例数	对照组早产例数	OR (95%CI)	早产降低率
Morales，等	13～20	80	甲硝唑，口服	8/44	16/36	0.28 (0.10～0.76)	60%
McGregor，等	6～27	129	克林霉素，阴道	9/60	5/69	2.26 (0.71～7.16)	NS
Hauth，等	22～24	258	甲硝唑和红霉素，口服	54/172	42/86	0.48 (0.28～0.82)	40%
Joesoef，等	14～26	681	克林霉素，阴道	51/340	9/341	1.13 (0.74～1.74)	NS
McDonald，等	16～26	480	甲硝唑，口服	11/242	15/238	0.71 (0.32～1.57)	NS
Carey，等	16～23	1 919	甲硝唑，口服	116/953	121/966	0.97 (0.74～1.27)	NS
Kekki，等	10～17	375	克林霉素，阴道	9/187	7/188	1.31 (0.48～3.59)	NS

续表

作者	纳入孕周	例数	治疗	治疗组早产例数	对照组早产例数	OR (95%CI)	早产降低率
Kurkineb，等	12	101	克林霉素，阴道	1/51	0/50	1.13 (0.74～1.74)	NS
Lamont，等	13～20	409	克林霉素，阴道	8/208	19/201	0.38 (0.16～0.90)	50%
Guaschin，等	14～25	112	克林霉素，阴道	6/49	8/51	0.75 (0.24～2.34)	NS
Ugwumadu，等	12～22	486	克林霉素，阴道	13/244	38/241	0.30 (0.16～0.58)	75%
Kiss，等	15～20	4 229	克林霉素和克霉唑，阴道	48/2 058	88/2 097	0.55 (0.38～0.78)	50%
研究合计		9 506		334/4 942	368/4 564	0.83 (0.71～0.96)	20%

(Larsson PG[33]，2005 年)　NS：没有显著区别

比较妊娠期应用临床诊断、革兰染色阴道涂片及巴氏涂片在妊娠期诊断细菌性阴道病的价值，以革兰染色阴道涂片诊断作为金标准，发现临床诊断细菌性阴道病的敏感性和特异性分别为 35%和 99%。革兰染色阴道涂片诊断细菌性阴道病的假阴性率为 4%，阴性预测值为 96%。以临床诊断作为金标准，巴氏染色涂片诊断细菌性阴道病的敏感性和特异性分别为 49%和 93%。比较革兰染色阴道涂片及巴氏涂片在妊娠期诊断细菌性阴道病的价值，发现革兰染色阴道涂片较巴氏涂片在妊娠期诊断细菌性阴道病的敏感性和特异性更高[25]。

第七节　治　　疗

樊尚荣[4]综述了治疗细菌性阴道病的有关问题。

一、历史回顾

在 Gardner 和 Dukes（1955 年）[23]正式命名本病以前，有关本病的治疗主要是局部治疗和非特异性治疗。在此之后，针对引起本病的病原体采用了口服四环素及阴道涂三硫膏（triple sulfa cream）治疗，但疗效很差；1978 年 Pheifer 等首先报告用甲硝唑治疗非特异性阴道炎，从而开始了细菌性阴道病治疗的新时代。

二、治疗原则

1. 对无症状细菌性阴道病患者无须常规治疗，但应对拟进行子宫全切术、附件切

除术、刮宫术及宫腔镜检查等手术的所有细菌性阴道病患者进行治疗，以避免术后感染。

2. 无须常规治疗患者的性伴，但对反复发作或难治性细菌性阴道病患者的性伴应予治疗。

3. 对有早产史的细菌性阴道病患者及所有有症状的细菌性阴道病孕妇应予治疗，以降低由细菌性阴道病所致的早产率。

4. 孕期应用克林霉素膏阴道上药不能降低细菌性阴道病孕妇早产发生率，不主张选用。

5. 对非孕期妇女，也可选用替硝唑治疗细菌性阴道病[4]。

三、治疗方案

目前对治疗细菌性阴道病主要参考美国疾病控制和预防中心（CDC）的细菌性阴道病治疗方案[20]，具体如下：

1. 首选方案　甲硝唑 400 mg，口服，每日 2 次，共 7 天；或 0.75%甲硝唑膏（5 g），阴道上药，每日 2 次，共 5 天；或 2%克林霉素膏（5 g），阴道上药，每晚 1 次，共 7 天。

2. 替换方案　甲硝唑 2 g，单次顿服，共 1 次；或克林霉素 300 mg，口服，每日 2 次，共 7 天。

3. 孕期首选方案　甲硝唑 400 mg，口服，每日 2 次，共 7 天。孕期替换方案：克林霉素 300 mg，口服，每日 2 次，共 7 天。

目前没有证据说明以上治疗细菌性阴道病的任何一种方法优于其他另一种方法。其主要原因为有关的治疗研究设计存在缺陷，例如：对细菌性阴道病的诊断标准不统一、疗效评价标准不统一和没有进行治疗后 30 天的疗效评价结果，这些也是以后的相关研究需要注意的。

四、疗效评价

（一）诊断标准和疗效评价

细菌性阴道病通用的诊断标准为出现下列四项诊断指标中至少 3 项：①均匀一致的阴道排液；②阴道 pH＞4.7；③氨试验阳性；④阴道湿片中线索细胞占 20%以上。治疗效果评价通常在治疗完成后 5～8 天和第 4 周进行。治疗效果可被分为治愈、无症状治疗失败（有效）和有症状治疗失败（无效）三种。治愈是指临床症状消失、肉眼观白带正常及无鱼腥臭味，加上以下 3 项评价指标中至少 2 项：①阴道 pH＜4.7；②氨试验阴性；③线索细胞少于 20%；有效是指临床症状消失、肉眼观白带正常及无鱼腥臭味，加上上述评价指标中至多一项；无效是指仍存在伴有鱼腥臭味的白带异常，加上以上 3 项评价指标中至多一项。也有作者将治疗效果分为两种，即治愈及未愈。治愈是指湿片上线索细胞少于 20%，加上以下 3 项评价指标中最多 1 项：①均匀一致的白带增多；②阴道 pH＞4.7；③氨试验阳性。未愈是指未达到治愈的评价指标者。

（二）甲硝唑口服治疗

Lugo-Mtro 等对 52 篇口服甲硝唑治疗细菌性阴道病的文章进行分析。根据甲硝唑服用方法将患者分为甲硝唑 2g 顿服组（413 例）、甲硝唑 2g 每日顿服（共 2 天）组（317 例）、甲硝唑口服 5 日疗程组（317 例）及 7 日疗程组（280 例）。各组总治愈率分别为 85%、87%、86%及 87%；对 465 例患者在治疗后 4 周评价复发情况，甲硝唑 2g 顿服组、5 日口服组及 7 日口服组总治愈率分别为 72%、77%及 78%。甲硝唑 2g 顿服方案疗效与 5 日口服及 7 日口服方案疗效相似，因而作者推荐采用甲硝唑 2g 顿服方案治疗细菌性阴道病。

（三）甲硝唑阴道治疗

Bistoletti 等比较阴道放甲硝唑（每晚阴道放甲硝唑 500 mg，共 7 天）和口服甲硝唑（甲硝唑 400 mg，每日 2 次，共 7 天）治疗细菌性阴道病的疗效，在治疗 4 周后评价发现，阴道放甲硝唑组和口服甲硝唑组治愈率分别为 79%（15/19 例）和 74%（14/19）；Edelman 和 North 等比较阴道放置小剂量甲硝唑（甲硝唑 250 mg，间隔 12 小时重复，共 4 次）和阴道放置大剂量甲硝唑（甲硝唑 1 000 mg，间隔 24 小时重复，共 3 次）治疗细菌性阴道病效果，在治疗后 4 周进行评价，阴道放置小剂量甲硝唑组和大剂量甲硝唑组的治愈率分别为 57%（8/14）和 88%（22/25）。阴道放置大剂量甲硝唑对细菌性阴道病的治愈率甚至高于口服甲硝唑组。Livengood 等和 Hillier 等证明阴道涂 0.75%甲硝唑霜治疗细菌性阴道病可获得与口服甲硝唑相似的治疗效果。

（四）克林霉素口服治疗

Greaves 等比较口服克林霉素（clindamycin）（克林霉素 300 mg，每日 2 次，共 7 天）和口服甲硝唑（甲硝唑 400 mg，每日 2 次，共 7 天）治疗细菌性阴道病的效果，在治疗完成后 10 天进行评价，口服克林霉素组和甲硝唑组的治愈率分别为 94%（66/69 例）和 94%（70/74 例）。在治疗副反应方面，口服克林霉素组有副反应者 8 例（恶心+腹泻 3 例，恶心 4 例，皮疹 1 例）；口服甲硝唑组有副反应者 11 例（恶心 8 例，恶心+金属味 2 例，金属味 1 例）。

（五）克林霉素阴道治疗

Livengood 等报告用 0.1%、1%及 2%克林霉素霜治疗细菌性阴道病，在治疗完成后 4～7 天进行评价，临床治愈率分别为 94%（15/16）、93%（13/14）及 94%（15/16）。在治疗完成 1 个月时再次评价，各组持续临床治愈率依次为 92%（12/13）、85%（11/13）及 92%（12/13）。Hillier 等报告应用克林霉素治疗前后细菌性阴道病患者的阴道菌群改变情况，发现在克林霉素治疗后 BV 相关病原体（阴道加德纳菌、类杆菌、消化链球菌及支原体）检出率及数量均减少，其中 2%克林霉素霜阴道治疗可获得最好效果的阴道菌群改变及细菌性阴道病临床治愈率。

（六）其他治疗用药

Vutyavanich 等报告用替硝唑 2g 顿服法治疗细菌性阴道病，治疗后 1 周及 4 周的临床治愈率分别为 97%及 67%。其他抗生素如氨苄西林、四环素及红霉素对细菌性阴道病的疗效极差。

五、乳杆菌治疗

生理情况下，阴道内有各种厌氧及需氧菌，其中以产生过氧化氢的卷曲乳杆菌、詹氏乳杆菌、发酵乳杆菌和加塞乳杆菌是主要菌群。乳杆菌能分解糖原和短链脂肪酸，调整阴道 pH 到 2～4.8，同时产生过氧化氢。61％的正常妇女阴道内可分离出产过氧化氢乳杆菌，而细菌性阴道病患者中可检出产过氧化氢乳杆菌的比例仅为 5％。过氧化氢是抑制细菌性阴道病相关细菌的有效物质，在过氧化氢酶的作用下，过氧化氢转化为过氧化阴离子、羟氢氧基分子和次氯酸等分子，抑制各种细菌性阴道病相关细菌如阴道加德纳菌和普雷沃菌属细菌生长。补充产过氧化氢乳杆菌可调整阴道微生态，起到治疗细菌性阴道病的作用。微生态制剂又称微生态调节剂，是调整微生态失调、保持微生态平衡、提高宿主健康水平或增进健康状态的益生菌及其代谢产物和生长促进物质制成的制剂。微生态制剂可分成三大类：益生菌、益生元与合生素。剂型有胶囊、微胶囊型的冻干活菌粉以及片剂、水剂（口服液）、酸奶或冷饮等形式。

局部和全身应用乳杆菌制剂治疗细菌性阴道病均有一定作用。国强等[8]报道阴道应用乳杆菌活菌胶囊和复方甲硝唑栓治疗细菌性阴道病的效果，两种疗法对细菌性阴道病的治愈率分别为 67％和 73％，总有效率分别为 85％和 87％。杨华光[10]报道阴道应用乳杆菌活菌胶囊和甲硝唑栓治疗细菌性阴道病的效果，两种疗法对细菌性阴道病患者症状和体征的改善率相似。国外文献也报道口服或阴道应用乳杆菌对细菌性阴道病有一定效果。由于口服或阴道应用乳杆菌副作用小，有一定的应用前景，但尚需要更多的临床试验证明其应用价值。

六、细菌性阴道病致病菌耐药问题

Beigi 等[16]对 47 例应用甲硝唑和 48 例应用克林霉素患者细菌性阴道病致病厌氧菌耐药情况进行研究，细菌性阴道病致病厌氧菌对甲硝唑耐药率低于 1％，细菌性阴道病致病厌氧菌对克林霉素耐药率为 17％，在克林霉素治疗后细菌性阴道病致病厌氧菌对克林霉素的耐药率增加到 53％。细菌性阴道病致病菌耐药问题是以后需要注意和监测的内容。

七、妊娠期应用甲硝唑的安全性

妊娠期应用甲硝唑的安全性在近年来被证实和广泛接受。Burtin 等[13]总结了 30 年来符合要求的 7 篇文献，其中 6 篇为前瞻性研究共 253 例，1 篇回顾性研究对1 083例早孕期应用甲硝唑的病例，未发现早孕期应用甲硝唑增加胎儿畸形危险。Struthers 等[39]总结过去近 40 年孕期应用甲硝唑的病例，共有3 765例孕妇在孕期应用甲硝唑，其中两个大样本的病例数分别为1 083例和1 307例，可评价的婴儿3 788例，胎儿畸形发生率为 4.77％，对照组为 6.06％，未发现孕期（包括早孕期）应用甲硝唑增加胎儿畸形危险。

根据美国食品和药品管理局（FDA），甲硝唑属妊娠 B 类药，即允许在孕期应用甲硝唑治疗。

第八节 复发性细菌性阴道病

一、定义

复发性细菌性阴道病是指细菌性阴道病在1年内反复发作3次或以上。目前认为，复发性细菌性阴道病系患者阴道内相关微生物再激活，而不是再感染。多数治疗对细菌性阴道病的治愈率为80%～90%，15%～30%的病例在治疗后3个月复发，在一项对细菌性阴道病治疗后为期6.9年的随诊研究中，52%的患者至少复发1次。

二、复发性细菌性阴道病的影响因素

1. 男性性交传染；
2. 治疗不彻底，未根除病原体；
3. 未能恢复以乳杆菌为主要菌群的阴道环境；
4. 危险因素持续存在。

三、复发性细菌性阴道病的治疗

避免用阴道栓避孕；口服克林霉素；补充产过氧化氢乳杆菌。尽管尚无临床试验结果，有专家提出对复发性细菌性阴道病采取巩固治疗。第一个方案是每2周阴道用甲硝唑膏10天，共6个月。第二个方案为开始用克林霉素膏治疗，之后在月经后用甲硝唑膏治疗，共2个月。也有报道应用替硝唑（500 mg，口服，2次/日，2周）治疗复发性细菌性阴道病有效。没有证据说明联合用药治疗对复发性细菌性阴道病有益。一个研究显示对复发性细菌性阴道病采用2周0.75%甲硝唑膏可获得70%的治愈率[38]。

（樊尚荣）

参考文献

[1] 樊尚荣，刘小平．细菌性阴道病的研究进展．中华妇产科临床杂志，2006，7：224.
[2] 樊尚荣．细菌性阴道病．见曹泽毅主编．中华妇产科科学．2版．北京：人民卫生出版社，2004.
[3] 樊尚荣，柯豫，李琼，等．应用阴道及宫颈涂片诊断细菌性阴道病．中华医学杂志，1996，76：284.
[4] 樊尚荣，郑淑蓉．细菌性阴道病的治疗．医学综述，1995，1：498.
[5] 樊尚荣，刘朝晖，李克敏，等．妊娠合并细菌性阴道病的研究．中华妇产科杂志．1997，32：84.
[6] 樊尚荣，李琼，刘小平，等．不同人群妇女细菌性阴道病的患病率．中国实用医药杂志，2001，1：276.

[7] 符玉良，黄以宁，张维森，等. 产前门诊孕妇STD高危因素评分系统模式的建立. 中华医学杂志，1997，77：87-89.
[8] 国强，陈风英. 乳酸菌活菌胶囊治疗细菌性阴道病的疗效观察. 现代妇产科进展，2004，13：473-474.
[9] 王临虹，赵更力，周敏，等. 城市已婚妇女细菌性阴道病患病率及影响因素. 中国生育健康杂志，2003，14：144-147.
[10] 杨华光，蓟光辉，王学博，等. 乳酸菌活菌胶囊治疗细菌性阴道病临床观察. 中国医刊，2005，40：42-44.
[11] 周敏，张小松，赵更力，等. 中国四城市未婚人流女青年生殖道感染状况研究. 生殖与避孕，2005，25：163-168.
[12] Amsel R，Totten PA，Spiegel CA，et al. Nonspecific vaginitis. Am J Med，1983，74：14-22.
[13] Burtin P，Taddio A，Aribumu O，et al. Safety of Metronidazole in pregnancy：a mata anlysis. Am J Obstet Gynecol，1995，172：525.
[14] Baylson FA，Nyirjesy P，Weitz MV，et al. Treatment of recurrent bacterial vaginosis with tinidazole. Obstet Gynecol，2004，104：931-932.
[15] Boyle DCM，Barton SE，Uthayakumar S，et al. Is bacterial vaginosis associated with cervical intraepithelial neoplasia? Int J Gynecol Cancer，2003，13：159-163.
[16] Beigi RH，Austin MN，Meyn LA，et al. Antimicrobial resistance associated with the treatment of bacterial vaginosis. Am J Obstet Gynecol，2004，191：1124-1129.
[17] Bradshaw CS，Morton AN，Garland SM，et al. Evaluation of a point-of -care test，BV Blue，and clinical and laboratory criteria for diagnosis of bacterial vaginosis. J Clin Microbiol，2005，43：1304-1308.
[18] Brown H，Fuller DD，Davis T，et al. Evaluation of Affirm Ambient Temperature Transport System for the detection and identification of *Trichomonas vaginalis*，Gardnerella vaginalis，and Candida species from vaginal fluid specimens. J Clin Microbiol，2001，39：3197-3199.
[19] Crowley T，Low N，Turner A，et al. Antibiotic prophylaxis to prevent post-abortal upper genital tract infection in women with bacterial vaginosis：randomised controlled trial. BJOG，2001，108：396-402.
[20] CDC. Sexually transmitted diseases treatment guideline 2002. MMWR Recomm Rep，2002，51（RR-6）：1-78.
[21] Cohn JA，Hashemi FB，Camarca M，et al. HIV-inducing factor in cervicovaginal secretions if associated with bacterial vaginosis in HIV-1-induced women. J Acquir Immune Defic Syndr，2005，39：340-346.
[22] Faro S，Soper DE eds. Infectious Diseases in Women. NY：WB Saunders，2001，221.

[23] Gardner HL, Dukes CD. Haemophilus vaginalis vaginitis. A newly defined specific infection previously classified "nonspecific" vaginitis. Am J Obstet Gynecol, 1955, 69: 962-976.

[24] Hillier SL, Nugent RP, Eschenbach DA, et al. Association between bacterial vaginosis and preterm delivery of a low-birth-weight infant. N Engl J Med, 1995, 333: 1737-1742.

[25] Honest H, Bachmann LM, Knox EM, et al. The accuracy of various tests for bacterial vaginosis in predicting preterm birth: a systematic review. BJOG, 2004, 111: 409-422.

[26] Jamieson DJ, Duerr A, Klein RS, et al. Longitudinal analysis of bacterial vaginosis: findings from the HIV epidemiology research study. Obstst Gynecol, 2001, 98: 696-663.

[27] Jacobsson B, Pernevi P, Chidekel L, et al. Bacterial vaginosis in early pregnancy may predispose for preterm birth and postpartum endometritis. Acta Obstet Gynecol Scand, 2002, 81: 1006-1100.

[28] Kessel KV, Assefi N, Marrazzo J, et al. Common complementary and alternative therapy for yeast vaginitis and bacterial vaginosis: a systematic review. Obstet Gynecol Surv, 2003, 58:351-358.

[29] Kiss H, Petricevic L, Husslein P. Prospective randomised controlled trial of an infection screening programme to reduce the rate of preterm delivery. BMJ, 2004, 329: 71.

[30] Kekki M, Kurki T, Kotomaki T, et al. Cost-effectiveness of screening and treatment for bacterial vaginosis in early pregnancy among women at low risk for preterm birth. Acta Obstet Gynecol Scand, 2004, 83: 27-36.

[31] Klebanoff MA, Hauth JC, Macpherson CA, et al. Time course of the regression of asymptomatic bacterial vaginosis in pregnancy with or without treatment. Am J Obstet Gynecol, 2004, 190: 363-370.

[32] Klebanoff MA, Hillier SL, Nugent RO, et al. Is bacterial vaginosis a stronger risk factor for preterm birth when it is diagnosed earlier in gestation? Am J Obstet Gynecol, 2005, 192: 470-477.

[33] Larsson PG, Bergstrom M, Forsum U, et al. Bacterial vaginosis transmission, role in genital tract infection and pregnancy outcome: an enigma. APMIS, 2005, 113: 233-245.

[34] Leitich H, Bonder-Adler B, Brunbauer M, et al. Bacterial vaginosis as a risk factor for preterm delivery: a meta-analysis. Am J Obstet Gynecol, 2003, 189: 139-147.

[35] Miller L, Thomas K, Hughes JP, et al. Randomised treatment trial of bacterial vaginosis to prevent post-abortion complication. BJOG, 2004, 111: 982-988

[36] Morris M, Nicoll A, Simms I, et al. Bacterial vaginosis: a public health review. BJOG, 2001, 108: 439-450.
[37] Nugent, RP, Krohn MA, Hillier S L. Reliability of diagnosing bacterial vaginosis is improved by a standardized method of gram stain interpretation. J Clin Microbiol, 1991, 29: 297-301.
[38] Sobel JD, Schwebke J, Ferris D, et al. A clinical trial to evaluate efficacy of maintenance therapy with 0. 75% metronidazole gel (MVG) to prevent recurent bacterial vaginosis. Present at the World Vaginitis Conference. Costa Rica, January 10-13, 2004.
[39] Struthers BJ. Metronidazole appears not to be a human teratogen: review of literature. Infect Dis Obstet Gynecol, 1997, 5: 326-335.
[40] Smart S, Singal A, Mindel A. Social and sexual risk factors for bacterial vaginosis. Sex Transm Infect, 2004, 80: 58-62.
[41] Spiegel CA, Amsel R, Holmes KK, et al. Diagnosis of bacterial vaginosis by direct Gram-stain of vaginal fluid. J Clin Microbiol, 1983, 18: 170-177.
[42] Sobel JD. What is new in bacterial vaginosis and trichomoniasis? Infect Dis Clin N Am, 2005, 19: 387-406.
[43] Spiegel CA. Bacterial vaginosis. Rev Med Microbiol, 2002, 13: 43-51.
[44] Ugwumadu A, Manyonda I, Reid F, et al. Effect of early oral clindamycin on late miscarriage and preterm delivery in asymptomatic women with abnormal vaginal flora and bacterial vaginosis: a randomised controlled trial. Lancet, 2003, 36: 983-988.
[45] Uthayakumar S, Boyle D, Barton S, et al. Bacterial vaginosis and cervical intraepithelial neoplasia-cause or coincidence? J Obstet Gynecol, 1998, 18: 572-575.
[46] Wilson JD, Ralph SG, Rutherford AJ. Rates of bacterial vaginosis in women undergoing in vitro fertilisation for different types of infertility. Br J Obstet Gynecol, 2002, 109: 714-717.
[47] Wilson J. Managing recurrent bacterial vaginosis. Sex Transm Infect, 2004, 80: 8-11.
[48] Wiesenfeld HC, Hillier SL, Krohn MA, et al. Bacterial vaginosis is a strong predictor of Neisseria gonorrhoeae and Chlamydia trachomatis infection. Clin Infect Dis, 2003, 36: 663-668.

第8章
外阴阴道念珠菌病

外阴阴道念珠菌病（vulvovaginal candidiasis，VVC）是一种由念珠菌引起的机会性真菌感染，是常见的妇产科感染性疾病，约占微生物所致阴道炎的1/4～1/3。80%～90%的VVC由白色念珠菌引起，少数由非白色念珠菌（如光滑念珠菌、近平滑念珠菌以及热带念珠菌等）引起。有研究认为，近年来非白色念珠菌引起的VVC有上升的趋势。

一般认为，VVC是一种内源性疾病，念珠菌是人阴道内20多种微生物中的一种，在10%的正常女性阴道和30%妊娠女性阴道内可以存在而不致病，我们称之为定植。在女性阴道内，占优势的乳杆菌对维持阴道正常菌群及阴道的自净作用中起着关键作用，同时它分泌的一些物质（如硬脂酸）可以抑制念珠菌由孢子相转为菌丝相，从而减少其繁殖的机会。任何原因造成的乳杆菌减少或消失，都可以给念珠菌提供繁殖的能源和条件。

第一节　影响阴道正常菌群的因素

一、性活动

性活动并不是一个无菌的过程，男性阴茎可带给女性一些不属于阴道的微生物，同时精液本身是偏碱性的，可以改变阴道内的pH值，影响乳杆菌的存活。再者，性交时的摩擦会造成阴道细小的黏膜损伤，而一旦阴道黏膜受损，阴道内的念珠菌孢子便容易黏附于宿主细胞从而进一步抽丝繁殖。

二、性激素

血中的雌、孕激素水平对阴道内的菌群有一定影响，在不同的月经周期中女性阴道内的菌群是有一定变化的。有研究认为，性激素水平还可以影响到阴道局部的免疫效应细胞，从而影响阴道菌群。最明显的例子就是妊娠期VVC的高发，在妊娠时性激素使阴道内上皮细胞的糖原增加而更有利于念珠菌的生长，还有研究显示，念珠菌胞浆内有雌激素和孕激素的受体，激素可能会直接刺激念珠菌的生长。

三、阴道冲洗

阴道冲洗以往多是由妇科医生帮助患阴道炎的妇女进行的，目的是将阴道内过多的分泌物冲洗掉，从而减少其对局部的刺激和过敏效应，并有利于阴道内药物的吸收。然而，反复、经常地进行阴道冲洗，甚至有些妇女把此当作一个卫生习惯，则是大为有害的。因为任何阴道冲洗液都可以破坏阴道内正常的菌群环境，造成阴道内菌群失调。

四、某些杀精子的避孕药膏

在杀死精子的同时也将阴道内的乳杆菌杀死了，从而发生阴道内的菌群紊乱。

五、抗生素

广谱抗生素的大量应用，往往会减少或杀灭阴道内正常的乳杆菌，给其他弱势微生物大量繁殖生长的机会。因此严格掌握抗生素的应用适应证，对减少阴道的机会性感染（如 VVC）将大有帮助。

六、感染

在阴道局部存在感染的时候，由于炎症反应，会造成阴道上皮细胞肿胀、破裂或通透性改变，从而使阴道内的寄生微生物的存活状态受影响。

第二节　念珠菌病原学及致病机制

念珠菌为卵圆形的单壁细胞，成群分布，为双相真菌，有芽生孢子及菌丝两相。念珠菌菌丝相的致病能力强，易对宿主的上皮细胞发生黏附和入侵，与抗真菌药物接触后还可以改变其本身的抗原性质而逃避药物的作用。

念珠菌的细胞壁由外向内共分为五层：纤维素、β-葡聚糖蛋白、壳多糖、β-葡聚糖和甘露聚糖。前三者是念珠菌吸附和抗吞噬的基础。另外，念珠菌细胞壁上还有补体受体，可结合中性粒细胞使失去吞噬能力。

念珠菌的致病可通过以下步骤完成：

1. 黏附宿主细胞　只有黏附于宿主细胞，菌体才可能出芽，形成假菌丝。白色念珠菌的黏附作用是通过菌体表面的糖蛋白与宿主细胞的糖蛋白受体结合来完成的。

2. 形成菌丝　菌丝顶部分泌甘露糖，使其黏附于黏膜上皮，有效获取营养。菌丝能沿皮肤黏膜的沟隙生长，借机械力穿过表皮或上皮细胞，再行繁殖。

3. 分泌侵袭性酶类　白色念珠菌能分泌多种蛋白水解酶，如碱性磷酸酶、磷脂酶等，辅助黏附上皮细胞损伤组织。

4. 炎症反应　念珠菌的菌体成分可激活补体旁路途径，产生补体趋化因子和过敏毒素，造成特异性免疫反应和迟发超敏反应，导致局部血管扩张、通透性增高、局部水肿和炎性细胞浸润。

第三节 阴道对念珠菌的免疫反应

一、阴道抗念珠菌等感染的非特异性免疫

1. 阴道黏膜的机械阻挡作用　完整的阴道黏膜可有效地防止真菌侵入体内。一旦阴道黏膜受损，阴道内的念珠菌孢子便可黏附于宿主细胞。如阴道冲洗、性交等行为都可以造成阴道黏膜轻微的破损。

2. 乳杆菌可抑制念珠菌的生长　在阴道内大量乳杆菌的存在会消耗大量的糖原，使念珠菌的营养减少，生长受抑制。另外，乳杆菌分泌硬脂酸，可阻止念珠菌孢子的抽丝繁殖。

3. 阴道菌群之间的比例失调，或免疫抑制剂等因素导致机体免疫力（尤其是局部细胞免疫力）降低，均可引起阴道的念珠菌感染。

4. 激素水平影响非特异性免疫　北京大学第一医院的研究推测卵泡期体内激素变化可加剧部分 T 细胞功能障碍，淋巴细胞在念珠菌刺激下分泌 IFN-γ 的能力下降，处于临床易感期。这可能与卵泡期的高雌激素状态下，Th1 细胞功能受到抑制有关。VVC 黄体期 sIgA（分泌型 IgA）水平较卵泡期明显升高，推测与卵泡期部分淋巴细胞功能障碍有关。还有研究认为，雌二醇可降低阴道内抗原的浓度，而黄体酮则使阴道内抗原浓度升高。

二、阴道抗念珠菌感染的特异性免疫

（一）与细胞免疫的关系

一般的研究认为与细胞介导的免疫有关。Th1 主要分泌 IL-1、IL-2 及 IFN-γ 等促炎症因子，而 Th2 分泌 IL-4、IL-5 等抑制细胞免疫。IFN-γ 主要由 Th1 细胞和 NK 细胞产生，能提高机体对白色念珠菌的抵抗力。IFN-γ 增强机体对白色念珠菌的抵抗力的主要机制是其能促进吞噬细胞和 Th1 细胞活化，IFN-γ 还能促进 Th1 细胞活化增殖，抑制 Th2 细胞诱导的炎症反应。IFN-γ 的升高提示 Th1 细胞的活化增强，与机体抗念珠菌作用的增强相关。Fidel 等在研究中发现，复发性外阴阴道念珠菌病（RVVC）患者阴道灌洗液中 IFN-γ 水平与正常对照组无显著性差异，推测 IFN-γ 在正常对照组妇女阴道内持续存在，可能与阴道内的细菌或其他菌群刺激有关。在北京大学第一医院妇产科的研究中，VVC 组 IFN-γ 水平较正常组稍有升高，推测在念珠菌感染的条件下，Th1 细胞发生了一定程度的活化，发生了抗念珠菌免疫反应，但其所发挥的作用有限。在同一实验研究中发现，VVC 组 IL-5 水平较正常对照组明显下降，与 Fidel 等结论一致，同时 RVVC 组 IL-5 水平均值较正常组及 VVC 组均降低，推测在念珠菌感染条件下，阴道局部 Th2 细胞功能发生了一定程度的抑制，在一定范围内降低了炎症反应的程度。因此推测在念珠菌感染状况下，Th1 细胞发生了活化，发挥一定的抗念珠菌作用；Th2 细胞功能下降，在一定水平上降低了炎症反应的程度。提示 VVC 患者阴道局部细胞免疫功能发生了一定的变化。因此，念珠菌感染常常出现于细胞免疫异常患者。

（二）与体液免疫的关系

在北京大学第一医院的研究中发现，VVC 组 sIgA 及 IgG 较正常对照组均明显升高，推测体液免疫在抗念珠菌感染中可能有一定的作用，但 sIgA 和 IgG 在 VVC 发生机制中的确切作用还需要进一步的研究。已有的研究表明，并没有发现 RVVC 患者和正常健康妇女的总 IgG、白色念珠菌特异性 IgG 及阴道分泌型 IgA 之间存在显著性差异，而且特异性抗白色念珠菌 IgA 并不能防止该病的复发。因而有学者认为，在抗念珠菌感染中，体液免疫的作用不明确。在以往的研究中还发现，反复发作 VVC 患者的阴道分泌物中可以分离出针对念珠菌的特异性 IgE 抗体，其机制可能是阴道黏膜基底层有含这种特异性抗体的肥大细胞，当特异性抗原经阴道黏膜上皮与其特异性 IgE 抗体结合时，肥大细胞可释放组胺和其他炎症介导物质，因此认为念珠菌在外阴、阴道的感染是继发或伴随过敏反应的。无论如何，体液免疫在 VVC 中的作用，仍是目前非常值得进一步探讨的问题。

第四节　临床表现与诊断

一、临床表现

1. 症状　外阴瘙痒，有较多的白色豆渣样白带是该病的主要症状。可伴有外阴烧灼感，尿急、尿痛和性交痛。症状严重时坐卧不宁，痛苦异常。

2. 体征　检查见外阴肿胀，表皮可剥脱，可有抓痕。小阴唇内侧及阴道黏膜附有白色膜状物，擦除后可见阴道黏膜红肿或糜烂面及浅表溃疡。典型的白带为白色、凝块状和豆渣样，略带臭味。

二、诊断

典型的 VVC 诊断不难，但易与其他外阴病变相混，故需做病原检查以确诊。直接做阴道分泌物涂片检查即可诊断。

1. 采用 10%氢氧化钾悬滴法在显微镜下找芽孢和假菌丝，阳性率可达 60%。

2. 用革兰染色法，其阳性率可达 80%。

3. 培养法阳性率更高，且可确定敏感的抗真菌药物，但需要一段时间才能确诊，可用于难治性 VVC 或复发性 VVC。

4. 对顽固病例应积极查找有无应用雌激素或抗生素的历史，并查血糖以除外糖尿病。

第五节　外阴阴道念珠菌病的最新分类和处理

在美国 CDC 及中华妇产科杂志上公布的诊治规范中均将 VVC 分为：单纯性 VVC 和复杂性 VVC（表 8-1）。

表 8-1 外阴阴道念珠菌病的分类

单纯性外阴阴道念珠菌病	复杂性外阴阴道念珠菌病
偶发性 VVC	复发性 VVC（RVVC）
轻、中度 VVC	重度 VVC
白色念珠菌	非白色念珠菌
正常健康宿主	特殊宿主如：妊娠期、未控制的糖尿病、免疫抑制等

一、单纯性外阴阴道念珠菌病

单纯性 VVC 是指正常非孕宿主散发的由白色念珠菌所致的轻度 VVC。单纯性 VVC 一般首选阴道用药，可以在下列方案中任选一种：

1. 咪康唑栓 400mg，每晚 1 次，共 3 日；或，咪康唑栓 200mg，每晚 1 次，共 7 日。

2. 克霉唑栓 500mg，单次用药；或克霉唑栓 100mg，每晚 1 次，共 7 日。

3. 制霉菌素泡腾片 10 万 U，每晚 1 次，共 14 日。

也可以使用口服用药：

1. 伊曲康唑　200mg，2 次/日，共 1 日。

2. 氟康唑　150mg，顿服，共 1 次。

单纯性 VVC 一般应用一疗程的正规抗真菌治疗后均能取得很好的治疗效果，但应在诊治过程中注意发现并提醒患者去除 VVC 的好发因素，减少以后发生 VVC 的机会。在配合抗真菌药物治疗的同时，如需应用洗剂来减少 VVC 导致的较多的白带，应使用一些弱酸性洗剂为好，清洗的目的不是来抑制真菌的生长，而是为了尽快地恢复外阴、阴道内的酸性环境，以利于乳杆菌的生长。

二、复杂性外阴阴道念珠菌病

复杂性 VVC 包括复发性 VVC、重度 VVC、妊娠期 VVC、非白色念珠菌所致的 VVC 或宿主为未控制的糖尿病、免疫低下者。

（一）重度 VVC

是指临床症状严重，外阴或阴道皮肤黏膜有破损，按 VVC 评分标准，评分≥7 分为重度 VVC。所谓的 VVC 症状体征评分是按瘙痒、疼痛、外阴和（或）阴道充血、水肿、抓痕或皲裂、阴道糜烂及分泌物量等情况的不同程度，每项评分 1 分、2 分和 3 分（表 8-2）。

表 8-2 VVC 的症状体征评分标准

评分项目	0	1	2	3
瘙痒	无	偶有发作，可被忽略	能引起重视	持续发作，坐立不安
疼痛	无	轻	中	重
充血/水肿	无	＜1/3 阴道充血	1/3～2/3 阴道壁充血	＞2/3 阴道壁充血
抓痕/皲裂	无			有
分泌物量	无	较正常稍多	量多，无溢出	量多，有溢出

重度 VVC 可首选口服用药，症状严重者，局部可应用低浓度糖皮质激素软膏或唑类霜剂，以迅速减轻或缓解症状。可选择以下一种方案：

1. 伊曲康唑　200mg，2 次/日，共 2 日。

2. 氟康唑　150mg，顿服，3 日后重复 1 次。

也可选择阴道用药，但应在治疗单纯性 VVC 方案基础上，延长疗程。

（二）复发性 VVC

是指妇女患 VVC 后经过治疗，临床症状和体征消失，真菌学检查阴性后，又出现症状，且真菌检查阳性，1 年内发作 4 次或以上者。

治疗方面应包括强化治疗和巩固治疗。根据培养和药物敏感试验选择药物。在强化治疗达到真菌学治愈后，给予巩固治疗至半年。下述方案仅供参考：

1. 强化治疗　口服或局部用药方案任选一种，直至真菌学治愈：

（1）口服用药

①伊曲康唑 200mg，每日 2 次，2～3 日。

②氟康唑 150mg，3 日后重复 1 次。

（2）阴道用药

①咪康唑栓 400mg，每晚 1 次，共 6 日。

②咪康唑栓 200mg，每晚 1 次，7～14 日。

③克霉唑栓 500mg，3 日后重复 1 次。

④克霉唑栓 100mg，每晚 1 次，7～14 日。

2. 巩固治疗　到目前为止，国内外尚无成熟方案，也应根据具体情况来考虑每月巩固治疗 1～4 次，共 6 个月。

（三）妊娠期 VVC

VVC 是常见的妊娠并发症，其发病率约为 15%。妊娠是 VVC 的易发因素之一，主要有以下原因：①妊娠期间雌激素大量增加，阴道黏膜充血、水肿和通透性增强，加之宫颈管腺体分泌也明显增加，导致白带显著增加；②高雌激素水平使阴道上皮细胞内的糖原积聚，经乳杆菌作用生成更多乳酸，使阴道内酸度明显增高，高糖原含量的阴道环境可为白色念珠菌的生长、出芽、黏附提供丰富营养；③雌激素可通过复杂机制增加阴道上皮细胞对念珠菌附着的柔和性，使孕妇阴道容易被感染；④不少学者证实，雌激素在体外不仅能与白色念珠菌结合，还能促使其发芽、提高毒力。

1. VVC 对母儿的影响

(1) VVC 在妊娠后 3 个月的发病率最高，妊娠期复发也很常见，由于发病因素不能去除，治疗效果不如非孕妇。在妊娠期的 VVC 特点是阴道分泌物特别多，且几乎所有病例均有严重的外阴瘙痒或烧灼感，孕妇痛苦异常。

(2) 患 VVC 的孕妇，尤其是未治疗的孕妇，其新生儿发生鹅口疮和真菌性皮炎的几率明显增加。

2. 妊娠 VVC 的诊治

(1) 妊娠期 VVC 的诊断同非妊娠期。

(2) 近期研究认为，无症状者，在妊娠期间不需要选用抗真菌药物治疗。一旦出现症状，为了新生儿免遭真菌感染，应在妊娠期间，特别是在妊娠晚期进行治疗。应选择对胎儿无害的阴道局部抗真菌药物治疗。妊娠期 VVC 的病情常较顽固，一定要在医生指导下正规足疗程治疗，避免短期的不规范治疗。

3. 常用的抗真菌药物

(1) 制霉菌素：属孕期 B 类药，10 万U，连用 10～14 天，妊娠前 3 个月内也可使用。

(2) 克霉唑：100mg，阴道用 1 片/天，连用 10 天，孕期 B 类药。不提倡使用 500mg 一次疗法，以免注射工具损伤阴道壁或刺激而造成早产。

(3) 硝酸咪康唑：属 C 类药，一般在妊娠 3 个月后可以使用，400mg，3 天为一疗程。

第六节 复发性外阴阴道念珠菌病

复发性外阴阴道念珠菌病（recurrent vulvovaginal candidiasis，RVVC）是指妇女患 VVC 后经过治疗，临床症状和体征消失，真菌学检查阴性后，又出现症状，经真菌检查又阳性，为 VVC 复发。如 1 年内发作 4 次或以上，称为 RVVC。

在生育年龄的美国健康妇女中，VVC 的发生率约为 75%，5%的妇女则患有 RVVC。RVVC 虽远较 VVC 少见，但因其反复发作，久治不愈，对妇女身心健康有很大的影响，且该病病因复杂，现已成为临床医学的难点和研究热点，揭示其发病机制及复发相关因素，将对其积极有效的防治有重要指导意义。

一、微生物因素

1. 致病菌谱的变迁　在引起 RVVC 的病原菌中，白色念珠菌占 80%～90%。此外，非白色念珠菌如光滑念珠菌、热带念珠菌、克柔念珠菌、近平滑念珠菌、乳酒念珠菌等仍占其中的少数。

对光滑念珠菌的研究结果表明它与 RVVC 的发生密切相关。主要表现在由它引起的 VVC 比白色念珠菌引起的更易发展为 RVVC，也更易对抗真菌药耐药。

2. 菌株基因型和变异　Klaus 等发现，有的患者在每次复发时白色念珠菌的基因型基本不变，但会存在微小的遗传变异；有的 RVVC 患者在复发时白色念珠菌菌株已被另一种替换，基因型也随之改变，而替换的菌株来源于男性伴侣的口腔。

Lockhart 等发现每例患者复发感染的念珠菌菌株的基因型基本稳定不变，其中56%的菌株发生部分遗传变异。但是这些变异并非呈渐进式变化，而是在反复感染中已建立的菌株亚种发生了重组（substrain shuffling）。

Maffei 等从 12 例妊娠合并 RVVC 的患者中分离出白色念珠菌，并进行白色念珠菌的表型（包括形态分型、抗药性分型）和基因型（EcoRI 和 HinfI 水解的 DNA 片段电泳图谱）的研究。结果提示有 50%患者复发前后分离株的表型存在差异，但基因型完全相同，说明造成 RVVC 患者反复感染的菌株仅为一种白色念珠菌，只不过它在抗真菌药物的作用下发生了形态和致病力的变化。

二、宿主因素

有许多宿主的易感因素与 RVVC 有关。妊娠妇女、大量口服广谱抗生素妇女、雌激素治疗妇女、控制不好的糖尿病患者和自身免疫缺陷患者均极易患 RVVC。阴部局部皮肤湿度增加有利于念珠菌繁殖，穿紧身化纤内衣、用香味手纸及阴道灌洗器等均会增加发病率。在性行为中有损伤的患者更易感染 RVVC，尤其当其性伴有念珠菌感染时，但性传播不是发病的重要因素。宿主免疫状态的变化在发病中也有重要作用。

有研究认为，RVVC 的患者有局部细胞免疫方面的异常。Th1 分泌的促炎症因子，如 IL-1、IL-2 及 INF 等分泌减少，而 Th2 分泌的抑制细胞免疫的 IL-4 等增加，使宿主出现一种迟发型过敏反应，患者对其自身的酵母菌过敏，也即宿主从 Th1 细胞介导的正常预防性反应转变为 Th2 反应。

Corrigan 等通过对部分 T 淋巴细胞在免疫中调节功能障碍的研究指出：由于部分 T 淋巴细胞免疫调节功能障碍，加剧了 RVVC 患者在卵泡期激素水平的不平衡，从而增加了临床感染 RVVC 的危险性。

Fidel 等认为 RVVC 患者存在外阴阴道局部细胞免疫缺陷，局部水平的研究比全身水平的研究更重要。他们用念珠菌抗原刺激阴道 16～18 小时后，从 RVVC 患者宫颈阴道灌洗液中分离出 Th1 和 Th2 分泌的细胞因子与正常妇女的不同，RVVC 患者 Th1 分泌的细胞因子（IL-1、IL-12、IFN-γ）和组胺增加。阴道内引入念珠菌皮肤试验抗原的方法为研究阴道内念珠菌特异性细胞介导免疫提供了新手段。

Mendling 等通过对白色念珠菌与光滑念珠菌引起的 RVVC 患者阴道局部 sIgA 的研究，发现光滑念珠菌引起的 RVVC 患者无论是阴道局部的 sIgA 还是血清中的 sIgA 都比白色念珠菌引起的要低。说明在非白色念珠菌引起的 RVVC 中可能有体液免疫的参与。

White 比较 RVVC 患者与正常人外周血 B 淋巴细胞亚群（CD19）和 T 淋巴细胞亚群（CD4 及 CD8），结果显示它们并无明显差异。有报道 T 淋巴细胞功能缺陷的人易患 RVVC，但有些文献并不支持。RVVC 患者血清抗体（IgM 和 IgG）滴度也有所变化，给予抗真菌治疗和念珠菌疫苗后可诱导机体产生 IgM，故认为测定血清抗体滴度可用于评价治疗效果。

综上所述，RVVC 病因复杂多样，从病原菌方面，可运用分子生物学技术来认识

RVVC病原的致病性、致病方式以及病原与人体间的相互作用；从宿主方面，则需进一步分析人体自身免疫状况与RVVC的相关性，从而更全面、更深入地认识本病。

（刘朝晖）

参考文献

[1] CDC. Sexually transmitted diseases treatment guideline 2006. MMWR，2006，54.

[2] 中华妇产科学分会感染性疾病协作组. 外阴阴道念珠菌病诊治规范. 中华妇产科杂志，39（6）：430-431.

[3] Sobel JD，Wiesenfeid HC，Martens M，et al. Maintenance fluconazole therapy for recurrent vulvovaginal candidiasis. New Engl J Med，2004，351：876-83.

[4] 刘朝晖，杜近云，董悦，等. 外阴阴道念珠菌病的真菌学研究及治疗. 实用妇产科杂志，2000，16（4）：190-191.

[5] Spinillo A，Capuzzo E，Gulminetti R，et al. Prevalence of and risk factors for fungal vaginitis caused by non-albicans species. Am J Obstet Gynecol，1997，176：138-141.

[6] 张晓梅. RVVC的分子流行病学研究进展. 国外医学妇产科学分册，2001，28：37-39.

[7] Sobel JD，Faro S，Force RW，et al. Vulvovaginal candidiasis：epidemiologic，diagnostic，and therapeutic considerations. Am J Obstet Gynecol，1998，178：203-211.

[8] Guaschino S，Seta FD，Sartore A，et al. Efficacy of maintenance therapy with topical boric acid in comparison with oral itraconazole in the treatment of recurrent vulvovaginal candidiasis. Am J Obstet Gynecol，2001，184：598-601.

[9] Fidel PL Jr Barousse M，Espinosa T，et al. An intravaginal live candid challenge in humans leads to new hypotheses for the immunopathogenesis of vulvovaginal candidiasis. Infect Immun，2004，72（5）：2939-2946.

[10] Walker PP，Reynolds MT，Ashbee HR，et al. Vaginal yeasts in the era of "over the counter" antifungals . Sexually Transmitted Infections，2000，76：437-438.

[11] Nyirjesy P. Chronic vulvovaginal candidiasis. American Family Physician，2001，62（12）：697-702.

[12] Gregory T. The quandary of recurrent vaginal candidiasis. Patient Care，2000，123-129.

[13] Andrist LC. Vaginal health and infections. J Obstet Gynecol Neonatal Nurs，2001，30（3）：303-315.

第 9 章
生殖道沙眼衣原体感染

第一节　女性泌尿生殖道沙眼衣原体感染概况

沙眼衣原体（*Chlamydia trachomatis*，CT）发病率逐年升高，已成为最常见的性传播疾病之一[1]。全球约有8 900万人感染沙眼衣原体，发展中国家占 2/3 以上。在中国，女性沙眼衣原体感染也呈上升趋势[2]。沙眼衣原体急性感染可导致黏液脓性宫颈炎、急性盆腔炎，还有约 80%[3]的女性感染者无症状。远期影响，如不孕、异位妊娠、慢性盆腔疼痛，为继发于输卵管和卵巢的炎症后的瘢痕所致[4]。此外，沙眼衣原体还可与人乳头瘤病毒（HPV）协同诱发宫颈瘤变[5]。沙眼衣原体感染所带来的严重后果和高昂的诊治费用，正日益引起关注。

对确诊人群药物治疗，可能会影响人体对病原的自然免疫反应。在对沙眼衣原体的研究中发现，许多因素会影响个体是否发病及预后，如感染途径和程度、自身遗传特征、免疫状态等。越来越多的学者着眼于研究沙眼衣原体感染时机体免疫反应，期望通过单纯抗生素以外的方法，如疫苗、局部补充抑菌物质等更有效控制感染，避免引起严重并发症。本文将主要从沙眼衣原体感染后机体免疫反应方面对目前的研究进行综述。

第二节　病　原　学

沙眼衣原体具专性胞内双相生活周期[6]，胞外感染颗粒称为初级小体或原体（elementary body，EB），而代谢活跃的形式是网状小体（reticulate body，RB）。沙眼衣原体仅在真核组织细胞中生长，可感染的细胞分布于尿道、宫颈管、子宫内膜、输卵管、直肠肛门、呼吸道、结合膜，包括：无纤毛柱状上皮、立方上皮和移行上皮细胞，导致眼结膜、呼吸道和泌尿生殖道疾病。临床表现与菌体复制时对细胞损害和引发宿主炎性反应有关。重复感染可导致机体严重的炎性反应和继发的组织损伤。

沙眼衣原体血清型已逾 18 种[7]，这些血清型具广泛的组织嗜性和相应的侵袭力。血清型 A、B、Ba 和 C 引发慢性眼部疾病，沙眼衣原体性结膜炎即沙眼，是全球范围内可预防性致盲主要原因之一。主要的呼吸系统和性传播疾病，是由血清型 D-K、Da、Ia、Ja 和导致腹股沟肉芽肿的血清型 L1-3、L2a 所导致。不同血清型对机体引发的免疫反应不同。具免疫原性成分主要包括[8]：主要外膜蛋白（major outer-membrane protein，MOMP）、脂多糖（lipopolysaccharide，LPS），热休克蛋白 60（heat-shock protein 60，HSP60）。沙眼衣原体 LPS 抗原表型特异性的获得是通过一种糖基转移酶（Kdo transferase）加以激活，这种转移酶是由 *gse*A 所编码。Hsp60 由 *gro*EL 编码。通过分析沙眼衣原体基因序列，发现一些可译框架、编码外膜蛋白，称作 *pmp*A-I。血清型 Ba 的 *pmp*C 中有 2 个插入序列样元件，在 G 和 L2 中各含一个。提示基因的水平转移与血清分型有关。

第三节　沙眼衣原体与宿主免疫反应

沙眼衣原体在引发机体免疫反应后仍能生存，其机制有多种[9]：①增加病原于宿主细胞外期生存率：通过表面抗原多样性逃避抗体捕获，包括 MOMP 和膜蛋白的多态性；②增加宿主胞内期的生存率：在胞膜内复制，减少暴露于抗体的几率，减少宿主细胞抗原加工呈递；抑制线粒体细胞色素 C 的释放，后者是半胱天冬酶-9（caspase-9）介导的凋亡必需的；③在菌体核酸还原酶中的酪氨酸基位点可能有助于菌体耐受氧化氮，这种特性还可见于其他的胞内致病原，如分枝结核杆菌、牛分枝杆菌等；④减轻炎症反应：其 LPS 介导的宿主细胞活化效能低于其他菌体，至少小于其他菌体 1/100；⑤减轻获得性免疫反应：沙眼衣原体感染的巨噬细胞分泌的肿瘤坏死因子（TNF），在体外试验中可引发活化的 T 细胞凋亡；胞质内沙眼衣原体蛋白酶的分泌，可降解 MHC 转录所必需的转录因子，从而下调 γ 干扰素（IFN-γ）介导的 MHC Ⅰ和Ⅱ的表达；⑥可以多种形式存在于宿主胞内：在沙眼衣原体暴露于抗生素、营养不良，或细胞因子作用后（如 IFN-γ），或在感染单核细胞后，菌体可表现为持续存在的非复制形式，上调有助于胞内生存的基因，这样沙眼衣原体在 IFN-γ 作用下，可在转录水平上控制其反应；持续存在形式仍保持可变状态，一旦脱离 IFN-γ 作用，可快速恢复正常发育周期；表达编码色氨酸合成酶的基因，沙眼衣原体生殖道种属的色氨酸抑制物在吲哚存在的情况下，可阻抑 IFN-γ 的抑制生长作用。

由此可以发现，沙眼衣原体应对宿主免疫防御反应所产生的逃逸机制多针对获得性免疫反应，而先天性免疫系统是针对病原生存必需而变异又少的成分发挥的免疫机制。对人体感染沙眼衣原体后先天性免疫的研究极为重要。

一、先天免疫

泌尿生殖道上皮细胞的免疫反应对抑制沙眼衣原体起着重要作用[10]。生殖道的上皮细胞位于表面，形成屏障，限制病原及其产物进入黏膜下。此外，上皮细胞还是主要的分泌前炎症分子的细胞，以引起获得性免疫。在黏膜下组织中还存在一些包括巨噬细胞和树突细胞在内的监视细胞，随时准备吞噬穿透上皮屏障的细菌。局部还有包括防御素、溶菌酶、乳铁蛋白和锌在内的先天性免疫成分。局部的机制通常即可应对微生物入侵，而引起感染。

泌尿生殖道黏膜表面覆盖的上皮细胞，与大量的种类繁多的正常菌群接触。这些细胞要能够鉴别无害的共生菌群和产生潜在威胁的菌群。由于致病相关分子模式（pathogen-associated molecular patterns，PAMPs）为致病菌和共生菌共有，宿主需要依赖模式识别受体（pattern recognized receptors，PRRs）的表达情况决定是否引发免疫反应。其中 Toll 样受体（Toll-like receptors，TLR）作为重要的 PRRs 发挥着重要作用。

体外试验证明沙眼衣原体 LPS 和 HSP60 是 TLR4 的配体，近来的研究[11]提示，这种抗原在体内由 TLR2 识别。分别采用 TLR2 和 TLR4 缺陷的鼠模型，阴道内给予沙眼衣原体后，评价组织病理学和细胞因子的分泌情况。TLR2 缺陷的鼠系不产生严重的输卵管病理反应，而在野生型和 TLR4 缺陷的鼠系均可见到这一反应。TLR2 缺陷者可能受到保护的事实，提示 TLR2 在体内识别沙眼衣原体，引发炎症反应，并最终导致组织损坏和输卵管病理变化。

在女性生殖道上皮细胞表面存在多种抗微生物肽，具有抗细菌、真菌和病毒的多重活性。包括防御素和乳清酸性蛋白（whey acidic protein，WAP）两大家族[12]。防御素家族存在于白细胞、肠道黏膜、肺上皮细胞和泌尿生殖道上皮内，具有广泛抗微生物作用的一簇小分子多肽，是先天性免疫系统的重要因子，包括 α 和 β 防御素，其中 α 家族的 HD-5，只有3 000～4 000，最早发现其存在于消化道上皮中，1998 年首先由 Quayle 自生殖道上皮细胞中分离，进而验证了其广谱抗病原微生物活性[13]。HD-5 位于细胞质内，在外界感染后释放出来，起到杀菌、抑菌作用。2005 年 Porter 等[14]针对沙眼衣原体感染患者研究尿道上皮细胞，发现可产生 HD-5 前体，在中性粒细胞酶作用下，通过自我剪切，形成具有活性的 HD-5。防御素表达与月经周期相关，宫颈沙眼衣原体感染在口服避孕药妇女中发病率增高，除与宫颈黏液性状改变、经血流出减少有关外，此类妇女防御素较非避孕药使用者表达下降，可能造成防御能力下降，易化感染的发生。

二、获得性免疫

在机体上皮细胞感染病原后，可产生一系列前炎症因子，进而引发炎症反应和募集免疫细胞[15]。不同的细胞因子可通过不同的机制来抑制沙眼衣原体的生长，其中 IFN-γ 在沙眼衣原体免疫反应中具重要作用。IFN-γ 及受体基因敲除者，均表现为感染扩散，不能产生有效的保护性免疫反应。上皮细胞可在衣原体作用下产生 IL-18，同时，在生殖道中存在着未成熟的 DC 细胞，DC 细胞可破坏上皮细胞间紧密连接，从而到达细胞表面，在病原的作用下产生 IL-12，与 IL-18 共同诱导 IFN-γ 的产生。IFN-α 与 IFN-γ、TNF-α 协同作用，可通过耗竭胞内的沙眼衣原体生长必需的色氨酸和铁，进而抑制病原生长。同时 IFN-γ 可帮助 Th1 细胞分化，正反馈产生 IFN-γ。

Gervassi[16]等使用沙眼衣原体的 LGV-2 和 E 血清型感染人 DC 细胞，研究细胞因子改变。发现共刺激因子和黏附因子上调。Steele 等[17]的研究证实感染沙眼衣原体的 DC 细胞在抗原处理和呈递至 $CD8^+$ 细胞的作用。尽管 DC 细胞中对病原复制能力远较上皮细胞低下，且沙眼衣原体还可抑制 DC 细胞的成熟，但 DC 细胞可通过吞噬富集了病原抗原的上皮细胞，进而呈递至 $CD8^+$ T 细胞，即交叉呈递（cross-presented），继而引发获得性免疫。

三、影响因素

不同个体发病情况可能差异显著，如在对沙眼衣原体的检测中，阳性率与月经周期有关。女性生殖道免疫状态受到多种因素的影响[18]。

（一）激素水平的影响

已知不同性别其免疫反应具差异，如女性B、T淋巴细胞的活性水平更高；循环中CD4细胞水平高于男性；女性自身免疫性疾病多见，且妊娠激素水平发生改变时病情可减轻，以上均说明激素对免疫反应的影响。

将病原作用于动物的实验中，用孕激素预处理表现为持续感染，而处于动情期和动情间期者，表现为自限性。且用孕激素组表现为衣原体易感性增加，而雌激素组易感性降低。

激素水平对免疫机制的影响：①激素对女性生殖道中先天性免疫的调节。防御素与激素水平的关系，表现在不同部位不同时期表达水平有所不同，子宫内膜表面HD-5 mRNA在分泌早期水平最高，宫颈阴道灌洗液中HD-5水平也于分泌期达最高。吞噬细胞包括中性粒细胞募集的改变，巨噬细胞、树突细胞和自然杀伤（NK）细胞在月经周期中功能和数量的改变；②雌二醇具有抗炎作用，可能通过减少炎性因子产生，抑制可诱导的一氧化氮合酶活性，具有减少炎性细胞的募集等多重作用；③雌孕激素也会影响DC的抗原呈递功能，雌二醇通常抑制该功能，对鼠的研究证实是由于影响DC细胞到达特定作用部位，或是由于激素介导的转化生长因子TGF-β产生，致DC处于不成熟状态；④获得性免疫反应。在人类女性生殖道中CD8随月经周期改变明显，大的集合淋巴结在分泌期出现，在增生期突然消失，月经周期还影响子宫内膜中细胞毒T细胞功能，增生期出现分泌期消失。雌二醇可能抑制IL-2及其受体表达，且低浓度刺激IFN-γ产生（Th1），而高浓度时刺激IL-10分泌引发Th2反应。在人和动物模型中均发现激素水平对阴道、子宫内抗体水平的影响，及生殖道组织中抗体分泌细胞数量和pIgR-介导的IgA进入生殖道过程的影响。且不同区域对激素反应情况不同。由激素影响CD8和巨噬细胞，因此并非直接作用于免疫球蛋白。

进一步模拟体内环境雌孕激素联合状态及妊娠时激素水平对免疫反应的影响，随着细胞因子增效剂和拮抗剂的出现，激素调节女性生殖道（FRT）中细胞因子及其受体水平的研究可能提供控制FRT炎症反应的新思路。通过性激素对免疫球蛋白的影响研究，可能有助于将来对生殖道感染的激素辅助治疗的研究。

（二）易感性方面的研究

对52例输卵管性不孕和61例正常女性进行对照研究[19]，收集用于检测沙眼衣原体的血清，从外周血淋巴细胞中提取DNA，进行HLAⅡ型分子的分析研究，在两组间对照：微量免疫荧光法检测的沙眼衣原体的抗体，沙眼衣原体HSP60和HLAⅡ等位基因。结果发现，输卵管性不孕中，HLA-DQA＊0102和DQB＊0602等位基因加上IL-10-1082AA基因型，在沙眼衣原体性输卵管不孕较正常对照组中明显增加（分别为0.18和0.02，$P=0.005$）。提示HLA DQ位点可能与沙眼衣原体宿主易感性和病理改变相关。在2006年的一项研究[20]也证实了两种以上识别沙眼衣原体的模式识别受体的罕见等位基因与女性输卵管性不孕有关。

综上所述，对沙眼衣原体感染时的机体免疫反应的研究，可能帮助预测那些发生严重并发症的患者，进而在感染早期干预和预防并发症的发生。进一步通过认识特定沙眼衣原体成分的致病作用，可能用于未来沙眼衣原体疫苗的研究。

第四节 临床表现与诊断方法

一、临床表现

患者通常无症状或仅有轻微症状，临床表现因感染部位不同各异。

（一）宫颈黏膜炎

宫颈管是衣原体最常见的感染部位。70%～90%衣原体宫颈黏膜炎患者无临床症状。有症状者通常表现为阴道分泌物增加、呈黏液脓性、性交后出血或经间期出血。若伴尿道炎，可出现排尿困难、尿急、尿频等表现。视诊可见宫颈管脓性分泌物、宫颈红肿、黏膜外翻、脆性增加。

（二）子宫内膜炎

30%～40%宫颈管炎上行感染可引起子宫内膜炎。可有下腹痛、阴道分泌物增多和不规则少量流血等。

（三）输卵管炎

8%～10%宫颈管炎可进展成为输卵管炎。2/3 输卵管炎为亚临床型，长期出现轻微下腹痛、低热而久治不愈。腹腔镜见输卵管发炎较重，盆腔广泛粘连。输卵管炎症、粘连及瘢痕形成可导致异位妊娠及不孕。

二、诊断方法

沙眼衣原体感染发病率逐年增高，实验室检查诊断衣原体感染技术不断改进，目前有培养、抗原检测、核酸探针杂交、聚合酶链反应（polymerase chain reaction，PCR），以及在 PCR 和连接酶链反应（ligase chain reaction，LCR）基础上，发展起来的其他核酸扩增试验（nucleic acid amplification tests，NAATs），包括 LCx 探针（Abbott LCx）、BD 基因探针（Becton，Dickinson & Co Probe Tec ET）、AC2 分析（Gene-probe APTIMA Combo 2），这些新方法的敏感性和特异性更高，是女性沙眼衣原体感染检测的较好方法。随着核酸技术的不断发展，衣原体的检测有望向着快速、敏感、特异而且价廉无侵入性方向发展。

（一）细胞培养

由于沙眼衣原体是专性细胞内寄生，不能利用人为方法分离，需要借助体外细胞培养法才能分离，常用 McCOy 细胞和 HeLa 细胞分离培养。从 20 世纪 70 年代普遍应用于临床以来，直到现在一直是诊断女性泌尿生殖道沙眼衣原体感染的金标准，因细胞培养的特异性为 100%，当涉及法律问题时，仍是法医学的首选方法。然而下述很多情况却局限了它的广泛应用，首先即使很有经验的实验室与核酸扩增技术相比它的敏感性也只有 65%～85%，标本取材要严格，必须取到上皮细胞，不能用阴道分泌物，还需要冷链运送标本，再加上价格昂贵，需要 3～7 天才能得到结果，同时必须专业技术人员操作，等一系列问题。Black[21] 报告从宫颈炎患者中培养的敏感性为 80%，在此实验中，他应用单盲对阴性标本抽样作第 2 次培养仍有 10%～20%阳性。目前许多学者都认为培养是诊断的金标准，但不能作为无症状者筛查的好方法，需要努力探讨一种敏感、特异性高的非培养实验作为普及的筛查方法。但培养具有其无可替代的优点，如能将微生物传代保存，可作为对沙眼衣原体的进一步研究，对沙眼衣原体的药物敏感实验和基因型测定、抗原制备等。

表 9-1　各种检测方法评价

	镜下	抗原检测		RNA 检测	核酸扩增和检测	
	DFA	EIA	快速试剂盒	化学发光 DNA 探针	PCR	LCR
敏感性*	74～90	71～97	52～85	75～85	90	90～97
特异性*	98～99	97～99	>95	98～99	99～100	99～100
优点	快速简便	可批量检测	快速简便	同时可检测淋菌；自动化	同时可检测淋菌	较少受到抑制物干扰 可无创取材
缺点	工作量较大，判读结果主观	需确证试验	需确证实验；不敏感	敏感性不如 PCR；需确证	假阴性	
操作地点	临床实验室	转运专业实验室	临床检查室	转运专业实验室	转运专业实验室	转运专业实验室
人员要求	中高级	中级	要求较低	中级	中高级	中级
仪器要求	荧光显微镜	酶标分析仪	不需要	光度计	PCR 仪、恒温仪、酶标分析仪	PCR 仪、LCx
难易程度	中等	中等	简单	中等	中等～困难，可自动化	中等 可自动化
费用(US D)	6.00	6.00	13.00～16.00	8.00	11.00	16.00

* 敏感性和特异性是以培养法或 DNA 扩增法作为金标准

(二) 抗原检测法

1. 直接荧光抗体（direct florescence antibody，DFA）从 20 世纪 80 年代沙眼衣原体感染方法应用于临床以来，最广泛应用的抗原检测法是 DFA 和 EIA（enzyme immunoassay），近几年来，应用直接荧光抗体实验检测女性沙眼衣原体感染是比较特异的方法，敏感性为 80%～85%，特异性为 99%[22]。DFA 有较高的特异性，有些学者把它作为一项扩大的金标准。但 Hipp SS 等[22]认为 DFA 要求检测超过 104 个原体，DFA 实验不如细胞培养敏感，特别是检测病原体数量较少的标本（小于 104 个原体），或者低危发病人群。对大范围普查以及探测少于 104 个原体的沙眼衣原体感染有待进一步探讨。

另外一种 DFA 是单克隆抗体免疫荧光法（immunofluorescence assay，IFA）检测沙眼衣原体，这种方法是针对沙眼衣原体主要外膜蛋白（major outer membrane protein，MOMP），MOMP 占外膜总蛋白的 60%，分子量 40 000，是一种复杂的抗原复合体[23]，不但可检测病原体而且可进行分型。一般来说 DFA 比 EIA 或 PACE2 DNA 探针敏感性和特异性要低。

IFA 是利用标记有异硫氰酸荧光素的沙眼衣原体 MOMP 单克隆抗体，检测人体内的沙眼衣原体 D～K 血清型的抗原。单克隆抗体效价高，特异性强，亲和力强，敏感性高，与荧光素结合后直观，显色速度快，可在 1 小时内完成，国外 Richard[24] 报道 IFA 可作为一项扩大的金标准，来鉴定培养和非培养结果不一致的标本，其敏感性为80%～90%，特异性为 95%或以上，更适合于高危人群的快速筛选。此方法快速，但敏感性及特异性仍有待提高；同时取材要求宫颈内拭子，为侵入性取材，故不适用于大规模普查，尤其对低危人口或无症状感染者，特别是孕期妇女不宜应用。

2. 间接免疫荧光实验法　目前常用微量免疫荧光抗体 MIF（micro-immunofluorescence），可代替 IFA，实验操作简便，费用低，特异性高，判断方法简洁，只要见到荧光即可判断，在不具备分子生物学条件的医院可以检测临床标本。但判断结果带有主观性，敏感性较差，荧光易粹灭，不适于大量标本，检测特异性及灵敏度不如 EIA。Patel 和 Gencay 等[25,26]认为应用免疫荧光技术检测血清中沙眼衣原体 IgG 和 IgM 抗体，对沙眼衣原体的辅助诊断具有良好的应用价值，特别是妊娠期妇女取宫颈拭子标本不是十分安全，而检查血清抗体则有利。

EIA 试验：EIA 试验也是针对沙眼衣原体 LPS 的，EIA 方法与传统上的沙眼衣原体培养法相比有 60%～80%的敏感性，可能是与阴道内其他革兰阴性菌有交叉反应，假阳性高，这样就降低了这种方法的特异性[27]。EIA 对抗原检测敏感度低限为 104～105 个原体，而培养法为 102～103 个，女性有尿道炎症状标本含原体数一般超过 105 个原体，而无症状者一般少于 104 个，因此 EIA 筛查无症状及低发病率人群中沙眼衣原体感染不理想。

应用 EIA 还可以利用清晨首次尿（first-void urine，FVU）标本检测沙眼衣原体，标本的收集来源于非侵入性方法。Hay 等[27]认为应用 EIA 对 FVU 检测，敏感性及特异性与 DFA 试验相同。还有报道，当尿道分泌物或尿沉渣多形核白细胞（polymorphonuclear neutrophilic leukocyte，PMN）数每高倍视野油镜≥4 个时，尿 EIA 的敏感性与尿道拭子培养相同，然而 EIA 检测无症状患者尿标本不太可靠。EIA 抗原检测方法价廉，不需冷链存放标本，可迅速完成，然而这种方法检测沙眼衣原体的假阳性率都为 2%～3%，尽管结果有较好的敏感性和特异性，但阳性预测值（positive predictive value，PPV）在低发病人群中降低。在 2%～3%的发病人群中，抗原检测的阳性结果只有一半是正确的，即使在中等沙眼衣原体流行人口中，EIA 也有较大的 PPV，与组织培养相似，如标本采集合适可提高敏感性。故应用首次尿 EIA 对无症状人群及低流行地区作大规模普查不适用。

（三）核酸探针杂交实验

沙眼衣原体含有染色体 DNA、质粒 DNA 和核蛋白体 RNA 特异性片段，与其他衣原体无交叉反应。随着核酸技术的发展，目前用非放射性核素标记的核酸探针 DNA 杂交技术，如 PACE2 基因探针是检测沙眼衣原体感染的唯一商用探针，应用吖啶酯标记单链 DNA 片段作为探针与沙眼衣原体 rRNA 互补，形成 DNA-RNA 杂交链吸附在磁粒上，用化学光度计测定杂交信号。Clark 和 Stary 等[28,29]研究应用该探针检测各种发病人群的敏感性为 70%～92%，特异性为 97%～98%。DNA 探针应用核酸杂交技术，检查泌尿生殖道拭子标本中沙眼衣原体 DNA，DNA 探针大约 1log 单位用来探测近 103 个原体时比 EIA 敏感性更强，多数研究表明 PACE2 临床敏感性比培养法低，与较好的 EIA 相似，PACE2 总的敏感性为 85%，特异性为 98%～99%。有些研究指出，PACE2 敏感性与核酸扩增技术相比敏感性为 77%～93%。PACE2 实验最有利的方面是利用单拭子标本检测非淋菌性尿道炎的沙眼衣原体感染，另外，PACE2 不需冷链运输，标本室温保存，不需很专业的技术人员，可实现程序的自动化，一次可检测大量标本，价廉。Kluytmans[30]报告 PACE2 实验在美国公共健康实验室是用来探测沙眼衣原体最普遍的实验，然而，PACE2 比核酸扩增的敏感性低。美国疾病控制中心（Center for Diseases Control，CDC）推荐 PACE2 实验可用在低流行地区，作为阳性结果的确证实验，但 Stary[29]认为检测宫颈标本易出现假阳性结果，而且 PPV 较低，故不推荐用于筛查低发病人群中的女性。

（四）核酸扩增

PCR 选择性的体外扩增 DNA 片段的方法，能够特异性扩增 DNA 序列 100 000 倍，甚至更多，早已成为鉴定感染病原体的有利工具，其特异性主要由人工合成的两个引物序列决定。自从 1993 年被美国食品和药品管理局（Food and Drug Administration，FDA）推荐后，PCR 试验在美国已广泛应用于沙眼衣原体诊断，研究证明 PCR 总的敏感性为 90%，特异性为 99%～100%，PCR 检测沙眼衣原体感染者尿道及宫颈样本的敏感性、特异性分别为 92%～96%、98%～99%。

最近，Qi 等[31]报告所有检测沙眼衣原体阳性标本中都含有质粒，故应用 PCR 同时扩增沙眼衣原体染色体 DNA 和质粒 DNA 片段，能够更进一步证实结果，在临床标本中切实可行，试验快速价廉，能够在临床诊断中广泛开展。

另外，MOMP 基因 omp1 是编码 MOMP 的结构基因，它的变异决定了 MOMP 的抗原表位。1989 年 Dutilh 等首次应用针对 omp1 基因引物的 PCR 进行沙眼衣原体检测，之后对沙眼衣原体隐蔽性质粒、16srRNA 和富含半胱氨酸蛋白基因的 PCR 相继出现。其中质粒 PCR 为最敏感的方法，这是因为每个原体中含有 10 个拷贝的质粒，而只含有一个 omp1 基因和少数 16srRNA 基因。首批商品化的诊断沙眼衣原体的 PCR 试剂盒为 Amplicor 沙眼衣原体试验，其检测的序列位于质粒上，Ossewaarde 等[32]研究证明无论是检测高发病人群还是低发病人群 PCR 比培养、EIA 和探针杂交更敏感，目前检测报告都是尿道及宫颈拭子，为侵入性标本，用非侵入性标本如自取阴道标本及尿液还有待研究。

对 PCR 扩增失败的具体机制不清，可能是由于抑制因子的干扰，文献报道加热标本 95℃～100℃数分钟或对标本进行稀释可减低部分标本的抑制性，为控制扩增前 DNA 的污染，可在扩增前加入尿嘧啶-N-葡萄糖基酶（uracil N-glycosylase，UNG）、

DNA 修复酶短时间孵育后，含有脱氧尿嘧啶的 PCR 产物被 UNG 切割使其不能作为模板，自然的 DNA 靶基因含有胸腺嘧啶而不受 UNG 影响，另外，通过引入内参照模板与待测标本一起扩增，可排除由于标本中存在的抑制因子所致的 PCR 结果假阴性，提高了 PCR 的敏感性及特异性降低假阴性、假阳性，近年在 PCR 基础上又发展起来了 LCR。

（五）连接酶链反应（LCR）

LCR 是 1989 年建立起来的另一种核酸扩增方法，1993 年开始用于检测沙眼衣原体，1995 年经美国 FDA 推荐作为沙眼衣原体感染的诊断试验，Bruce 等[33]报道，LCR 可检出相当于 3 个沙眼衣原体原体的 DNA，Burczak 等检测了 4 659 份女性宫颈标本、尿标本，LCR 的敏感性和特异性范围分别为 93.5%～98.0%和 99.8%～100%，而培养分别为 59.6%～72.3%和 100%，这说明 LCR 不仅适用于检测泌尿生殖道拭子标本还可以检测尿标本。Puolakkainen 等[34]也进行了一项用 LCR 和 PCR 检测低发病率女性宫颈和尿标本沙眼衣原体的对比研究，结果表明 LCR 的敏感性和特异性均优于 PCR、培养及 DFA，初步研究证明 LCR 是一种既高度敏感又高度特异的沙眼衣原体诊断方法，适合于检测各种发病率人群，尤其适用于女性尿标本的检测。LCR 特异性是探针所固有的，在 DNA 连接酶作用下需两对引物。两对引物接头处与靶 DNA 链之间，即使有一个碱基错配也不能被连接和扩增[33]。目前 LCR 使用的引物有质粒引物和 MOMP 基因引物，因为沙眼衣原体有共同的质粒，在相对时间和地区是相对稳定的，存在于沙眼衣原体的不同生长时期，可检测到多种血清型质粒存在[34]。

有研究[35,36]表明 LCR 在检测不同人群、部位和标本，沙眼衣原体的结果其敏感性和特异性分别是 90%和 99%以上，高于沙眼衣原体培养、DFA、EIA 和 PCR。当然也有不同观点，有研究认为尿液中含有大量的 LCR 抑制因子，用尿作沙眼衣原体检测敏感性较低。

总之，LCR 是一种可用非侵袭性尿液代替侵入性拭子检测沙眼衣原体感染极其有效的方法，且快速、灵敏、特异、自动化，可用于大量标本高低危人群的检测，对有无症状的检测敏感性及特异性无差异，LCR 也很少有非特异性扩增，但费用仍较高，敏感性也有待提高。

（六）改进的核酸扩增试验（NAATs）

沙眼衣原体的诊断方法可以用各种标本完成，如宫颈及泌尿道拭子和尿标本，其中应用尿标本方便且易被患者接受，因此将来可作为大规模筛查有症状和无症状人群。NAATs 是基于核酸扩增技术，包括 LCx 探针、AC2 分析和 BD Tec 探针，三种实验方法要求都是收集清晨首次尿，且收集之前至少 1 小时不排尿。NAATs 是对沙眼衣原体的靶序列进行特异性扩增，可检测少到 1 个病原体。而其他非培养方法检测到的限度为 104～105 个原体以上[37]，因此，认为 NAATs 是检测沙眼衣原体感染很敏感的实验。LCx 探针是基于 LCR 的一种方法，靶序列位于沙眼衣原体隐蔽的质粒 DNA，这种方法分为四步，首先靶序列与探针杂交，之后用 DNA 聚合酶和 DNA 连接酶填充缺口，再利用聚合酶和连接酶通过一系列反应扩增靶序列，应用免疫比色探测 LCR 扩增产物。BDTec 探针是一种基于特异性限制酶扩增靶序列的 NAATs，靶序列也在隐蔽的质粒

DNA 上[38]这种方法首先是靶序列的变性作用，运用 DNA 聚合酶和特异性限制酶扩增靶序列通过免疫荧光检测扩增物。AC2 分析即 APTIMA2 探针，能探测到独特的沙眼衣原体靶序列（位于沙眼衣原体 16srRNA），它是应用靶捕获技术分离靶序列，再应用 TMA（transcription-mediated amplification）扩增分离的靶序列，最后应用多动力分析检测由杂交探针发出的信号。由于其不受扩增抑制因子的影响，可作为 NAATs 的确诊试验。

Charlotte 等[39]应用 LCx、BDTec 和 AC2 分析三种方法从沙眼衣原体高危的青少年中用尿标本检测沙眼衣原体感染，这三种方法敏感性都大于 96%，特异性大于 99%，并与多种研究中分析普通方法如培养、酶免分析等比 NAATs 用尿标本检测沙眼衣原体感染敏感性低 10%～30%，因此 NAATs 用尿标本做沙眼衣原体检测是在核酸扩增技术上的很大改进。

尽管 NAATs 用尿标本检测沙眼衣原体中有较高的敏感性，但这些方法敏感性常低于宫颈和尿道拭子。用尿标本 NAATs 敏感性降低，部分归因于样本中存在扩增抑制因子[40]，有研究认为[41] PCR 的抑制与体内 α-绒毛膜促性腺激素和结晶体胆盐及多糖复合体有关，LCR 受抑制是标本中含有亚硝酸盐，TMA 受到抑制是标本中含有亚硝酸盐和结晶体，LCx 受磷酸盐抑制。了解抑制物的出现，对今后样本处理及诊断方法的改进有一定的意义，这种方法用于检测低发病率人群有待改进。

总之，LCX 探针、BDTec 探针及 AC2 分析有较高的敏感性及特异性，三种方法用非侵入性尿标本检测沙眼衣原体，在估计敏感性及特异性无统计学意义[40]，用较高敏感性的 NAATs 方法用尿标本作沙眼衣原体检测代表一种高效方便的方法，在不断改进后，筛查大量高危患者将起到重要作用。

第五节 治 疗

一、非孕期沙眼衣原体治疗

对泌尿生殖道沙眼衣原体感染者进行药物治疗时，应根据患者的依从性以及患者对药物的耐受性进行选择。首选阿奇霉素和多西环素[42]。阿奇霉素 1 g，单次口服，12～14 小时后达治疗浓度，且组织浓度高于血清浓度 10～100 倍，并以高浓度持续数天。对服药依从性差或不能随访者最好的治疗方法是服用阿奇霉素。多西环素 100 mg，2 次/天，共 7 天。临床实验结果显示：阿奇霉素和多西环素具有同等的治疗效果，多西环素较阿奇霉素价廉，但需要服用的时间较长。另外可供选择的还有红霉素、琥乙红霉素、氧氟沙星、左氧氟沙星。红霉素 500 mg，4 次/天，共 7 天，或琥乙红霉素 800 mg，4 次/天，共 7 天。红霉素不如阿奇霉素和多西环素效果好，而且胃肠道副作用常使患者不能坚持服药。氧氟沙星 300 mg，2 次/天，共 7 天，氧氟沙星和阿奇霉素及多西环素效果相似。目前还没有对左氧氟沙星治疗泌尿生殖道沙眼衣原体感染进行评估，其使用剂量为每次 500 mg，1 次/天，共 7 天，在体外研究中它的抗沙眼衣原体作用与氧氟沙星相似，或许能代替氧氟沙星。其他药物尚无可靠的抗沙眼衣原体感染的作用，亦未进行临床评估。

（一）随访

泌尿生殖道沙眼衣原体感染的女性在感染的前几个月有较高的传染性，与初次感染相比，再次感染增加了患盆腔炎和其他并发症的风险，因此初次泌尿生殖道沙眼衣原体感染的女性，重复检测沙眼衣原体对预防并发症的发生有较大意义。患者治疗3周内，因为有死的病原体持续排出，非培养方法检测仍可能为阳性，所以复查一般在停止治疗3周后进行。Monica等[43]对宫颈细胞学正常、无症状的泌尿生殖道沙眼衣原体感染女性进行了5年随访研究发现，沙眼衣原体感染者可能自发去除病原，其中94%的女性在4年内自发消除。

（二）性伴管理

大多数治疗后的再次感染，是由于性伙伴没有治疗，因此对有泌尿生殖道沙眼衣原体感染者的性伴及时进行筛查，可阻止患者再感染和其他性伴的感染。如果患者60天前和性伴有性接触，应对性伴进行泌尿生殖道沙眼衣原体检测，规范治疗7天后才能有性生活，防止将感染传播给性伴侣。

二、妊娠期沙眼衣原体感染的治疗

女性泌尿生殖道感染沙眼衣原体后，常无典型的临床症状，若不能及时诊断，可引起一系列并发症。妊娠期沙眼衣原体感染不但会引起不良妊娠结局，同时导致新生儿沙眼衣原体的感染，美国孕妇宫颈沙眼衣原体的感染率为2%～37%，每年约10万以上的新生儿感染沙眼衣原体。孕妇沙眼衣原体感染在孕期经过治疗者，新生儿沙眼衣原体感染占7%，而孕期未治疗组，新生儿沙眼衣原体感染可高达50%。Ryan及Cohen等两项研究显示沙眼衣原体感染孕妇孕期接受红霉素治疗者，胎膜早破以及低出生体重儿（LBW）和早产发生率明显下降。但1997年Martin等采取前瞻性、随机对照研究方法对414例患有沙眼衣原体感染的孕妇在孕25～30周进行红霉素治疗，治疗组早产、LBW、未足月胎膜早破（preterm premature rupture of membrane，PPROM）发生的危险性并未明显下降。尽管至今还没有足够的前瞻性随机对照研究显示，妊娠期对沙眼衣原体感染者进行治疗可以减少早产、未足月胎膜早破以及低出生体重儿的发生，一旦发现孕妇患沙眼衣原体感染必须尽早治疗，其性伴侣也应同时接受系统治疗，以降低母婴间沙眼衣原体的传播，同时减少沙眼衣原体在人群的传播。

（一）妊娠期沙眼衣原体的处理原则

美国疾病控制中心（CDC）建议：妊娠早期应对所有孕妇进行宫颈分泌物沙眼衣原体检测，而妊娠晚期对沙眼衣原体高危人群进行检查[44]。基于我国人群中沙眼衣原体发生率较低，妊娠期对所有孕妇进行筛查意义不大，建议仅对具有沙眼衣原体高危因素的孕妇，在妊娠早期或晚期进行沙眼衣原体筛查，或者患有黏液脓性宫颈炎的孕妇随时进行沙眼衣原体检查。Sheffield等[45]（2005年）报道未经治疗的部分无症状沙眼衣原体孕妇，病原学可以自行转阴，但目前认为一旦确定孕妇沙眼衣原体感染，应立即进行治疗。

沙眼衣原体感染的高危人群有：年龄＜20岁；孕前频繁性生活；尤其多个性伴侣；

患有其他STD感染，尤其伴淋球菌感染者；首次性交年龄小；性伴侣患有沙眼衣原体感染；经济地位低、受教育少；性交后阴道流血等。头孢类以及氨基糖苷类抗生素对沙眼衣原体感染无治疗作用。孕期主要选择大环内酯类抗生素。首选阿奇霉素，该药治疗沙眼衣原体感染具有副作用小，疗效好，目前尚未见到关于该药对胎儿有影响的报道。另外，阿奇霉素可同时对淋菌、解脲支原体有效。红霉素500mg或琥乙红霉素800mg，每日4次，共7天。Schachter等应用琥乙红霉素共治疗65例孕妇，其中10例有明显的胃肠道反应，5例不能坚持继续治疗，在随后的追踪中55例（92%）沙眼衣原体培养阴性。

孕妇患有沙眼衣原体感染除选用大环内酯类抗生素外，还可以应用阿莫西林、氨苄西林及磺胺类抗生素。孕期及哺乳期妇女禁忌应用多西环素、氧氟沙星、左氧氟沙星。孕期宫颈沙眼衣原体感染具体用药方案如下（以下方案任选一项）：①阿奇霉素（azithromycin）1g顿服；②红霉素500 mg，每日4次，连用7日。如不耐受改250 mg，每日4次，连用14日；③琥乙红霉素800mg，每日4次，共7日，或400mg，每日4次，共14日；④阿莫西林500mg，每日3次，连用7日。

新生儿沙眼衣原体的治疗：新生儿结膜炎应用全身性红霉素治疗，每日40～50 mg/kg，连续用2周。由于全身治疗对咽喉、肺部沙眼衣原体亦有效，故可避免新生儿发生肺炎。

孕期随访：由于治疗结束后3周内仍有死的病原体持续排出，采用非培养方法检测仍可能为阳性，所以复查一般在停止治疗3周后进行。

（二）妊娠期沙眼衣原体感染的治疗方案

表9-2 疾病预防与控制中心推荐的孕期衣原体感染的治疗策略

红霉素500mg口服，4次/天，连续7天
或
阿莫西林500mg口服，3次/天，连续7天
替代方案
红霉素250mg口服，4次/天，连续14天
或
琥乙红霉素800mg口服，4次/天，连续7天
或
琥乙红霉素400mg口服，4次/天，连续14天
或
阿奇霉素1g口服，单次

第六节 性病性淋巴肉芽肿

性病性淋巴肉芽肿（lymphogranuloma venereum，LGV）为经典性病之一，由沙眼衣原体 L1、L2、L3 血清型引起，此类血清型较其他类型沙眼衣原体侵袭性更强，经性接触传播，主要表现为腹股沟、直肠周围淋巴结炎。

一、临床表现

性病性淋巴肉芽肿潜伏期多为 5～21 日（1～6 周），其临床表现分为三期：

（一）早期

也称生殖器原发损害期，表现为一过性的生殖器溃疡，即初疮。初疮为 3～6mm 直径大小的疱疹、浅表性糜烂或溃疡。女性好发于大、小阴唇、后联合、阴道、宫颈。皮损常为单个，也可为多个，因无明显自觉症状易被忽略，数日自行消退，不留瘢痕。

（二）中期

也称腹股沟痃期或淋巴播散期，主要表现为淋巴结炎症。初疮 2～3 周（1～4 周）后出现淋巴结病变。若病变在女性外阴及阴道下段，则表现为腹股沟淋巴结肿大，单侧多见，也可为双侧，初始淋巴结肿大为孤立、散在、质硬，触之疼痛。随后肿大的淋巴结互相融合成团，并与表面皮肤粘连，皮肤呈青紫色或紫红色，由于腹股沟韧带将团块上下分开，两侧隆起，中间凹陷，形成一长条沟槽，称沟槽征（groove sign）。随后淋巴结团块软化、波动、破溃，流出淡黄色浆液或血性脓液，形成多个瘘管。数周至数月愈合，遗留瘢痕。若病损在阴道上 2/3 或宫颈，病原体随该部位淋巴引流至直肠周围淋巴结，引起直肠炎及直肠周围炎，即生殖器肛门直肠综合征，出现腹痛、腹泻、里急后重、便中带血、进而便秘、腰背痛等症状。淋巴结炎症时可同时伴有轻重不一的全身症状，如发热、头痛、厌食、关节痛、肝脾肿大等。

（三）晚期

主要表现为外阴象皮肿及直肠狭窄等后遗症。经数年长期慢性淋巴结及淋巴管炎症，外阴部可出现象皮肿和溃疡，组织破坏可发生直肠阴道瘘、尿道阴道瘘及肛门周围瘘管，瘘管愈合后形成直肠下段狭窄，引起排便困难、大便变细。

二、诊断及鉴别诊断

根据当地的流行病学、个人接触史、典型的临床表现作出临床诊断。以下实验室检查可帮助确诊。

1. 血清补体结合试验　常在感染 4 周后出现阳性，其滴度≥1∶64 有诊断意义，阴性或滴度≤1∶16 可除外性病性淋巴肉芽肿。

2. 微量免疫荧光试验　检测血清中抗沙眼衣原体 L1、L2、L3 型抗体，其敏感性及特异性较补体结合试验高。

3. 沙眼衣原体培养　培养阳性有诊断意义，但敏感性不高。

性病性淋巴肉芽肿需与梅毒、软下疳、腹股沟肉芽肿相鉴别。

三、治疗

（一）全身治疗

首选多西环素 100mg，每日 2 次，连服 21 日；也可选用红霉素 500mg，每日 4 次，连服21日。

(二)局部治疗

局部淋巴结未化脓者可用冷湿敷或超短波治疗；对局部有波动的淋巴结应从正常皮肤处进针，抽去脓液，严禁切开引流。轻度直肠狭窄者可做扩张术，严重者行手术治疗。

(三)性伴侣治疗

患者的性伴侣应进行尿道的沙眼衣原体感染检查，若出现症状前30日以内的患者有过性接触者应进行治疗。

(马京梅　杨慧霞)

参考文献

[1] Peipert JF. Clinical practice：Genital chlamydial infections. N Engl J Med，2003，349 (25)：2424-2430.

[2] Yin YP，Peeling RW，Chen XS，et al. Clinic-based evaluation of Clearview Chlamydia MF for detection of Chlamydia trachomatis in vaginal and cervical specimens from women at high risk in China. Sex Transm Infect，2006，12 (82sl5)：33-37.

[3] Fenton KA，Korovessis C，Johnson AM，et al. Sexual behaviour in Britain：reported sexually transmitted infections and prevalent genital infection. Lancet，2001，358 (9296)：1851-1854.

[4] Catherine SS，Jeanelle S. *Chlamydia trachomatis*：common misperceptions and misunderstandings. J Pediatr Adolesc Gynecol，2005，(18)：231-243.

[5] Madeleine MM，Anttila T，Schwarts SM，et al，Risk of cervical cancer associated with *Chlamydia trachomatis* antibodies by histology，HPV type and HPV cofactors. 2007，120 (3)：650-655.

[6] Hackstadt T，Fischer ER，Scidmore MA，et al. Origins and functions of the chlamydial inclusion. Trends Microbiol，1997，5 (7)：288-293.

[7] Peeling RW，Mabey D，Herring A，et al. Why do we need quality-assured diagnostic tests for sexually transmitted infections? Nature Reviews Microbiology，2006，4 (12s)：909-921.

[8] Gomes JP，Hsia R，Mead S，et al. Immunoreactivity and differential developmental expression of known and putative *Chlamydia trachomatis* membrane proteins for biologically variant serovars representing distinct diseases groups. Microbes and Infections，2005，7 (3)：410-420.

[9] Brunham RC，Rey-Ladino J. Immunology of chlamydia infection：implication of *Chlamydia trachomatis* vaccine. Nature Reviews Immunology，2005，5 (2)：149-161.

[10] Ulevitch RJ. Therapeutics targeting the innate immune system. Nature Reviews Immunology, 2004, 4 (7): 512-521.

[11] Darville T, O'Neill JM, Andrews CW Jr, et al. Toll-like receptor-2, but not Toll-like receptor-4, is essential for development of oviduct pathology in chlamydial genital tract infection. J Immunol, 2003, 171 (11): 6187- 6197.

[12] King EA, Critchley HO, Kelly RW. Innate immune defences in the human endometrium. Reprod Biol Endocrinol, 2003, 28 (1): 116-124.

[13] Quayle AJ, Porter E, Nussbaum AA, et al. Gene expression, immunolocalization, and secretion of human defensin- 5 in human female reproductive tract. Am J Pathol, 1998, 152 (5): 1247-1258.

[14] Porter E, Yang HX, Yavaga S, et al. Distinct defensin profiles in *Neisseria gonorrhoeae* and *Chlamydia trachomatis* urethritis reveal novel epithelial cell-neutrophil interactions. Infections and Immunity, 2005, 73 (8): 4823-4833.

[15] Erridge C, Pridmore A, Eley A, et al. Lipopolysaccharides of *Bacteroides fragilis*, *Chlamydia trachomatis* and *Pseudomonas aeruginosa* signal via Toll-like receptor 2. J Medical Microbol, 2004, 53 (pt8): 735-740.

[16] Gervassi A, Alderson MR, Suchland R, et al. Differential regulation of inflammatory cytokine secretion by human dendritic cells upon *Chlamydia trachomatis* infection. Infect Immunity, 2004, 72 (12): 7231-7239.

[17] Steele LN, Balsara ZR, Starnbach MN. Hematopoietic cells are required to initiate a *Chlamydia trachomatis*-specific $CD8^+$ T cell response. J of Immunol, 2004, 173 (10): 6327-6338.

[18] Beagley KW, Gockel CM. Regulation of innate and adaptive immunity by the female sex hormones oestradiol and progesterone. FEMS Immunol Med Microbiol, 2003, 38 (1): 13-22.

[19] Kinnunen AH, Surcel HM, Lehtinen M, et al. HLA DQ alleles and interleukin-10 polymorphism associated with *Chlamydia trachomatis*-related tubal factor infertility: a case-control study. Human Reproduction, 2002, 17 (8): 2073-2078.

[20] Hartog JE, Ouburg S, Land JA, et al. Do host genetic traits in the bacterial sensing system play a role in the development of *Chlamydia trachomatis*-associated tubal pathology in subfertile women? BMC infectious diseases, 2006, 6 (122): 1471-1478.

[21] Black CM, Marrazzo JM, Johnson RE, et al. Current methods of laboratory diagnosis of *Chlamydia trachomatis* infections. J Clin Microbiol, 1997, 10: 160-184.

[22] Hipp SS, Han Y, Murply D, et al. Assesment of enzyme immunoassay and immunofluorescence tests fore detection of *Chlamydia trachomatis*. J Clin Microbiol, 1987, 25: 1938-1942.

[23] Batteiger BE. The major outer membrane protein of a single *Chlamydia trachoma-*

tis serovar can possess more than one serovar-specific epitope. Infect Immun, 1996, 64: 542-547.

[24] Richard CT. Multicenter comparative evaluation of two rapid microscopic methods and culture for detection of *Chlamydia trachomatis* in patient specimens. J Clin Microbiol, 1998, 26: 167-170.

[25] Patel HC, Goh BT, Viswalingam ND, et al. Interpretation of *Chlamydia trachomatis* antibody response in chlamydia oculogenital infection. Genitourin Med, 1995, 71: 94-100.

[26] Gencay M, Koskiniemi M, Saikku P, et al. *Chlamydia trachomatis* seropositivity during pregnancy is associated with perinatal complication. Clin Infect Dis, 1995, 21: 424-426.

[27] Hay PE, Thomas BL, Mckenzie P, et al. Detection of *Chlamydia trachomatis* in man-sensitive test for sensitive urethras. Sex Transm Dis, 1993, 20: 1-6.

[28] Clarke LM, Sierrra MF, Daidone BL, et al. Comparison of the Syva Micro Trak enzyme immunoassay and Gen-Prob PACE2 with cell culture for diagnosis of cervical *Chlamydia trachomatis* infection in a high-prevalence female population. J Clin Microbiol, 1993, 31: 968-976.

[29] Stary A, Teodorowicz L, Hortingmuller H, et al. Evaluation of Gen-Probe PACE2 and microtrak enzyme immunoassay for diagnosis of *Chlamydia trachomatis* in urogenital samples. Sex Transm Dis, 1994, 21: 26-32.

[30] Kluytmans JA, Goessens WH, van Rijsoort-Vos JH, et al. Improved performance of PACE2 with modified collection system in combination with probe competition assay for detection of *Chlamydia trachomatis* in urethral specimens from males. J Clin Microbiol, 1994, 132: 568-575.

[31] An Q, Radcliffe G, Vassallo R, et al. Infection with a plasmid-free variant Chlamydia related to *Chlamydia trachomatis* identified by using multiple assays for nucleic acid detection. J Clin, Microbiol, 1992, 30: 2814-2821.

[32] Ossewaarde JM, Rieffe M, Rzenberg M, et al. Development and clinical evaluation of a polymerase chain reaction test for detection of *Chlamydia trachomatis*. J Clin Microbiol, 1992, 30: 2122-2128.

[33] Bruce JD, Carla CB, Larry GB, et al. Amplification of *Chlamydia trachomatis* DNA by ligase chain reaction. J Clin Microbiol, 1993, 31: 729-731.

[34] Puolakkainen M, Hiltunen E, Reunala T, et al. Comparison of performances of two commercially available tests, a PCR assay and a ligase chain reaction test, in detection of urogenital *Chlamydia trachomatis* infection. J Clin, 1998, 36: 1489-1493.

[35] Chermesky MA, Lee H, Schachter J, et al. Diagnosis of *Chlamydia trachomatis* urethral infection in symptomatic and asymptomatic men by testing first-void urine

in a ligase chain reaction assay. J Infect Dis, 1994, 170: 1308-1313.

[36] Gaydos CA, Jang D, Welsh LE, et al. LCR, a novel DNA amplification technique for *Chlamydia trachomatis* in male urine. Sex Transm Dis, 1994, 21: 124-128.

[37] Van Der Pol B, Ferrero DV, Buck-Barrington L, et al. Multicenter evaluation of the BDProbe Tec ET System for detection of *Chlamydia trachomatis* and *Neisseria gonorrhoeae* in urine specimens, female endocervical swabs and male urethral swabs. J Clin Microbiol, 2001, 39: 1008-1016.

[38] Goydos CA, Quinn TC, Willis D, et al. Performance of APTIMA Combo2 assay for detection of *Chlamydia trachomatis* and *Neisseria gonorrhoeae* in female urine and endocervical swabs specimens. J Clin Microbiol, 2003, 41: 304-309.

[39] Charlotte A, Gaydos, Mellisa T, et al. Comparison of three nucleic acid amplification tests for detection of *Chlamydia trachomatis* in urine specimens. J Clin Microbiol, 2004, 42: 3041-3045.

[40] Crotchfelt KA, Welsh LE, De Bonville D, et al. Detection of *Neisseria gonorrhoeae* and *Chlamydia trachomatis* in genitourinary specimens from men and women by a coamplification PCR assay. J Clin Microbiol, 1997, 35: 1536-1540.

[41] Chong S, Jang D, Song X, et al. Specimen processing and concentration of Chlamydia trachomatis added can influence false negative rates in the LCx assay but not in the APTIMA Combo2 assay when testing for inhibitors. J Clin Microbiol, 2003, 41: 778-782.

[42] Johnson RE, Newhall WJ, Papp JR, et al. Screening tests to detect *Chlamydia trachomatis* and *Neisseria gonorrhoeae* infections. MMWR, 2002, 51: 1-38.

[43] Monica M, Chris J, Elisabete W, et al. The natural course of *Chlamydia trachomatis* infection in asymptomatic Colombian women: A 5-year follow-up study. Infect Dis, 2005, 191: 907 - 916.

[44] Shrier LA, Dean D, Klein E, et al. Limitations of screening tests for the detection of *Chlamydia trachomatis* in asymptomatic adolescent and young adult women. Am J Obstet Gynecol, 2004, 190 (3): 654-662.

[45] Sheffield JS, Andrews WW, Klebanoff MA, et al. Spontaneous resolution of asymptomatic *Chlamydia trachomatis* in pregnancy. Obstet Gynecol, 2005, 105 (3): 557-562.

第 10 章 女性生殖道支原体感染

支原体是最小最简单的原核生物，属于柔膜体纲，它能在人工培养基上生长，缺乏细胞壁，只有一层细胞膜，在形态上呈多形性。人体支原体包括解脲支原体（*Ureaplasma urealyticum*，Uu）、人型支原体（*Mycoplasma hominis*，Mh）、生殖支原体（*Mycoplasma genitalium*，Mg）、肺炎支原体、口腔支原体、唾液支原体等型，其中解脲支原体、人型支原体、生殖支原体与泌尿系生殖道疾病关系密切[1]。

第一节 概 述

一、解脲支原体

首先从非淋球菌性尿道炎患者中分离到，因培养形成菌落微小曾称支原体微小株。近年按其能分解尿素的特性命名为溶脲支原体。解脲支原体在含95%的氮气和5%的二氧化碳中生长良好，生长速度快，生长的最宜 pH 为 5.5～6.5。液体培养物在相差显微镜下多为单个或成双的短链，较少见到丝状体，可出芽生长。固体培养基上菌落很小，15～50μm，颗粒状。增加二氧化碳浓度或在含 0.075mol/L Hepes 缓冲液的培养基中，菌落可增大至 125～300μm。营养条件好时呈“荷包蛋”状，营养差时周边变窄。DNA 中 G+C 含量为 26.9mol%～29.8mol%。生长除胆固醇外，尚需尿素，有尿素酶能水解尿素产氨，不分解葡萄糖和精氨酸。对红霉素、四环素敏感，对1：2 000醋酸铊敏感，对林可霉素不敏感。有 14 个血清型，其中 2 和 5 型有共同抗原成分，各种血清型之间的致病性有差异。解脲支原体寄居于人泌尿生殖道，偶尔可自呼吸道分离出。性成熟无症状妇女 40%～80%阴道后穹窿或阴道内携带解脲支原体，孕妇可达 82.1%，男性尿道携带率较低。携带率与年龄、性别、社会经济状况及种族等有关。

二、人型支原体

人型支原体在有氧及无氧环境中均能生长，生长除胆固醇外，尚需要精氨酸。生长最适 pH 为 7.0。液体培养基中 2～3 天，固体培养基中 4～5 天即可生长，液体培养基在相差显微镜下呈球形，双球形及丝状体，球形者直径为 300～800nm；固体培养基上菌落大，200～300μm，“荷包蛋”状，中心区较小，周边区宽大呈网状。在一般血平板上能生长针尖大小无溶血环的菌落，DNA 中 G+C 含量为 27.3mol%～

33.7mol%。对红霉素敏感性差，对林可霉素敏感。目前至少 7 个血清型。人型支原体寄居于生殖道，性成熟女子阴道后穹窿或阴道中有 21%～53%的携带者，男性尿道携带率低。

三、生殖支原体

生殖支原体于 1981 年自淋球菌性尿道炎患者中分离出。电子显微镜下形态呈烧瓶状，长 0.6～0.7μm，宽 0.3～0.4μm，顶宽 0.06～0.08μm。顶端有一明显颈部，宽约 7nm，其长度占全细胞长度的 40%～60%。在负染标本中该部位由不规则颗粒聚集组成，超薄切片可见膜上有细小颗粒或纤维层，自细胞膜向外伸出。在陈旧培养物中可呈球状、杆状或丝状，有的个体中有空泡。该支原体靠顶端特殊结构牢固吸附在宿主细胞的表面，有滑行运动。DNA 中 G+C 含量为 32.4mol%+1mol%。能分解葡萄糖，不分解精氨酸与尿素。对 1∶2 000醋酸铊敏感。营养要求高，在一般支原体培养基中不生长。在不含醋酸铊的 SP-4 培养基中能生长，但很慢，培养 35～140 天才出现颜色改变。在固体培养基上菌落大小极不一致，直径 20～200μm，埋进琼脂中，琼脂表面生长部分极少，有的呈“荷包蛋”状。由于分离培养难度大，血清学方面与肺炎支原体有很多交叉反应的抗原决定簇，目前主要靠 DNA 探针和 PCR 检测技术进行研究，以克服血清学上的交叉反应。

第二节 生殖支原体的致病性与检测

一、非孕期支原体的致病性

非淋菌性尿道炎（nongonococcal urethritis，NGU）是指淋病奈瑟菌以外的其他病原体感染而引起的尿道炎，又称非特异性尿道炎。NGU 的病因非常复杂。一般认为 NGU 中 30%～50%的病例由沙眼衣原体引起，10%～20%的病例由解脲支原体和生殖支原体引起。解脲支原体在 NGU 中的致病作用目前存在争议，生殖支原体在 NGU 中的致病作用则日益受到关注。Taylor-Robinson[2] 总结了 19 项关于急性 NGU 的研究，发现从 19.8%的急性 NGU 与 8%的非尿道炎就诊者中检出生殖支原体，两者相比具有显著统计学差异；在沙眼衣原体阴性的 NGU 中，生殖支原体的阳性率为 23.5%，沙眼衣原体阴性无尿道炎者生殖支原体阳性率为 6%，差异具有显著性。因此认为，NGU 中生殖支原体感染可能独立于沙眼衣原体。在宫颈炎病原体的研究中亦有类似发现[3]。在肯尼亚对年龄 18～35 岁的 258 例性工作者（sex workers），宫颈采样 PCR 检测生殖支原体、沙眼衣原体和淋菌，生殖支原体阳性率 16%，沙眼衣原体阳性率 14%，淋菌阳性率 8%，这说明生殖支原体正在成为一种重要的性传播疾病病原体[4]。

Cohen[5] 等对 115 例因盆腔痛就诊的患者用 PCR 方法检测生殖支原体、沙眼衣原体和淋球菌并取子宫内膜做组织病理学检查。58 例病理学确诊的子宫内膜炎患者中，9 例（16%）生殖支原体阳性；57 例无子宫内膜炎者仅 1 例阳性（2%），两者间有显著性差异（$P=0.02$），提示生殖支原体与子宫内膜炎强相关。Chaim[6] 等将产后子宫内膜炎的患者与无内膜炎者比较，发现两组之间解脲支原体的检出率之间无明显差异，但发生子宫内膜炎组培养解脲支原体大于 10^5 cfu/ml 的比例显著高于对照组。提示解脲支原体感染的量可能在子宫内膜炎发病中起更重要作用。

人型支原体是公认的细菌性阴道病的病原体之一，研究显示，人型支原体与盆腔炎亦有一定相关性。Prabhakar[7]等从盆腔炎组和对照组中检测人型支原体，其比例分别为54.9%和16.4%，二者之间有显著性差异（$P<0.05$）。Ness[8]等对1 140例细菌性阴道病患者进行多中心研究，分析细菌性阴道病病原体与 PID 之间的关系，发现细菌性阴道病菌群状况为：缺乏产 H_2O_2 的乳杆菌，检出加德纳菌、人型支原体、革兰阴性厌氧杆菌、少量解脲支原体，细菌性阴道病菌群的生长提示 PID 风险增高（调整后 RR 为 2.03，95% CI 为 1.16～3.53），细菌性阴道病菌群的大量生长且有新的性伴 PID 风险大大增高（调整后 RR 8.77，95% CI 1.11～69.2）。周立平[9]等用 PCR 的方法对 100 例盆腔炎患者的宫颈分泌物进行解脲支原体检测，100 例健康妇女作为对照，发现盆腔炎组患者解脲支原体检出率显著高于对照组（34% *vs* 13%）。Simms[10]等对 45 例盆腔炎患者宫颈采样，荧光 PCR 检测生殖支原体，对照组 37 例，13%（6/45）生殖支原体（+），而对照组未检测出，故认为生殖支原体与盆腔炎相关，应进一步检测子宫内膜及输卵管的标本。Cohen[11]等对 123 例腹腔镜诊断的急性输卵管炎以 PCR 检测生殖支原体，仅 1 例输卵管生殖支原体（+），这提示，生殖支原体可以上行至输卵管，但与输卵管炎的关系还需进一步研究。上述研究说明支原体在盆腔炎发病中具有重要作用。

二、孕期支原体的致病性

在产科，McDonald HM[12]等研究 135 例早产、651 例足月产孕妇孕 22～28 周阴道菌群的状况，发现中孕期阴道检出解脲支原体或细菌性阴道病的产妇有近 2 倍的风险发生早产，而检出解脲支原体的产妇发生孕 37 周前胎膜早破的风险高出 3 倍。

Kafetzis[13]等研究了 126 例早产与 125 例足月产的母亲阴道及新生儿喉部解脲支原体的检出率，发现解脲支原体在早产及足月产母体的检出率相仿，但早产儿喉部的解脲支原体检出率显著高于足月儿。并且有解脲支原体感染的早产儿发生慢性肺部疾病的比例显著高于无解脲支原体感染的早产儿，因此认为解脲支原体感染对早产儿发生慢性肺部疾病有重要作用。

上述研究均提示解脲支原体在妊娠不良结局中起重要作用，但 Carey[14]等在一项涉及近5 000例产妇的研究中发现，产前下生殖道培养发现解脲支原体并不能增加妊娠不良结局（胎膜早破、早产、低出生体重）。

Eschenbach[15]等对 1 181 例中孕期间无症状但阴道发现解脲支原体定植的孕妇采用红霉素（333mg tid）口服及安慰剂双盲治疗 7 天，在治疗结束后 4 周对部分患者进行了再次培养，发现两组的解脲支原体再检出率无显著差异且早产等妊娠不良结局发生率无显著差异，故认为，在下生殖道发现解脲支原体存在，不是用红霉素预防早产的指征。虽然有其他学者的研究认为红霉素干预措施能有效地降低孕期下生殖道支原体感染患者的妊娠不良结局发生率[16]。但是，目前大多数临床研究认为不需要对孕期下生殖道检出解脲支原体的患者进行干预和治疗。

目前对解脲支原体的研究集中在羊水方面。Yoon[17,18]等对181例早产孕妇研究发现，羊水中仅培养出解脲支原体者发生早产、低出生体重儿等妊娠不良结局显著高于培养阴性者，炎性因子IL-6、TNF-α、IL-1β升高。Nguyen[19]等对456例孕15～17周取羊水采用PCR方法检测人型支原体，人型支原体阳性率为6.4%，其中14.3%早产，人型支原体阴性组中3.3%早产，故认为中孕期检出人型支原体提示发生早产的风险显著增高。因此，对于产科医生来说，如何判断哪种情况下下生殖道支原体会上行感染至宫腔无疑是十分重要并具有挑战性的。

已有的研究显示，生殖支原体[20,21]在妊娠期妇女的检出率很低（0.7%～3.9%），与早产等妊娠期不良结局没有明显联系。

三、支原体的检测

目前临床上常用的支原体检测方法主要有培养法和PCR法两种。

解脲支原体和人型支原体在临床上较常见的检测方法为采用成品试剂盒进行培养，肉汤培养基颜色变红，初步提示其中可能含有解脲支原体或人型支原体。我国部分研究主要依据肉汤变红判断存在支原体感染[22,23]。但国内外的规范方法还要求进一步接种至琼脂平板，根据在固体培养基上的典型支原体菌落判断支原体阳性。肉汤颜色的变化只是一种提示和初筛，在细菌或真菌污染时，肉汤培养基亦有可能变红。仅凭肉汤变红判断存在支原体感染缺乏充分的科学依据[24]。

生殖支原体体外分离培养极为困难。PCR是研究生殖支原体的最常用手段。引物设计主要参照生殖支原体的DNA编码区和生殖支原体16S rRNA保守区[25]。解脲支原体和人型支原体亦可应用PCR法进行检测，包括直接PCR法和采用肉汤培养基增菌后提取DNA进行PCR两种方法。解脲支原体共分为14个血清型，这14个血清型可分为2种生物型。Parvo生物型由解脲支原体血清型1、3、6、14组成；T960生物型则包括解脲支原体2、4、5、7、8、9、10、11、12、13血清型。区分解脲支原体的2种生物型一般采用PCR法，使用16sRNA的基因序列对2种生物型进行区分[26]。

四、解脲支原体不同生物型的致病性差别

解脲支原体不同生物型的致病性差别是目前国内外的研究热点。

任翊[27]等研究发现在妇科体检人群中主要是解脲支原体生物一型（即Parvo型）中单一血清型的感染（血清型1、3、6），卖淫妇女中解脲支原体的检出率显著高于体检人群，且卖淫妇女中解脲支原体生物二型（即T960型）的检出率和生物一型多种血清型的混合感染率均较体检妇女组显著升高，说明解脲支原体的感染与危险性行为有关。

周立平[9]等发现盆腔炎患者解脲支原体T960型的检出率显著高于对照组（26% *vs* 3%），Parvo型检出率与对照组之间无显著差异（9% *vs* 10%）。Abele-Horn[28]等对254例经培养发现解脲支原体阳性的妇产科患者进行了PCR分型，发现57%的盆腔炎症性疾病解脲支原体为T960型。

鲁梅格[29]等研究显示：解脲支原体T960型感染组较Parvo型感染组和解脲支原体阴性组，精子活动力明显下降（$P<0.05$），精子活动率和精子密度T960型组略低于Parvo型组，但差异无显著性。这3个指标是评价男性生育能力的重要参数，提示男性生育能力与解脲支原体感染的生物型别有一定关系。

上述研究均提示解脲支原体T960型与人类生殖道疾病的关系更为密切。

Povlsen[30]等对解脲支原体的不同血清型进行了研究，发现患有细菌性阴道病的早产妇女解脲支原体T960型的检出率大大高于无细菌性阴道病的早产妇女，认为解脲支原体T960型在早产中可能发挥了更大的作用。而Kim[31]等采用PCR法对77例早产患者的羊水进行了解脲支原体的检测，发现感染T960型组与感染Parvo型组之间发生早产的孕周、新生儿体重及感染羊膜炎率等之间并无显著差异。因此解脲支原体T960型在早产中的作用还不肯定，需要进一步研究。

五、其他支原体的致病性

穿通支原体、发酵支原体和梨支原体是近年来新发现的致病性支原体。研究表明，这3种支原体与艾滋病的发病和死亡密切相关，故称为艾滋病相关支原体，目前已从艾滋病患者体内分离成功[32]。任慕兰[33]等采集女性生殖道感染患者和正常人（各172例）的宫颈分泌物，接种在改良的SP4培养基，进行分离培养和鉴定。发现从172例患者宫颈分泌物中分离到1株穿通支原体、2株发酵支原体。从172名正常女性的宫颈分泌物中没有分离到相应的菌株。王荷英等[34]用培养法和PCR法对72例NGU/黏液脓性宫颈炎（MPC）患者的生殖道（宫颈）及咽部分泌物作了6种支原体的检测，结果生殖道中检出阳性率分别为生殖支原体23.6%、穿通支原体12.5%、梨支原体2.8%、发酵支原体0、解脲支原体26.4%和人型支原体8.5%。结果表明，在NGU/MPC患者中，常见生殖支原体、解脲支原体感染，支原体新种穿通支原体的检出值得重视。上述研究说明，在生殖道感染中，穿通支原体等少见支原体亦发挥了一定作用，对它们的致病机制和致病性还需要进一步研究。

（张　岱）

参考文献

[1] 刘家驹主编. 医学微生物学（Ⅱ）. 北京：人民卫生出版社，1991. 228-231.

[2] Taylor-Robinson D. *Mycoplasma genitalium*-an up-date. Int J STD AIDS，2002，13：145-151.

[3] Manhart LE，Critchlow CW，Holmes KK，et al. Mucopurulent cevicitis and *Mycoplasma genitalium*. J Infect Dis，2003，187：650-657.

[4] Cohen CR，Nosek M，Meier A，et al. *Mycoplasma genitalium* infection and persistence in a cohort of female sex workers in Nairobi，Kenya. Sex Transm Dis，2007，34（5）：274-279.

[5] Cohen CR，Manhart LE，Bukusi EA，et al. Association between *Mycoplasma geni-*

talium and acute endometritis. Lancet, 2002, 359: 765-766.

[6] Chaim W, Horowitz S, David JB, et al. *Ureaplasma urealyticum* in the development of postpartum endometritis. Eur J Obstet Gynecol Reprod Biol, 2003, 109 (2): 145-148.

[7] PrabhakarK, Subramanian S, Thyagarajan SP. *Mycoplasma hominis* in pelvic inflammatory disease. Indian J Pathol Microbiol, 1994, 37 (3) 293-298.

[8] Ness RB, Kip KE, Hillier SL, et al. A cluster analysis of bacterial vaginosis-associated microflora and pelvic inflammatory disease. Am J Epidemiol, 2005, 162 (6): 585-590.

[9] 周立平，尚红，陈昕，等. 解脲支原体及其生物群类别与盆腔炎相关性的研究. 中国艾滋病性病，2004，10 (1)：41-42.

[10] Simms I, Eastick K, Mallinson H, et al. Associations between Mycoplasma genitalium, Chlamydia trachomatis and pelvic inflammatory disease. J Clin Pathol. 2003, 56 (8): 616-618.

[11] Cohen CR, et al. Detection of Mycoplasma genitalium in women with laparoscopically diagnosed acute salpingitis. Sex Transm Infect, 2005, 81(6): 463-466.

[12] McDonald HM, O'Loughlin LA, Jolley P, et al. Prenatal microbiological risk factors associated with preterm birth. Br J Obstet Gynaecol, 1992, 99 (3): 190-196.

[13] Kafetzis DA, Skevaki CL, Skouteri V, et al. Maternal genital colonization with *Ureaplasma urealyticum* promotes preterm delivery: association of the respiratory colonization of premature infants with chronic lung disease and increased mortality. Clin Infect Dis, 2004, 39 (8): 1113-1122.

[14] Carey JC, Blackwelder WC, Nugent RP, et al. Anteparterm culture for *Ureaplasma urealyticum* are not useful in predicting pregnancy outcome. Am J Obstet Gynecol, 1991, 164: 728-733.

[15] Eschenbach DA, Nugent RP, Rao AV, et al. A randomized placebo-controlled trial of erythromycin for the treatment of *Ureaplasma urealyticum* to prevent premature delivery. Am J Obstet Gynecol, 1991, 164: 734-742.

[16] 刘胜兰，涂少华，叶元康，等. 支原体感染与低出生体重儿病因探讨. 中国煤炭工业医学杂志，2004，7 (1)：10-11.

[17] Yoon BH, Romero R, Park JS, et al. Microbial invasion of the amniotic cavity with *Ureaplasma urealyticum* is associated with a robust host response in fetal, amniotic, and maternal compartments. Am J Obstet Gynecol. 1998, 179: 1254-1260.

[18] Yoon BH, Chang JW, Romero R. Isolation of *Ureaplasma urealyticum* from the amniotic cavity and adverse outcome in preterm labor. Obstet Gynecol, 1998, 92 (1): 77-82.

[19] Nguyen DP, Gerber S, Hohlfeld P, et al. *Mycoplasma hominis* in mid-trimester

amniotic fluid: relation to pregnancy outcome. J Perinat Med, 2004, 32 (4): 323-326.

[20] Lu GC, Schwebke JR, Duffy LB, et al. Midtrimester vaginal *Mycoplasma genitalium* in women with subsequent spontaneous preterm birth. Am J Obstet Gynecol, 2001, 185 (1): 163-165.

[21] Oakeshott P, Hay P, Taylor-Robinson D, et al. Prevalence of *Mycoplasma genitalium* in early pregnancy and relationship between its presence and pregnancy outcome. BJOG, 2004, 111 (12): 1464-1467.

[22] 陈丽，吴红宣，石珍. 孕妇下生殖道支原体阳性与妊娠结局的关系探讨. 中国皮肤性病学杂志，2005，19 (2)：105-106.

[23] 徐卓茂，汤洁娅. 泌尿生殖道标本中支原体对抗菌药物耐药性分析. 现代中西医结合杂志，2000，9 (21)：2127-2128.

[24] 赵旺胜，柏兵. 浅谈国内支原体培养和鉴定中存在的问题. 临床检验杂志，2004，22 (5)：321-322.

[25] Jensen JS, Borre MB, Dohn Birthe, et al. Detection of *Mycoplasma genitalium* by PCR amplification of the 16S rRNA gene. J Clin Microbiol, 2003, 41: 261-266.

[26] Robertson JA, Vekris A, Bebear C, et al. Polymerase chain reaction using 16S rRNA gene sequences distinguishes the two biovars of *Ureaplasma urealyticum*. J Clin Microbiol, 1993, 31 (4): 824-830.

[27] Ren Y, Zhu X. Investigation on biovars and genotypes of *Ureaplasma urealyticum* in the cervix in a Chinese gynecologic check-up population and sex workers. Acta Derm Venereol, 2003, 83 (3): 175-178.

[28] Abele-Horn M, Wolff C, Dressel P, et al. Association of *Ureaplasma urealyticum* biovars with clinical outcome for neonates, obstetric patients, and gynecological patients with pelvic inflammatory disease. J Clin Microbiol, 1997, 35 (5): 1199-1202.

[29] 鲁梅格，石建莉，徐晨. 解脲支原体生物分型方法的建立及应用. 中华男科学杂志，2005，3：175-178，184.

[30] Povlsen K, Thorsen P, Lind I. Relationship of *Ureaplasma urealyticum* biovars to the presence or absence of bacterial vaginosis in pregnant women and to the time of delivery [J]. Eur J Clin Microbiol Infect Dis, 2001, 20 (1): 65-67.

[31] Kim M, Kim G, Romero R, et al. Biovar diversity of *Ureaplasma urealyticum* in amniotic fluid: distribution, intrauterine inflammatory response and pregnancy outcomes. J Perinat Med, 2003, 31(2):146-152.

[32] 曹玉璞，叶元康，主编. 支原体与支原体病. 北京：人民卫生出版社，2000. 1-6，151-162.

[33] 任慕兰，赵季文，李海玲，等. 女性生殖道中新型致病支原体的分离及其临床意义. 中华医学杂志，2001，81 (24)：1516-1518.

[34] 王荷英，施美琴，赖伟红．在非淋菌性尿道炎（宫颈炎）患者中穿通支原体、梨支原体、发酵支原体和其他致病性支原体的检测．临床皮肤科杂志，2002，35(3)：203-205.

第 11 章

生殖道人乳头状瘤病毒感染与宫颈病变

宫颈癌是妇女常见的恶性肿瘤之一，全世界每年约有近 50 万新发病例，有 20 万妇女死于宫颈癌[1]。我国每年有约 15 万宫颈癌新发病例，占世界新发病例总数的 1/3，死于宫颈癌的患者近 5 万人，是严重威胁妇女健康和生命的主要恶性肿瘤[2]。宫颈上皮内瘤样病变（cervical intraepithelial neoplasia，CIN）是宫颈癌的癌前病变，流行病学和分子生物学研究表明人乳头状瘤病毒（human papillomavirus，HPV）感染是 CIN 和宫颈癌的主要病因[3,4]，在宫颈癌组织中 99.7%可以检出 HPV DNA[5]，HPV 感染则发生在 CIN 损伤之前[6]。人群 HPV 感染是一常见现象，只有少数持续高危亚型 HPV 感染后，由于病毒、机体免疫和环境因素的共同作用，HPV 基因整合到宿主染色体中，使 HPV 的 E6 和 E7 编码蛋白持续表达和过度表达，才会导致细胞癌变[7]。从 CIN 发展到宫颈癌是一个渐进的过程，需要约 8～10 年的时间，认真地普查和随诊，积极地处理 CIN，可以阻断病程，预防宫颈癌的发生，因而 HPV 感染的检测已成为筛查和预防宫颈癌的关键措施之一[8,9]。

第一节　HPV 感染的研究历史

女性下生殖道 HPV 感染的研究历史可以追溯到古希腊和古罗马时期，当时的医生就有描述生殖道湿疣的文献[10]。1907 年发现人乳头瘤和病毒有关，随后 Richard Shope 首次从兔子身上分离到乳头瘤病毒，1949 年 Strauss 在电镜下发现 HPV，1977 年 Laverty 在电镜中观察到宫颈癌活检组织中存在 HPV 颗粒[11]。70 年代末 Zur Hausen 等[12]首先提出 HPV 与宫颈癌发病可能有关的假想，并于 1980 年从生殖道疣克隆到 HPV 6 型，随后国内外学者进行了大量的研究，并获取了许多证据。但直到现代分子生物学技术的应用，才清楚了其病原学和病毒学，1995 年国际癌症协会（IARC）专题讨论会的学者们认为 HPV 感染是 CIN 和宫颈癌的主要病因。

第二节　HPV 分子生物学基础

一、HPV 的生物学性状及分子结构

HPV 属于乳多空病毒科的乳头瘤病毒属，是无包膜的 DNA 肿瘤病毒，呈球形，直径 52～55nm，衣壳为 20 面立方体的对称结构，由 72 壳微粒组成。其在自然界广泛

存在，侵犯人的皮肤和黏膜，可导致不同程度的增生性病变[13-15]。

病毒基因组8 000bp左右，为双链环状的DNA分子，编码10个开放读码框（open reading frame，ORF），分为早期区（E区）、晚期区（L区）和上游调节区（upstream regulatory region，URR），分别占基因组的50%、40%和10%。早期区包含E1、E2、E4、E5、E6和E7早期基因，编码合成蛋白，调控病毒转录、复制和转化，E1、E2在病毒DNA复制和转录中起着关键的启动与调控作用，小分子E4与病毒颗粒成熟出胞有关，E5、E6、E7与细胞转化有关；晚期区基因L1和L2编码病毒的主要和次要衣壳蛋白；上游调节区又称病毒长期控制区（long control region，LCR），为非编码区，长约400bp，含有不同转录受体和激活因子的重叠结合区，控制早、晚转录区的转录和病毒颗粒的合成[14,15]。

二、HPV的致病机制

子宫颈的癌前病变或癌变多起源于宫颈移行带，主要发生在鳞柱上皮交界处的鳞状化生过程中，而生殖道致瘤性HPV往往感染宫颈的移行带上皮。感染发生在移行带的机制可能是机械性原因（移行带上皮较薄），也可能是生物性的（上皮贮备细胞可能对HPV感染特别敏感）。HPV感染上皮细胞后，可以呈游离状态持续存在于染色体外，不引起任何病变，或引起良性病变，如尖锐湿疣或轻度非典型增生等。但癌变则与病毒DNA整合入宿主染色体密切相关，HPV诱导致癌的关键是HPV基因整合到宿主染色体中，早期转录区的E4基因编码蛋白除调节病毒的复制和成熟外，并具有破坏宿主细胞骨架的作用，E6和E7则具有促进和维持整合状态的功能，被认为是HPV的癌基因。HPV的DNA链通常在E1或E2开放读码框内断裂，使HPV DNA能够整合入染色体脆弱区，由于E2基因丢失或灭活，E2蛋白通过与病毒DNA结合抑制病毒基因转录的功能丧失。从而失去对E6、E7基因的控制，E6和E7编码的蛋白持续表达和过度表达，导致细胞癌变[7-16]。

癌肿形成是多病因多阶段过程，高危型HPV的E6和E7基因的共表达可以引起人的原代上皮细胞永生化，但不能在软琼脂上生长，在裸鼠内也无致瘤性。只有经化学促癌物处理，或者长期体外培养才能导致充分的恶性转化。这一结论在我们的研究中也得到证实[16]，HPV16E6/E7基因可以转染于人宫颈细胞内，加促癌物精胺、亚精胺、正丁酸可促进细胞恶性转化[15-17]。

三、HPV生活周期

HPV是一类具有严格宿主范围和组织特异性的DNA病毒，易感染鳞状上皮细胞，常见感染部位为肛门生殖器及其周围的鳞状上皮细胞和（或）口腔黏膜、皮肤。病毒的生活周期与所感染的上皮不同时期紧密相关，HPV病毒最初感染基底层上皮细胞，其结构在上皮层中是单层细胞，具有活性，在细胞核中复制。HPV病毒进入人体的机制不清楚，病毒DNA在宿主细胞内经历不同的阶段，向上皮表面移动时维持在一个较低的拷贝数，到细胞的终末期，晚期基因表达，病毒复制较高的拷贝数，产生子代病毒[15,18]。HPV病毒是非细胞溶酶体的病毒，角化的鳞状上皮就像一载体将子代病毒排入环境。

四、HPV分型

HPV型别的初始分类是基于HPV DNA的同源性或重结合动力学，但现在已被病毒基因组的测序所取代。依照病毒基因多核苷酸系列的同源性，新型是指HPV E6、E7、L1的开放读码框与已知HPV系列同源性大于50%而不足90%，当系列的90%～98%与已知HPV型别的序列相同时，命名为相应类型的亚型，亚型中98%以上的核苷酸系列相同，2%以下核苷酸碱基不同，则属于亚型的型内变异株[19,20]。一般认为HPV16 E7基因相对保守，较少变异。但我们的研究结果表明[21]：E7基因的DNA序列突变率（65.3%）大于原型检出率（34.7%），氨基酸序列变异达56.9%。检出10个氨基酸位点突变，分别是M12K、N29S、D30G、Q44L、N53D、F57S、C61R、L67S、T72S和H73Y。多数位点氨基酸突变检出在2.8%～4.2%间，在两组宫颈病变中的分布差异无统计学意义（$P>0.05$）。仅N29S（A86G）变异检出38.9%，同E6-D25E一样与病变程度相关（$P<0.05$）。N29S变异在亚洲国家检出率较高，其在泰国[22]认为是宫颈癌的高危因素，韩国[23]CINⅢ妇女中检出50%，宫颈癌达70%，我们的结果与这些文献的观点一致。

目前已鉴定出近100余种亚型，大约有20多种与肛门生殖道感染有关[24,25]。根据在宫颈癌发生中的危险性不同，可将HPV分为2类：高危型HPV（high-risk types，HR-HPV），包括16、18、31、33、35、39、45、51、52、58、59和66型等，HR-HPV通常在重度非典型增生和癌灶中，如HPV16、18型可在大多数宫颈癌、一些肛管癌、阴茎癌和阴道癌中检测到；低危型HPV（low-risk types，LR-HPV），包括6、11、42、43和44型等，低危型HPV常常在良性或轻度非典型增生病灶中检测到，而很少存在于癌灶中，如HPV6、11型与外生殖器和肛周区域的外生型湿疣关系密切[26]。也有结合流行病学分类和基于种系发生学的分类的同一性，将分为三种类型，15种为高危型：16、18、31、33、39、45、51、52、56、58、59、68、73和82型；3种分为可能高危型：26、53和66型；12种为低危型：6、11、40、42、43、44、54、61、70、72、81和CP6108型[26]。

第三节 HPV的免疫反应

阴道黏膜免疫系统在女性生殖道防御机制中是最关键的一个环节，如同肠道、呼吸道一样是分泌免疫系统的一部分。阴道黏膜为复层鳞状上皮，既无腺体亦无分泌上皮，其下面是一层固有膜，集聚了大量的淋巴细胞。每天阴道液约为5g，内含IgG 370mg/dl、IgA 6.3mg/dl、极少量IgM与溶菌酶，与肠道、支气管类似，sIgA是阴道黏膜局部感染所产生的主要球蛋白[27]。组织学研究还发现，上皮下可见细胞间的网状管道系统，提供从黏膜基底层到阴道内的双向转运通路，可转运大分子物质、液体、迁移的细胞等。阴道黏膜的生发层深部有一种源于骨髓的Langhans细胞，细胞表面表达IgG和补体C3的受体，其表面还有组织相关性抗原（HLA）-DR，提示阴道黏膜本身可发动局部的免疫反应[27]。

HPV 感染机体后可诱发机体的体液免疫反应和细胞免疫反应，但对清除病毒起主要作用的是细胞免疫反应。HPV 通过其嗜表上皮细胞的特性而逃避免疫反应的监控，因此，HPV 感染通常不产生强的免疫反应。潜伏感染也不引起免疫反应，因而无伴随炎症发生。HPV 诱发的免疫反应是型别特异性的[28]，以细胞免疫为主，体液免疫仅占很小一部分。对 HPV 感染发生作用的是 Th 淋巴细胞，通过一些特异的细胞因子介导，如 IL-2、IFN-γ 和 TNF-2。很多 HPV 相关病变能够自动缓解，可能正是细胞免疫的结果[29]。

HPV 感染时，机体常不能建立有效的免疫反应，尤其是局部细胞免疫反应，研究认为其可能有几方面的机制。首先，HPV 有限制病毒抗原暴露给免疫细胞而引起免疫识别的能力。HPV 延迟表达丰富的病毒蛋白直到鳞状上皮的终末分化阶段，使得免疫职能细胞不容易接触到这些病毒蛋白。而在上皮的基底层细胞，虽然有早期基因如 E6 和 E7 的表达，但 E6、E7 蛋白表达的水平很低且局限于核内，这样就限制了机体对表达活跃复制的细胞的有效免疫反应[30]。其次，HPV 病毒蛋白，如 E7 可调节免疫反应。研究发现，对已转染有 E7 抗原的树突状细胞，再加入外源性 E7 抗原，可使 E7 特异性 $CD4^+$ T 淋巴细胞对树突状细胞反应显著减弱或无反应。提示 E7 蛋白的过度表达可能抑制上皮细胞的树突状细胞的抗原呈递功能[31]。最后，与其他感染细胞相比较，角质形成细胞能对 CTL 介导的溶细胞作用不敏感。由于 HPV 感染后局部炎症过于轻微，HPV 从细胞内暴露于细胞外主要通过分化成熟的角质形成细胞经脱屑而产生，在表皮内游离于细胞外的病毒很少，因此机体免疫反应作用的靶抗原主要是存在于细胞内的 HPV 抗原，而激活的 CTL 主要借识别细胞表面的病毒抗原发挥作用，所以，存在于细胞内的 HPV 抗原作为靶抗原的作用较少，从而使 CTL 难以发挥效应[32]。对有关 HPV 致癌机制和免疫保护机制的研究，将有助于 HPV 疫苗的研制和应用。

第四节　HPV 感染的流行病学

一、健康人群的 HPV 感染

HPV 感染是一种通过性生活传播的疾病，通常没有症状。在大多数国家，HPV 感染非常常见。在美国妇女的 HPV 感染率至少在 15%，年轻的性活跃妇女 HPV 感染率最高，感染的高峰年龄在 18～28 岁[33]。世界范围内二次抽样调查 1 100 名妇女[34]，人群中的 HPV 型分布与宫颈癌病因型类似，常见的也是 HPV16、18、45、31、58、33 和 35 型。意大利[35]用聚合酶链反应（PCR）和杂交捕获分析 1 500 名宫颈细胞学正常妇女，HPV 感染率是 6.6%，检出 18 种 HPV 型，最常见的 4 种是 HPV16、31、6 和 58 型。另外，对绝经后妇女的研究[36]发现，HPV 感染率 14%，6% 是 HR-HPV，HPV16 最多见，其他常见的是 LR-HPV，HPV 阳性和阴性的妇女在年龄上无明显差异。5.8% 是持续感染，几乎一半的持续感染从发现到随访都是同一类型。LR-HPV 持续感染率 1.5%，主要是 HPV66、U12480、U12489；HR-HPV 持续感染率是 1.2%，包括 HPV16、54 和 58 型。HPV 危险性在调整年龄后没有明显升高，HPV 相关危险因素在现在和曾用过激素与从未使用者比较也没有增加；过去使用激素，现在继续用激素替代的患者将增加 HPV 的持续感染。这一研究提示，老年妇女中 HPV 感染的百分比也较大。

国内健康人群感染规模最大的调查，是对山西省[36]子宫颈癌高发区 HPV 感染调查。应用第 2 代杂交捕获（hybrid capture 2，Hc-2）技术进行 HPV DNA 检测，共调查 9 683 名 30～50 岁的已婚妇女，人群顺从性为 75.4%，人群 HPV 感染率为 27.5%，阳城县 HPV 感染率高于襄垣县（$P<0.001$），不同年龄组（30～，35～，40～，45～50 岁）的 HPV 感染率分别为 24.5%、27.4%、28.2%、27.4%，经统计学检验无显著性差异（$P=0.604$），教育程度为非正式上过学、小学、初中、高中及以上妇女的 HPV 感染率分别为 26.1%、26.6%、27.5%、30.0%，经统计学检验无显著性差异（$P=0.106$）。山区 HPV 感染率显著高于半山区（$P=0.001$）。其结果显示了高发区妇女 HPV 感染的分布状况，山西襄垣和阳城县 30～50 岁妇女呈 HPV 持续高感染状态，认为对这一年龄段的妇女进行子宫颈癌的防治应该成为当务之急。但该研究只检测 13 种高危型别的 HPV 感染状况，未进行具体的分型。

深圳[37]采用基因芯片技术对深圳市城区育龄妇女 2 273 人进行 HPV 检查，并对宫颈病变患者和正常妇女的 HPV 各个亚型感染情况进行对比分析。2 273 名育龄妇女共检出 HPV 阳性者 568 名，阳性率 24.9%，型别分布依次为 HPV16、HPV18 和 HPV58 型。在宫颈糜烂中度以上的 590 人中，HPV 阳性者 247 人，占 41.86%，其中 HPV16 型 159 人，HPV58 型及 18 型分别为 30 人及 23 人，还有 HPV45 型及 33 型，均为 HR-HPV；在 1 683 例轻度宫颈糜烂及宫颈光滑者中，HPV 阳性者 237 例，占 14.03%，其中 HPV16 型 136 例、HPV58 型 56 例，尚可检出 HPV6 型及 11 型等低危亚型。

我们采用基因芯片技术对门诊妇女 3 086 进行 HPV 检查[38]，21 种 HPV 亚型均被检出，其中 HPV 阳性率 63.1%（1947/3086），检出率在 5.0%以上的有 7 种，依次为 HPV16（15.9%，490/3086）、58（11.2%，346/3086）、52（8.5%，261/3086）、33（6.3%，195/3086）、53（6.2%，192/3086）、6（5.6%，172/3086）和 CP8304（5.0%，155/3086）型。HybriMax 技术发现鳞状上皮内高度病变（HSIL，CINⅡ+CINⅢ）的敏感度 95.49%（95%CI=95.44%～98.27%）、特异度 34.85%（95%CI=32.59%～37.57%）、阳性预测值 37.13%（95%CI=30.79%～40.96%）、阴性预测值 95.04%（95%CI=89.24%～98.44%）。HPV16 E6/E7 基因序列检测对 HPV16 型的准确性达 100%，同时发现有型内变异存在。

国内外的流行病学研究大多显示不同地区、不同人群 HPV 感染亚型分布存有差异，提示要通过控制人群 HPV 感染来预防 CIN 和宫颈癌，应该首先了解健康人群下生殖道 HPV 的感染状况。

二、CIN 和宫颈癌中的 HPV 感染

流行病学研究认为 HPV 感染是 CIN 和宫颈癌的主要病因[3,4]，其流行病学证据是：

①几乎在所有的CIN和宫颈癌中都可以查到HPV DNA，尤其是某些基因型，如HPV16、18、31和45型；②HR-HPV相对LR-HPV与CIN的相关程度要高；③在宫颈鳞癌中出现抗HPV16抗体；④HPV与CIN或宫颈癌之间的关联强度在多数研究中相对危险度（RR）为20～70，甚至比吸烟与肺癌的关系更密切，没有其他危险因素比HPV感染更强；⑤持续暴露于HPV16可以导致宫颈原位癌的发生，若暴露停止则患癌风险消失；⑥HPV感染的发生先于宫颈癌。

为了解年轻妇女宫颈HPV感染的自然过程和CIN发展的关系，英国[6]对伯明翰2 011名15～19岁，近期开始有性生活的年轻妇女，进行为期5年的纵向定群研究。每6个月取1次宫颈细胞学抹片，用PCR方法作病毒学分析，细胞学异常者作阴道镜评估，但不做治疗，除非是HSIL。1 075名妇女细胞学正常、HPV阴性进入研究。研究中，407/1075变成HPV阳性，81例有两种类型HPV，15例有3种，2例有4种；228例检出至少一种HPV型（6、11、16、18、31、33、52、58），179例测出未鉴定型的HPV阳性。任何型HPV感染的3年累积风险是44%，到5年时达到60%。最常见的类型是HPV16，其次是HPV18和33型。不同HPV亚型再次感染的3年累计风险是26%。246名妇女在随访中发现异常细胞学结果，28例发展成HSIL，对HSIL而言，最大的危险因素是检出HPV16阳性，这种危险最高是在发现HPV16后的6～12个月。但也有5例发展到HSIL的CIN妇女，持续HPV监测是阴性。

澳大利亚[39]以20～29岁10 756名妇女作对象，进行2年前瞻性研究。与HPV阴性比较，在随访中，HPV阳性妇女在ASCUS和不能明确诊断意义的非典型腺细胞(atypical glandular cells of undetermined significance，AGUS）中升高（OR 3.2，95% CI 1.3～7.9），在鳞状上皮内低度病变（LSIL）（OR 7.5，95%CI 4.8～11.7）和HSIL（OR 25.8，95%CI 15.3～43.6）明显升高。第二次检测HPV阳性的妇女，LSIL（OR 34.3，95% CI 17.6～67.0），HSIL（OR 60.7，95% CI 25.5～144.0）。另外，如果妇女在两次检测中对同一类型的HPV阳性，那么她们大多数有发展成为HSIL的危险（OR 813.0，95%CI 168.2～3229.2）。表明HPV发生在患CIN之前，大多数感染HPV是一过性的，但那些特别是同一病毒亚型的持续感染会使损伤增加。HPV感染发生在LSIL和HSIL损伤之前，HR-HPV感染是年轻妇女日后发生HSIL的一个很好预测指标，甚至对HPV感染率较低的老年妇女更是一个较好的预测指标。

我们的研究发现[40]在CINⅢ中HR-HPV感染达98.1%，且与宫颈病变程度密切相关（$P<0.05$），结果再次证实了HPV感染尤其HR-HPV感染是引起CIN和宫颈癌首要原因的观点。我们在宫颈病变患者中检出的HPV16、58、52、33、31、18和51型7种常见亚型，随着病变程度的加重而发生变化。HPV16在CINⅢ中占了大多数，高达75.5%；HPV33型和31型上升明显，与58和52型并列2～3位（分别为13.2%和9.4%），是否在宫颈癌患者中会超过58和52型的比例还有待研究，另外还有HPV35、51、53、59和68型5种HR-HPV未检出。HPV各亚型中16、33和31型与宫颈病变程度相关（$P<0.05$），Logistic回归分析HPV16是发生HSIL风险性最高的亚型（OR 9.59、95%CI 4.805～11.989），其次是HPV33和31型（OR 2.99和2.52，95%CI 1.231～7.296和1.174～5.429）。

宫颈癌中 HPV DNA 的检出率随检测方法的改进而有提高，世界上 22 个国家的宫颈癌组织标本的研究发现[24,34]，1 000 例宫颈浸润癌的组织病理 HPV DNA 的阳性率是 99.7%，其检出率 HPV16 为 50%～53%、HPV18 占 14%～15%、HPV45 占 8%～9%、HPV31 占 5%～6%，其他型别占 23%。在所有的国家中都以 HPV16 最多见，其次是 HPV18。认为除 HPV16、18 型外，31、33、35、45、51、52、58 和 59 型都是致癌类型。HPV16 和 HPV18 型感染率最高，且没有明显的地区差异。但有些 HPV 型别有地理差异，如 HPV45 型在非洲西部常见，而 HPV35 和 59 型仅在美洲的中部和南部宫颈癌组织中检出。HPV 的型别还与宫颈癌的病理类型有关，宫颈鳞癌中以 HPV16 为主（占 51%），而在宫颈腺癌和腺鳞癌中 HPV18 占主要地位（56%和 39%）。

国内外的研究显示，CIN 和宫颈癌 HPV 感染型别和分布在国家、地理及民族等方面有一定差异[41]，不同地区、不同人群 HPV 感染率及型别分布亦各有特点。我国地域广大，民族众多，HPV 在健康人群和宫颈病变的感染状况、亚型分布仍缺乏全面、详细的流行病学资料。

三、HPV 感染的高危因素

已知的 HPV 感染及 HPV 相关性肿瘤高危因素包括，高危性行为、免疫抑制和年龄等。HPV 的感染途径主要是通过性传播，但也可以通过其他途径传播。肛门生殖器官的 HPV 感染通常是性接触传播的。丈夫阴茎 HPV 的存在可使妻子宫颈受染的危险增加 9 倍。相同的 HPV 亚型可以在性伴侣中检出。相反，处女通常是检测不到 HPV 感染的。尽管多数 HPV 感染是亚临床型的，但仍然可以传染播散。直接皮肤接触也被认为是主要的传播方式，而由精液、非性交途径和污染物的传播是很少见的。母亲生殖道的 HPV 感染也可以传播至她们婴儿的口腔中。

Dalstein 等报道，如果对女性进行密切的 HPV 检测和宫颈刮片，开始性生活后 2 年内 10%女性可以发现生殖道 HPV 感染[42]。女性一生中生殖道 HPV 感染的几率为 80%，其中 5%发生生殖道疣，35%宫颈刮片异常，25%发生 CIN，小于 1%发生宫颈癌。HPV 感染具很强的地域性，而且因检测方法及受检人群不同而显示不同感染率和感染类型。亚临床感染和潜伏感染率至少是临床 HPV 感染的 3 倍，如果重复检测数次，上升至 3～5 倍。

HPV 感染率呈年龄依赖性，除了性行为，年龄是一个重要的影响因素。HPV 感染在性活动活跃的年轻女性中最常见，感染高峰年龄范围为 18～30 岁[42]，20～25 岁为 20%，大于 30 岁为 6%。运用 PCR 检测 HPV DNA，西方国家宫颈细胞学正常的妇女中，HPV 感染率为 5%～45%。Jacobs（2000 年）[43]对 3 305 例宫颈细胞学正常妇女运用 PCR 检测了 37 种 HPV，总的感染率为 4.6%，发病率高峰为 25～29 岁（19.6%），30 岁以上女性则平均感染率仅为 4.3%。

HPV 感染的持续与清除，作为一种常见的性传播疾病，HPV 感染多为短暂性的。大多数研究报道，宫颈 HPV 感染的自然清除时间为 7～12 个月，只有一少部分为持续感染。Schlecht 等[9] 2001 年报道了一项前瞻性 HPV 持续性感染的研究结果，对 1 611 名妇女进行了每年 4 次的随访，将初始连续 2 次 HPV DNA 阳性定义为持续感染。结果显示，与 HPV 阴性的患者相比，HR-HPV 持续感染的患者发生 CIN 相对危险度为 10.19（95%CI 5.9～17.6），HPV16 或 18 持续感染者发生 CIN 相对危险度更高，达 11.6（95%CI 4.1～33.3），而在非持续感染者中为 8.68（95%CI 2.3～15.1）。HR-HPV 的持续性感染者患 CIN Ⅲ的风险增加 100～300 倍[42]。许多研究显示持续性 HR-HPV 感染是发生宫颈病变的必要条件，而 HR-HPV 阴性者在随后的 2 年内发生 HSIL（包括 CIN Ⅱ和 CIN Ⅲ）的可能性很小，随诊中细胞学结果也由轻度或交界性异常转归为正常[9,42,44]。

HPV 单型感染和多型 HPV 感染与宫颈癌的关系，Burd（2003 年）[44]对文献进行了综述，认为生殖道 HPV 感染中存在不同类型的 HPV 多型感染，多型感染率可达 39%，并且多型感染与病变的严重程度相关。约 11.8%细胞学正常或 ASCUS 女性，和 35.4%轻到中度非典型增生女性中，可以见到多型感染，并且其中至少有一种为 HR-HPV。Schellekens 等[45]在 74 例宫颈癌样本中检测到 12 种 HPV DNA，HPV 感染率为 96%，14.1%为 2～3 种 HPV 感染，其中至少有一种为 HR-HPV，同时发现腺鳞癌中多型感染较鳞癌和腺癌中明显多见（P=0.014）。Lee 等[46]在 77 例宫颈癌中发现 7 例（9.1%）为 HPV 多型感染，而对照组（细胞学正常妇女）592 例中只有 3 例（0.5%）为 HPV 多型感染，通过多因素分析发现 HPV 多型感染使个体患宫颈癌的风险增加 31.8 倍（95% CI 7.50～134.75），而单纯感染只增加 19.9 倍（95% CI 10.90～36.18）（P<0.001）。与上述相反，Munoz 等 2003 年[47]总结了 1985－1997 年 9 个国家 1 918 例宫颈癌和 1 928 例对照的 11 项病例对照研究，研究组 90.7%HPV 阳性，单型感染 91.9%，多型感染 8.1%；对照组 13.4%HPV 阳性，单型感染 86.1%，多型感染 13.9%。HPV 多重感染与单纯感染在发生宫颈癌的风险方面没有显著差别，两者患宫颈癌的 OR 为 0.7（95%CI 0.4～1.0）。

第五节　HPV 的检测方法及意义

有性生活妇女下生殖道 HPV 短暂感染十分普遍，多数感染是亚临床和隐匿性的，其病变亦是自限性和可逆的，只有部分发展到持续性感染，其中一些 HR-HPV 持续感染进展到 HSIL，少数 HSIL 进展到宫颈癌[48]，因而 HPV 检测对发现、诊断和监测病情都有意义。

一、HPV 传统检测方法

HPV 传统方法包括细胞病理学、阴道镜、组织病理学、电镜技术、宫颈摄像检查和宫颈荧光检查等[49]。

（一）细胞病理学检测 HPV 感染

细胞涂片主要表现为中表层异形核出现典型厚壁大空穴细胞、角化不良细胞和湿疣样外底层细胞。空穴细胞核不规则，深染呈墨滴状，常见双核或多核。角化不良细胞在巴氏染色中胞浆成橘黄色，核形不规则深染，片状出现或散在单个细胞，湿疣样外底层细胞胞浆多彩核增大。如仅见角化不良细胞和（或）非典型空穴细胞，仅提示可能为湿疣病变，HPV 感染大多数伴 LSIL[50] 其他病毒感染及人为因素均有可能造成细胞内出现空泡或凹空样变，而且细胞学检查易受取材、染色及细胞组织病理医生的主观判断等因素的影响，因此应用细胞病理学检测存在灵敏度低、特异性差、假阴性率和假阳性率高、不能对 HPV 进行分型等缺点[51]。

（二）阴道镜检测 HPV 感染

阴道镜下涂 3%～5%的冰醋酸可见醋白上皮在宫颈口呈放射状，提示有 HPV 感染。电镜技术是在透射电镜下病变处角元细胞体积增大、核肥大，呈阳性，但其阳性率较低，为 25%～45%。宫颈照相是用特制的照相机将宫颈放大后拍摄照片，在短距离放大 16 倍投影读片。荧光镜检是继宫颈照相后发展起来的一种诊断技术，利用特定波长的光线照在宫颈上，组织发射的荧光强弱取决于细胞化学和组织结构的变化，癌前组织与正常组织比较具有不同的细胞结构，如血管增多、角蛋白改变等，以区分 CIN 和不正常损伤。传统方法的特异性和敏感性均低，有较高的假阳性和假阴性率，只能提示有病变存在，不能确定是 HPV 感染，也不能分型[49]。

二、HPV 分子生物学检测方法

目前 HPV 的实验诊断技术主要是应用分子生物学技术进行 HPV DNA 的检测，临床上常用的 HPV 检测方法有 Southern 杂交法、原位杂交法、PCR、斑点杂交法以及近几年发展起来的杂交捕获法[52]。

以分子杂交为基础的商业试剂盒可以容易地在宫颈细胞涂片收集的标本中检测 HPV DNA[51]，而使 HPV 检测得以临床应用。目前应用较多的是经各种改进的 PCR 方法和杂交捕获方法[53-57]。

（一）杂交捕获法（HC-2）

杂交捕获（hybrid capture，HC）试验是美国 Digene 公司发展的一种检测 HPV DNA 的技术，其原理是利用对抗体捕获信号的放大和化学发光信号的检测。基本实验步骤如下：①样本 DNA 双链被释放并分解为核苷酸单链；②DNA 单链与 RNA 探针结合为 RNA-DNA 杂交体；③特异性抗体将 RNA-DNA 杂交体固定在试管壁或微孔壁上；④结合有碱性磷酸酶的多个第二抗体与 RNA-DNA 杂交体结合，使信号放大；⑤碱性磷酸酶使酶底物发光，判读光的强弱可确定碱性磷酸酶的含量，从而确定 RNA-DNA 杂交体的含量。HC-2 试验更敏感，由原先的试管法改为 96 孔平板法，提高了工作效率，降低了成本，更适于大人群的筛查[58]，它能同时检测 13 种 HR-HPVHPV，比巴氏涂片更敏感[59]。在德国进行的一项前瞻性的8 466例女性宫颈癌筛查的项目中，对所有细胞学异常和（或）高危型 HPV DNA 阳性的患者进行了阴道镜检查。结果显示，常规细胞学检查对于 CINⅡ以上病变的敏感性为 43.5%，特异性为 98%，阳性预测值为 11.4%，阴性预测值为 99.7%。在高度宫颈癌前病变中 HPV 和细胞学双阳性的患者占了大多数，而随机抽样的 250 例 HPV 和细胞学双阴性者中无一例高度宫颈病变，说明 HPV 检测对于常规宫颈癌筛查中排除 CIN 有价值，而且，在随访中能够区分有高风险的女性[57]。随着 HC-2 方法的临床应用，现已认为 HPV 检测是筛查和预防宫颈癌的关键问题之一[9]。其灵敏度和特异性均较好，但存在交叉污染、费用昂贵，只能检测

13 种 HR-HPV，不能具体分型，HR-HPV 和 LR-HPV 不能同时检测，不能判断多型感染之不足[59,60]。

（二）核酸分子导流杂交（导流杂交）基因分型技术

基本原理是反向点杂交，将未标记的特异性寡核苷酸探针分别固定在尼龙膜上形成斑点，再与经 PCR 扩增的样品 DNA 序列杂交，该方法简便、快速、灵敏、特异性好，适合临床应用[61]导流杂交方法先将病毒基因的 DNA 进行基因扩增，然后利用其特有专利（两项美国专利，专利号：5741647 和 6020187）的导流杂交技术法，使目的分子导流穿过固定有 DNA 探针的低密度基因芯片薄膜，而发生快速杂交，其杂交仪和试剂盒已取得我国和欧洲的认证。实验步骤：①样本 HPV DNA 提取；②PCR 扩增；③核酸分子快速导流杂交；④结果判读，按芯片上 HPV 亚型分布的相应着色位点判断。优点：能在一张低密度基因芯片薄膜上一次性检测出 21 种亚型（15 种 HR-HPV 和 6 种 LR-HPV），并同时给出肉眼可识别的结果；灵敏性达 95%以上，特异性 85%以上；能检测出 HPV 的混合型感染；双重控制，对临床检测的实验过程全面控制，PCR 反应液的内对照（internal control）反映 DNA 质量，有否抑制；生物素显色反应的对照（biotin detection control）；PCR 扩增后只需 30 分钟就能得到杂交结果，快速而准确。但导流杂交技术也有缺点，操作较 HC-2 相对复杂，只能检测 21 种亚型，不在此范围的 HPV 感染，可能出现阴性结果，所以当 HPV 阴性结果与临床不符时要考虑这种假阴性情况。近期有学者比较了 HC-2 和导流杂交的检测结果，认为两者有很高的一致性[62]，导流杂交是宫颈筛查 HPV 分型检测的理想方法，导流杂交技术是分子杂交技术的革新，是目前最快速的 DNA 杂交方法[63]。

三、HPV 检测的临床意义

HPV 检测可作为宫颈癌的筛查方法或细胞学筛查的辅助手段[64]。常规的宫颈细胞学检查在降低宫颈癌的发病率和死亡率上创造了辉煌的业绩，但也有主观、非自动化程序和较高的假阴性率等缺点[65]。HPV 检测明显地增加在高争议的 ASCUS/AGUS 中发现 CINⅡ/Ⅲ的敏感性，特别是在 35 岁和以上的妇女[66]，有利于指导进一步的处理。Zur Hausen 等[67]报道 95 例细胞涂片为 ASCUS 后平均 64 天（12～430 天）行阴道镜检查和 HPV 检测，阴道镜异常再行活检。结果，高危 HPV 总阳性率 31.3%，CINⅠ 36.4%，CINⅡ～Ⅲ93.3%。高危 HPV 阳性对诊断 CINⅡ～Ⅲ敏感度 93.3%，特异度 73.9%，阳性预测值 23.0%，阴性预测值 99.3%。结果提示 HPV 检测可用于细胞涂片为 ASCUS 的分层处理。Lee 等[65]报道 457 例细胞学诊断为 ASCUS/LSIL，行 HPV 检测和活检，HPV 检测 CIN Ⅰ敏感度 62.2%，HPV 检测 CINⅡ/Ⅲ敏感度 88.1%，LSIL 且高危 HPV 阳性者 22.7%为 CINⅡ/Ⅲ，LSIL 但高危 HPV 阴性者仅 1%为 CINⅡ/Ⅲ。提示高危 HPV 检测可用于 LSIL 的分层处理。《2006 宫颈癌筛查管理指南》再次指出[68]：细胞学阴性而 HR-HPV 为 16、18 型者，推荐做阴道镜检查，如无异常，应 6～12 个月重复 HPV 和细胞学检查。

HPV 检测可推测 CIN 病变的进程，异常的 E6/E7 癌基因与 HSIL 和癌密切联系[69]，因而可以表现 CIN 的进程。高危 HPV E7 灭活 pRb 基因的结果是细胞周期依赖激酶抑制因子——p16INK4a 的过表达[198]，用特异 p16INK4a 单克隆抗体和免疫着色，能明显地在 HR-HPV 相关 CIN 和癌中表达，在正常宫颈和炎症中不表达[70]。

HPV 检测也可作为治疗后的监测，治愈后复发的 CINⅡ、CINⅢ47.6%有 HR-HPV 持续感染[71]。因而 HPV 检测对 CIN 的早期发现，以及 HSIL 治疗后的监测和复发的发现有重要临床意义。

Wright（2004 年）[72]总结文献也认为，在宫颈癌筛查中可以将 HPV 检测作为宫颈细胞学的补充，对于细胞学和 HPV DNA 检测均阴性者可以 3 年后再复查。同时认为 HPV 检查的优点在于：①联合检测可以提高敏感性；②HPV 检测不仅可以发现现行的宫颈疾病患者，还可以发现存在高危风险的人群；③HPV 检测在实验室检查方面是对宫颈细胞学的一种验证。

第六节　HPV 感染和 CIN 防治

一、HPV 相关 CIN 的治疗

Bethesda 系统[73]已经对 CIN 和相关的肛门生殖器病变的诊断和治疗策略作出了清楚的分类，HSIL 包括 CINⅡ和 CINⅢ，LSIL 包括 CINⅠ和 HPV 感染。通常 HSIL 需要治疗，而 LSIL 则保守处理。HSIL 是一种癌前病变的状况，需要外科切除病灶，但不一定需要治疗 HPV 感染，病灶消除治疗可总结为局部破坏和各种切除技术[74]。局部破坏必须破坏组织深度达 6～7mm，常用的有冷冻疗法、冷凝固法、电透热疗法、二氧化碳激光蒸发；切除技术一般需要全身麻醉，常用有冷刀锥形切除活检、激光锥形切除活检、宫颈环形电切术（loop electrosurgical excision procedure，LEEP）和锥形切除。目前广泛使用的技术是 LEEP 和锥形切除，能提供组织病理检查，确定病变是否完全切除，排除浸润性宫颈癌。因为病灶局限，切除对 HSIL 治疗是非常有效的方法，然而，HPV 亦可在邻近组织中潜伏，故不能完全消除宫颈和生殖道 HPV 感染。治疗后病变再发率高，继续清除 HPV 的治疗很有必要。

处理 LSIL 的方式仍有争议[74]，一般可分为：①细胞学监测，定期的细胞学监测，但有少数高度病变漏诊和（或）病变进展的风险；②常规切除，如 LSIL 都采取 HSIL 似的常规切除属于过度治疗，因为大多数 CINⅠ是自限性的，HPV 感染和病变在一定时间内会自然消退；③选择性切除，这是理想的处理方式，前提是假设那些有进展风险病变能鉴定出来，可用 HPV 检测作为辅助手段或代替宫颈细胞学方法作为监测方法。生殖道 HPV 感染常常是局限、多中心性分布，因而有较高的治疗后复发率。

二、下生殖道 HPV 感染的干预治疗

许多 HPV 感染疾病是亚临床型，重要的问题是这些疾病是否需要治疗。现在绝大多数治疗不是特异的抗病毒治疗，有关的治疗观点也是不需要根除 HPV 感染。Hogewoning 等[75]报道在女方有 CIN、男方有亚临床 HPV 感染的固定性伴中，用避孕套组与对照组比较，女性 2 年 CIN 消退率 53%∶35%（$P=0.03$），HPV 消退率 23%∶4%

($P=0.02$)；男性扁平醋白病变消退中位时间 7.4 个月：13.9 个月（OR 2.1，95%CI 1.2～3.7）。这些结果显示用避孕套控制 HPV 在性伴间传播是有效和必要的，提示干预女性下生殖道 HPV 感染，有利于宫颈癌 CIN 的预防、治疗及预后，是降低宫颈癌发病率和死亡率的新措施。肛门生殖器 HPV 感染的干预治疗可归纳为四种主要策略[74]：①消融；②细胞毒制剂；③光力学治疗；④免疫调节因子。生殖器 HPV 感染和湿疣的消融治疗短期内是非常有效的，但复发率很高，因为仅是肉眼可见的病灶被清除，而角化细胞的潜伏感染却是持续存在。细胞毒制剂通过抗增生或化学破坏杀死局部接触细胞，不必考虑 HPV 感染状态，但不能用于妊娠和黏膜 HPV 感染。光力学治疗原理是通过光激活光敏剂，释放高反应性的氧离子，这种激活可以导致组织破坏而激活宿主的免疫防御，显现了一定的效果[76]。先天性免疫系统的中心环节是在树突细胞和巨噬细胞，经过抗原激活产生的特异性免疫反应识别，免疫调节因子通过调节树突细胞和巨噬细胞的功能而发挥作用。干扰素有抗增生、抗病毒和免疫调节功能，曾用在 HPV 相关病变的治疗[77]，并且在临床治疗外在性 HPV 感染的湿疣上是安全和有效的。

三、HPV 相关疫苗

HPV 感染是发展为 CINⅢ和宫颈癌的主要因素，然而，并不是所有的 HPV 感染者都发展为 CINⅢ和癌症。这主要取决于以下三个方面：病毒因素、宿主因素和环境协同因素。病毒因素指 HPV 的型别、HPV DNA 含量水平、HPV 首次感染的时间；宿主因素包括免疫功能、妊娠、激素和营养状况等；而环境协同因素则与宫颈癌的行为危险因素基本一致。现行的早期宫颈癌的筛查可早期发现宫颈癌，从而降低死亡率，但该措施并不能消除 HPV 的感染，在不发达国家尚难以普及。虽然，目前临床上普遍应用的手术治疗、放疗和化疗等方法对早期宫颈癌的治愈率已达 90%以上，但对中晚期宫颈癌的治疗仍比较困难，由此可见，研制高效廉价的 HPV 疫苗，对预防 HPV 感染和宫颈癌的治疗将具有十分重要的意义。

病毒感染可被传统的预防型疫苗控制，对 HPV 感染而言是可能的，也一直是研究的热点。对 E6、E7 和 L1 等抗原表位的深入研究，更奠定了其作为疫苗设计对象的免疫学基础。E6 蛋白的鼠 T 细胞表位主要位于锌指区及连接区（Ⅱ、Ⅲ、Ⅳ区），HLA2A2.1 则位于 N 端及第 1 锌指区（Ⅰ、Ⅱ区），抗肽抗体表位（B 细胞表位）位于连接区（Ⅲ区）。E7 蛋白的鼠 T 细胞表位多在 C 端区（Ⅲ区）（49～57 位氨基酸），HLA 表位仅在 10～33 位氨基酸和 80～98 位氨基酸，而抗肽抗体表位（B 细胞表位）则位于 10～50 位氨基酸。HPV16L1 的中和抗原表位位于其中段的 122～156、182～216、227～261、287～336 和 N 端的 32～51 位氨基酸处，这些抗原表位绝大多数是 HPV16 与其他一种或几种 HPV 型所共有[78,79]。

由于 HPV 在体外难以培养和其本身的致癌性，完整的病毒颗粒不大可能被发展为疫苗，现在研制的 HPV 疫苗大多数属于基因工程疫苗。HPV 疫苗分类从应用目的和作用效果分为：预防性、治疗性及预防性兼治疗性疫苗三类[80]。由于构建疫苗的分子基础不一，其使用的策略、所诱导的免疫反应也不一样。预防性疫苗的分子基础是 HR-HPV 的 HPV-L1、HPV-L2，构建成人类乳头瘤样病毒颗粒，没有致癌性的病毒衣壳蛋白，能诱导体液免疫反应，达到预防目的。预防性兼治疗性疫苗分子基础是HR-HPV的HPV-L1、HPV-L2、E6、E7，构建成病毒样颗粒，病毒样颗粒包裹HR-HPV的E7蛋白或E6/E7微基因，能诱导体液和细胞免疫反应。治疗性疫苗的分子构成均是以HR-HPV的E6、E7为基础，选择的载体不同，其构建的策略也有差异。HPV疫苗尽管已发展了不少类型，但如何选择高效、安全的免疫方式，便捷的免疫途径，经济、简单的疫苗尚需长期的研究。近年来HPV相关疫苗的研究已从理论阶段进入实用阶段，目前已有一些进入了临床试验阶段。

女性下生殖道HPV感染导致宫颈病变，不仅是病毒的作用，还有辅助因子和宿主自身免疫反应等多方面的因素。虽然HPV感染的流行病学和基础研究已取得了很多成就，而且疫苗的研制和应用也在发展中，但是仍有不少未知数。由于我国地域广大、人口和民族众多，不同地区、不同民族女性下生殖道HPV感染的状态和型别分布情况资料尚缺乏；HPV感染主要型别是否存在变异，变异的地区和人群特征也不清楚；HPV变异株与CIN和宫颈癌有无相关的关系，以及自然变异株的生物学行为、免疫原性和致病性改变情况等问题还尚需研究。这些问题的研究可为制定适合不同地区、不同民族妇女的CIN和宫颈癌的预防策略，CIN和HPV感染的处理规范，以及病毒疫苗的研制和应用等提供流行病学和病原学的参考资料。

（赵　健）

参考文献

[1] Pisani P, Parkin DM, Bray F, et al. Estimates of the worldwide mortality from 25 cancers in 1990. [J]. Int J Cancer, 1999, 83 (1): 18-29.

[2] 曹泽毅主编. 中华妇产科学. 2版. 北京：人民卫生出版社，2004. 2010-2080.

[3] Schiffman MH, Brinton LA. The epidemiology of cervical carcinogenesis. Cancer, 1995, 76 (10): 1888-18901.

[4] Zur Hausen H. Papillomaviruses causing cancer: evasion from host-cell control in early events in carcinogenesis. J Natl Cancer Inst, 2000, 92 (9): 690-698.

[5] Clifford GM, Smith JS, Plummer M, et al. Human papillomavirus types in invasive cervical cancer worldwide: a meta-analysis. Br J Cancer, 2003, 88 (1): 63-73.

[6] Woodman CB, Collins S, Winter H, et al. Natural history of cervical human papillomavirus infection in young women: a longitudinal cohort study. Lancet, 2001, 357: 1831-1836.

[7] Thorland EC, Myers SL, Gostout BS, et al. Common fragile sites are preferential targets for HPV16 integrations in cervical tumors. Oncogene, 2003, 22 (8): 1225-1237.

[8] Saslow D, Runowicz CD, Solomon D, et al. American Cancer Society guideline for the early detection of cervical neoplasia and cancer. CA Cancer J Clin, 2002, 52 (6): 342-362.

[9] Schlecht NF, Kulaga S, Robitaille J, et al. Persistent human papillomavirus infection as a predictor of cervical intraepithelial neoplasia. JAMA, 2001, 286 (24): 3106-3114.
[10] David Smothin. Human papillomavirus infection of the vagina. Clinical Obstetrics and Gynecology, 1993, 36 (1): 188-194.
[11] 廖秦平. 宫颈癌病因学研究新进展. 中国妇产科临床杂志, 2003, 4 (4): 243-245.
[12] Zur Hausen H, Meindof W, Scheiber W, et al. Attempts to detect virus-specific DNA sequences in human tumors nucleic acid hybridization with complementary RNA of human wart virus [J]. Int J Cancer, 1974, 13 (5): 650-656.
[13] Xi LF, Demers GW, Koutsky LA, et al. Analysis of human papillomavirus type 16 variants indicates establishment of persistent infection. J Infect Dis, 1995, 172: 747-755.
[14] 周正任主编. 医学微生物学. 6 版. 北京: 人民卫生出版社, 2003. 332-334.
[15] Disaia PJ 主编. 临床妇科肿瘤学 (英文原版). 北京: 人民卫生出版社, 2002. 5-10.
[16] 曹泽毅, 赵健, 廖秦平, 等. 人乳头状瘤病毒 16 型 E6E7 基因诱导的人子宫颈永生化上皮细胞系的建立及其生物学特性的鉴定. 中华妇产科杂志, 2004, 39 (7): 486-488.
[17] 曹泽毅, 赵健, 廖秦平, 等. 人乳头状瘤病毒与促癌物协同作用诱发人胚宫颈细胞恶性转化研究. 中华医学杂志, 2002, 82 (16): 1108-1110.
[18] Munger K, Baldwin A, Edwards KM, et al. Mechanisms of human papillomavirus-induced oncogenesis. Journal of Virology, 2004, 78 (21): 11451-11460.
[19] Giannoudis A, Herrington CS. Human papillomavirus variants and squamous neoplasia of the cervix. J Pathol, 2001, 193 (3): 295-302.
[20] Stewart AC, Eriksson AM, Manos MM, et al. Intratype variation in 12 human papillomavirus types: a worldwide perspective. J Virol, 1996, 70: 3127-3136.
[21] 杨英捷, 赵健, 廖秦平. 北京地区人乳头状瘤病毒 16 型感染及其 E6/E7 基因变异与宫颈病变的相关性. 中华实验和病毒学杂志, 2007, 21 (1): 32-34.
[22] Vaeteewoottacharn K, Jearanaikoon P, Ponglikitmongkol M. Co-mutation of HPV16 E6 and E7 genes in Thai squamous cervical carcinomas. Anticancer Res, 2003, 23 (2C): 1927-1931.
[23] Song YS, Kee SH, Kim JW, et al. Major sequence variants in E7 gene of human papillomavirus type 16 from cervical cancerous and noncancerous lesions of Korean women. Gynecol Oncol, 1997, 66 (2): 275-281.
[24] Bosch FX, Manos MM, Munoz N, et al. Prevalence of human papillomavirus in cervical cancer: a worldwide perspective. International biological study on cervical cancer (IBSCC) Study Group. J Natl Cancer Inst, 1995, 87 (11): 796-802.

[25] Franco EL. Epidemiology of anogenital warts and cancer. Obstet Gynecol Clin North Am，1996，23（3）：597-623.
[26] 罗丽兰主编. 生殖免疫学. 湖北：湖北科学技术出版社，1998. 1-10.
[27] Witkin SS. Immunology of the vagina. Clinical obstetrics and Gynecology，1993，36（1）：122-128.
[28] White WI，Wilson SD，Palmer-Hill FJ，et al. Characterization of a major neutralizing epitope on human papillomavirus type 16 L1. J Virol，1999，73（6）：4882-4889.
[29] Roden RB，Ling M，Wu TC. Vaccination to prevent and treat cervical cancer. Hum Pathol，2004，35（8）：971-982.
[30] 吴坤河，付员根，姜红. 广州市育龄妇女宫颈 HPV 分子流行病学分析. 广东医学，2004，25（4）：405-406.
[31] 蔡虹. 深圳市城区育龄妇女 HPV 感染状况调查. 中国妇幼保健，2004，11（11）：90-93.
[32] Scheffner，M，Huibregtse JM，Vierstra RD，Howley PM. The HPV-16 E6 and E6-AP complex functions as a ubiquitin-protein ligase in the ubiquitination of p53. Cell，1993，75：495-505.
[33] Koutsky L. Epidemiology of genital human papillomavirus infection. Am J Med，1997，102（5）：3-8.
[34] Munoz N. Human papillomavirus and cancer：the epidemiological evidence. J Clin Virol，2000，19（1）：1-5.
[35] De Francesco MA，Gargiulo F，Schreiber C，et al. Detection and genotyping of human papillomavirus in cervical samples from Italian patients. J Med Virol，2005，75（4）：588-592.
[36] 沈艳红，陈凤，黄曼妮，等. 我国山西省子宫颈癌高发区人乳头瘤病毒感染调查. 中国医学科学院学报，2003，25（4）：381-385.
[37] 蔡虹. 深圳市城区育龄妇女 HPV 感染状况调查. 中国妇幼保健，2004，11（11）：90-93.
[38] 赵健，杨英捷，廖秦平. 导流杂交基因芯片技术在人乳头状瘤病毒感染分型检测中的临床应用. 中华检验医学杂志，2006，29（12）：1148.
[39] Brestovac B，Harnett GB，Smith DW，et al. Human papillomavirus genotypes and their association with cervical neoplasia in a cohort of Western Australian women. J Med Virol，2005，76（1）：106-110.
[40] 杨英捷，赵健，李雪倩，廖秦平. 人乳头状瘤病毒不同亚型感染与宫颈病变的相关性. 中国妇产科临床杂志，2006，4（7）：253-256.
[41] Bosch FX，Manos MM，Munoz n，et al. prevalence of human papillomavirus in cervical cancer：A worldwide perspective. J Natl Cancer Inst 1995. J Natl Cancer Inst，1995，87：796-802.

[42] Dalstein V, Riethmuller D, Pretet JL, et al. Persistence and load of high-risk HPV are predictors for development of high-grade cervical lesions: a longitudinal French cohort study. Int J Cancer, 2003, 106 (3): 396-403.
[43] Jacobs MV, Walboomers JM, Snijders PJ, et al. Distribution of 37 mucosotropic HPV types in women with cytologically normal cervical smears: the age-related patterns for high-risk and low-risk types. Int J Cancer, 2000, 87 (2): 221-227.
[44] Burd EM. Human papillomavirus and cervical cancer. Clin Microbiol Rev, 2003, 16 (1): 1-17.
[45] Schellekens MC, Dijkman A, Aziz MF, et al. Prevalence of single and multiple HPV types in cervical carcinomas in Jakarta, Indonesia. Gynecol Oncol, 2004, 93 (1): 49-53.
[46] Lee SA, Kang D, Seo SS, et al. Multiple HPV infection in cervical cancer screened by HPVDNAChip. Cancer Lett, 2003, 198 (2): 187-192.
[47] Munoz N, Bosch FX, Sanjose S, et al. Epidemiologic classification of human papillomavirus types associated with cervical cancer. [J]. N Engl J Med, 2003, 348 (6): 518-527.
[48] Stanley MA. Prognostic factors and new therapeutic approaches to cervical cancer. Virus Res, 2002, 89 (2): 241-248.
[49] Salmeron J, Lazcano-Ponce E, Lorincz A, et al. Comparison of HPV-based assays with Papanicolaou smears for cervical cancer screening in Morelos State, Mexico. Cancer Causes Control, 2003, 14 (6): 505-512.
[50] 曹箭，潘秦镜，周彬，等. 女性下生殖道感染细胞病理学诊断的价值. 中国实用妇科与产科杂志，2003，19 (4): 212-214.
[51] Herrero R, Hildesheim A, Bratti C, et al. Population-based study of human papillomavirus infection and cervical neoplasia in rural Costa Rica. J Natl Cancer Inst, 2000, 92 (6): 464-474.
[52] Hubbard RA. Human papillomavirus testing methods. Arch Pathol Lab Med, 2003, 127 (8): 940-945.
[53] Akihiro Yamaguchi, Naoko Hashimoto, Wataru Tsutae, et al. Detection of human papillomavirus DNA by PCR/microfluorometry for screening of cervical cancer. Clinica Chimica Acta, 2002, 318: 41-49.
[54] De Francesco MA, Gargiulo F, Schreiber C, et al. Detection and genotyping of human papillomavirus in cervical samples from italian patients. Journal of Medical Virology, 2005, 75: 588-592.
[55] Namkoong SE. Clinical application of HPV typing in cervical cancer. International Journal of Gynecology & Obstetrics, 1995, 49: 559-567.
[56] Morris M, Tortolero-Luna G, Malpica A, et al. Cervical intraepithelial neoplasia and cervical cancer. Obstet Gynecol Clin North Am, 1996, 23 (2): 347-410.

[57] Hall S, Lörincz A, Shah F, et al. Human papillomavirus DNA detection in cervical specimens by hybrid capture: Correlation with cytologic and histologic diagnoses of squamous intraepithelial lesions of the cervix. Gynecologic Oncology, 1996, 62: 353-359.

[58] 赵方辉，戎寿德，乔友林. 宫颈癌及其癌前病变筛查方法现状. 中国医学科学院学报，2001，23（6）：638-641.

[59] Carvalho MO, Almeida RW, Leite FM, et al. Detection of human papillomavirus DNA by the hybrid capture assay. Braz J Infect Dis, 2003, 7 (2): 121-125.

[60] Maumoto N, Fujii T, Ishikawa M, et al. Dominant human papillomavirus 16 infection in cervical neoplasia in young Japanese women; study of 881 outpatients. Gynecol Oncol, 2004, 94: 509-514.

[61] Park TC, Kim CJ, Koh YM, et al. Human papillomavirus genotyping by the DNA chip in the cervical neoplasia. DNA Cell Biol, 2004, 23 (2): 119-125.

[62] 乌兰娜，吴瑞芳，周艳秋，等. 人乳头瘤病毒基因亚型与宫颈病变的关系. 中国妇产科临床杂志，2005，6（5）：346-350.

[63] 陶萍萍，卞美璐，欧华等. 导流杂交基因芯片技术在人乳头状瘤病毒检测中应用的研究. 中华妇产科杂志，2006，41（1）：43-47.

[64] Wright TC Jr, Cox JT, Massad LS, et al. 2001 Consensus guidelines for the management of women with cervical cytological abnormalities. JAMA, 2002, 287 (16): 2120-2129.

[65] Lee NW, Kim D, Park JT, et al. Is the human papillomavirus test in combination with the Papanicolaou test useful for management of patients with diagnoses of atypical squamous cells of undetermined significance/low-grade squamous intraepithelial lesions? Arch Pathol Lab Med, 2001, 125 (11): 1453-1457.

[66] Sherman ME, Tabbara SO, Scott DR, et al. "ASCUS, rule out HSIL": cytologic features, histologic correlates, and human papillomavirus detection. Mod Pathol, 1999, 12 (4): 335-342.

[67] zur Hausen H. Papillomaviruses in human cancers. Proc Assoc Am Physicians, 1999, 111 (6): 581-587.

[68] Wright TC Jr, Massad LS, Dunton CJ, et al. 2006 consensus guidelines for management of women with abnormal cervical cancer screening tests. AJOG, 2007, 197 (4): 346-355.

[69] Sano T, Oyama T, Kashiwabara K, et al. Expression status of p16 protein is associated with human papillomavirus oncogenic potential in cervical and genital lesions. Am J Pathol, 1998, 153 (6): 1741-1748.

[70] Klaes R, Friedrich T, Spitkovsky D, et al. Overexpression of p16 (INK4A) as a specific marker for dysplastic and neoplastic epithelial cells of the cervix uteri. Int J Cancer, 2001, 92 (2): 276-284.

[71] Cruickshank ME, Sharp L, Chambers G, et al. Persistent infection with human papillomavirus following the successful treatment of high grade cervical intraepithelial neoplasia. BJOG, 2002, 109 (5): 579-581.

[72] Wright TC Jr, Denny L, Kuhn L, et al. HPV DNA testing of self-collected vaginal samples compared with cytologic screening to detect cervical cancer. JAMA, 2000, 283 (1): 81-86.

[73] Richart RM. A modified terminology for cervical intraepithelial neoplasia. Obstet Gynecol, 1990, 75 (1): 131-133.

[74] Stanley M. Chapter 17: Genital human papillomavirus infections--current and prospective therapies. J Natl Cancer Inst Monogr, 2003, 31: 117-124.

[75] Hogewoning CJ, Bleeker MC, van den Brule AJ, et al. Pearly penile papules: still no reason for uneasiness. J Am Acad Dermatol, 2003, 49 (1): 50-54.

[76] Wierrani F, Kubin A, Jindra R, et al. 5-aminolevulinic acid-mediated photodynamic therapy of intraepithelial neoplasia and human papillomavirus of the uterine cervix--a new experimental approach. Cancer Detect Prev, 1999, 23 (4): 351-355.

[77] Cirelli R, Tyring SK. Interferons in human papillomavirus infections. Antiviral Res, 1994, 24: 191-204.

[78] Da Silva DM, Eiben GL, Fausch SC, et al. Cervical cancer vaccines: emerging concepts and developments. J Cell Physiol, 2001, 186 (2): 169-182.

[79] Steller MA. Cervical cancer vaccines: progress and prospects. J Soc Gynecol Investig, 2002, 9 (5): 254-264.

[80] Borysiewicz LK, Fiander A, Nimako M, et al. A recombinant vaccinia virus encoding human papillomavirus types 16 and 18, E6 and E7 proteins as immunotherapy for cervical cancer. Lancet, 1996, 347: 1523-1527.

第 12 章 梅毒

梅毒（syphilis）是由梅毒螺旋体引起的一种慢性传染病，主要通过性接触传染，临床表现复杂，几乎可侵犯全身各器官，造成多器官损害。由于梅毒严重的危害人类健康，是我国卫生部规定的 8 种重点防治性病之一，是《中华人民共和国传染病防治法》规定的乙类传染病。

第一节 概述

一、来源和传播

对梅毒起源一直存在争议[26,42]。普遍认为梅毒起源于美洲，是哥伦布 1493 年远航美洲返回时，由跟随他航行的水手和带回来的当地土著人将梅毒传入欧洲大陆。梅毒在欧洲传播和流行同一场战争有关。1494 年，法国国王查理八世（Charles Ⅷ）发动了收复那不勒斯的战争，因为哥伦布船队解散的探险队队员大部分投靠了法国，另有一些投靠那不勒斯，参加查理八世那不勒斯战役的士兵中，有法国人、西班牙人、德国人、瑞士人、英国人、匈牙利人、波兰人等。这些来自各国的雇佣兵在战后返回自己的家乡，也将梅毒带回各自的国家。1495 年，梅毒出现在法国和德国，同年晚些时候出现在瑞士。1496 年出现在荷兰和希腊。1497 年出现在英格兰和苏格兰。1498 年，梅毒出现在印度。1499 年出现在匈牙利、波兰和俄国。1505 年，伴随葡萄牙商人进入广州，在华南一带出现梅毒，以后从南至北蔓延，遍及中国各地。在李时珍（1518－1593 年）的著作中记载，梅毒在中国的流行次序是“自南而北，遍及海宇”。梅毒起源的第二种学说为梅毒是欧洲固有的疾病或在哥伦布之前从非洲传入欧洲。Erdal[17]对考古发掘出的公元 13 世纪尼西亚的 1 例 15 岁儿童的标本进行研究，证实当时已经存在先天梅毒，认为在哥伦布远航美洲返回前在欧洲已经存在梅毒。梅毒起源的第三种学说认为梅毒可能是欧洲固有的疾病，在 15 世纪大流行前以其他形式存在于欧洲。

二、命名变迁

梅毒的英文名称为 Syphilis（西菲利斯），来源于拉丁语。1530 年，意大利维罗那的医生、天文学家、诗人 Girolamo Fracastoro（1498－1553 年）发表了题为《西菲利斯：高卢病》（*Syphilis, sive Morbus Gallicus*）的诗作。这首诗中描述了一个名叫 Syphilus 的年轻牧羊人，因侮辱了阿波罗神，神为了报复，让这个年轻人肢体断落，骨头、牙齿暴露直到腐烂。弗莱卡斯特罗在诗中通过对这个名叫 Syphilus 的牧羊人所患病症的展示，描述了当时流行于意大利的一种性病——“高卢病”（morbus gallicus）。后来人认为，Syphilus 可能是第一位患此疾病的人，于是便把这种疾病叫做“Syphilus”。到 18 世纪后期，Syphilis 一词被广泛使用。

三、对梅毒的认识过程

1514 年，Juan de Vigo 描述了梅毒的分期，包括梅毒树胶肿，不包括心脏梅毒和神经梅毒。

1532 年，Niccolo Massa 认识到梅毒对神经的影响。

1530 年，Fracastro 发现梅毒母婴传播。

1767 年，John Hunter 在自己身上进行接种研究，感染梅毒，在 1793 年死于梅毒心脏病。

1793 年，Benjamin Bell（1749－1805 年）证明梅毒和淋病是不同的疾病。

1882 年，Fournier 提出先天梅毒的概念。

1905 年，德国微生物学家 Fritz Schaudinn（1871－1906 年）和 Eric Hoffmann（1868－1959 年）共同发现并分离了引起梅毒的微生物，他们将它命名为苍白螺旋体（treponema pallidum）。

1906 年，Wassermann（1896－1925 年）、Neisser 及 Bruck 等人建立血清检查诊断梅毒的方法。

1906 年，Reuter 在梅毒患者动脉壁发现梅毒螺旋体。

四、治疗

应用汞剂治疗梅毒开始于 15 世纪，在 16、17 世纪汞剂是治疗梅毒的最主要的方法，至 19 世纪，汞剂成了“包治百病”的灵丹妙药，被用于治疗各种溃疡。19 世纪 40 年代，碘化钾的发现和使用成为治疗梅毒的一个重大进步，它不但能治疗汞剂无效的晚期梅毒，而且为发现更有效的新治疗办法铺平了道路。

1908 年开始，德国免疫学领域的专家 Paul Ehrlich（1854－1915 年）着手研究一种更好的对付梅毒的药物。经过数百次的试验，1910 年，他终于成功地合成了治疗梅毒的新药剂，即第 606 种化合物。他将其命名为“606”（Salvarsan），该药成为医学史上治疗梅毒等病菌感染的真正意义上的有效药物，被人们赞誉为“梅毒的克星”、“神奇子弹”。使用“606”治疗梅毒，可以说是现代医学开始的一个里程碑，它鼓舞着 Ehrlich 和其他研究者们继续进行探索。

1928 年，在“606”问世后不久，Alexander Fleming（1881－1955 年）发现青霉素具有抗菌作用。1943 年 Mahoney 等把青霉素用于治疗梅毒，产生了梅毒研究史上划时代贡献，直到现在，梅毒螺旋体对青霉素仍十分敏感，可以高效快速地治疗梅毒，是最理想的药物。在美国，1947 年发生梅毒大流行时，青霉素的使用有效地控制了疾病的蔓延。

五、隔离和预防

15世纪，在欧洲出现的梅毒成为一个让所有人都感到恐怖的恶魔。染上梅毒的人，病情恶化到最后，全身溃烂、神经错乱而死。

1496年3月，在法国里昂，以“污染”严重为由，将受梅毒感染的患者全部驱逐出城墙以外；同年巴黎议会也颁布法令，勒令所有感染梅毒者必须在24小时内离开该城。在英伦三岛，苏格兰是第一批意识到性接触是传播梅毒等性病主要渠道的国家之一，为此阿伯丁郡参议会颁布法令：为保护居民免受这种来自法国疾病的传染，禁止名声不好的妇女工作，违者将被打上烙印。

1497年4月，苏格兰阿伯丁市议会命令所有妓女停止开业；同年10月，苏格兰枢密院颁布法令，将爱丁堡所有感染梅毒的居民一律流放到Inchkeith岛。

19世纪早期，法国登记鸨母和妓女，建立特别的医院诊治性病。英格兰对怀疑为妓女的人进行强制体检。1918年美国公共健康服务机构成立性病控制部。1938年美国国会通过国家性病控制法案。

六、Tuskegee梅毒研究

1932年秋，美国公共健康服务部在阿拉巴马州西部的麦肯县（Macon County，Alabama）农村，一个叫Tuskegee的地方进行了所谓的梅毒自然史研究。这是一项医学史上持续时间最长的有违知情同意原则的人体实验。有600例“患者”被选为实验对象，其中400例梅毒患者作为实验组，200例健康人（无梅毒）作为对照组。这600例实验对象开始时都进行了全面的体检，包括胸部X线和心电图检查，详细的病史记录和反复的血液检查，但并没有给予患者任何真正的治疗。甚至到1953年青霉素已成为普遍使用的药物，仍然不给这些患者使用青霉素治疗。Tuskegee梅毒研究的错误在于医学上的种族歧视，人体研究的非伦理学行为，医生的家长主义作风和政府对弱势群体的不公正待遇等。

第二节 病 原 学

梅毒的病原体是梅毒螺旋体，梅毒螺旋体因其透明不易染色故又称为苍白螺旋体（*Treponema pallidum*）。它是一种密螺旋体，呈柔软纤细的螺旋状，形如金属刨花，长6～12μm，宽0.09～0.18μm，有8～12个整齐均匀的螺旋。

梅毒螺旋体的繁殖方式有两种：①横断分裂，分裂时将躯干分裂成长短两段。这种繁殖方式是主要繁殖方式，培养条件和寄生环境中多以这种方式繁殖；②分芽子繁殖，当条件不利时，螺旋体在体旁产生芽子，脱离母体后于有利的生活条件下，从分芽子中生出丝芽，再发育成螺旋体。梅毒螺旋体的运动缓慢而有规律，有三种运动方式：①旋转式，依靠自己的长轴旋转，这是侵入人体的主要方式；②蛇行式，弯曲像蛇爬行，是常见的方式；③伸缩式，伸缩旋距移动，不断地拉长身体，使一端附着，再收缩旋距而前进。

梅毒螺旋体系厌氧微生物，在人体内可长期生存，离开人体不易生存。肥皂水及一般消毒剂如稀乙醇等均可在短时间将其杀死。梅毒螺旋体对干燥极为敏感，在干燥环境中1～2小时就会死亡。温度对梅毒螺旋体影响亦大，在41℃～42℃时可生活1～2小时，在48℃时仅半小时即失去感染力，100℃立即死亡。对寒冷抵抗力大，在0℃时，可生活48小时，如将梅毒病损标本置于冰箱内，经1周仍可致病。在低温（－78℃）保存数年，仍可保持其形态和活动性。在潮湿的器具或湿毛巾中，亦可生存数小时。在血液中4℃经3日可死亡，故在血库冰箱冷藏3日以上的血液就无传染性。在封存的生理盐水稀释的组织液中可生活10小时左右[26]。

第三节　流行病学

一、发病率

在旧中国和新中国成立初期，梅毒是主要的性病，1937年北京供血者中，梅毒占22.2%，1949年北京医学院皮肤科初诊患者中，梅毒占10.1%，1950年对解放的妓女进行调查，北京、上海和武汉地区妓女梅毒的感染率分别达84.9%、58.4%和92.3%。20世纪50年代至80年代基本不见了梅毒的踪影[8]。然而梅毒经历了30年沉寂，却于80年代以后又有了二次登陆中国的高潮。表12-1为全国统计资料中梅毒的发病率。

表12-1　全国报告的梅毒病例数及发病率

年份	梅毒例数	发病率（1/10万）
1991	1 893	0.16
1992	1 997	0.17
1993	2 016	0.18
1994	4 591	0.39
1995	11 336	0.96
1996	20 765	1.81
1997	33 673	2.78
1998	53 858	4.37
1999	80 406	6.50
2000	80 181	6.43
2001	77 245	6.11
2002	74 329	5.80
2003	72 553	5.63

（引自：龚向东，2002年；秦倩倩，2002年，2004年）

在美国，1947年发生梅毒大流行，在此之后患者数迅速下降，1977年达到最低点后又开始上升，到1991年达到最高点后再次在全国大面积下降。图12-1为1941－2004年间美国报告的梅毒病例数及发病率。

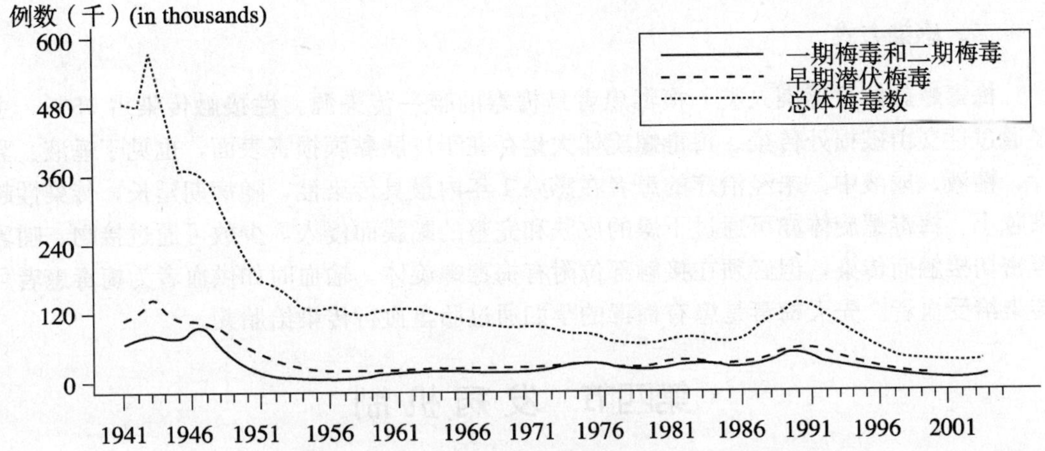

图 12-1 美国报告的梅毒病例数及发病率（1941－2004 年，CDC）

不同国家和地区不同人群女性梅毒的检出率有较大差别，发展中国家梅毒的发病率高于发达国家，这部分反映了疾病预防措施在发展中国家的缺乏程度（表 12-2）[10,12,13,15,21,23,28,30,32,39,45,49,57]。

表 12-2 不同国家和地区普通人群女性梅毒的检出率

国家或地区	梅毒的检出率	文献
英格兰	0.5/10 万	Brown AE，等，2004 年
加拿大	0.5/10 万 0.9/10 万	Weir E，Fishman D，2002 年
维也纳，奥地利	8.1/10 万 11.0/10 万	Kiss H，等，2004 年
马萨卡，乌干达	11.3%，RPR⁺/TPHA⁺ 0.7%，高滴度 RPR⁺/TPHA⁺	Orroth KK，等，2003 年
拉卡伊，乌干达	9.9%，RPR⁺/TPHA⁺ 1.4%，高滴度 RPR⁺/TPHA⁺	Orroth KK，等，2003 年
姆万扎，坦桑尼亚	8.9%，RPR⁺/TPHA⁺ 6.3%，高滴度 RPR⁺/TPHA⁺	Orroth KK，等，2003 年
姆万扎，坦桑尼亚	16.1%，TPHA⁺ 9.1%，TPHA⁺/RPR⁺ 6.4%，TPHA⁺/RPR⁺（≥1/8）	Todd T，等，2001 年
尼加拉瓜	0.7%，RPR⁺（≥1/4）	Claeys P，等，2002 年
韩国	0.3%，VDRL/FTA⁻ABS⁺	Cho YH，等，2003 年
孟加拉国	5.7%，RPR⁺/TPHA⁺	Gibney L，等，2001 年
卡尔顿维尔，南非	9.8%，TPHA⁺/RPR⁺ 18.7%，TPHA⁺/RPR⁺	Johnson LF，等，2004 年

RPR：快速血浆反应素试验；TPHA：梅毒螺旋体血凝试验；VDRL：性病研究试验

二、感染方式

梅毒螺旋体只感染人类，梅毒患者是梅毒的唯一传染源。性接触传染占 95%，主要通过性交由破损处传染。梅毒螺旋体大量存在于皮肤黏膜损害表面，也见于唾液、乳汁、精液、尿液中。未经治疗的患者在感染 1 年内最具传染性，随病期延长，传染性越来越小。梅毒螺旋体亦可通过干燥的皮肤和完整的黏膜而侵入，少数可通过接吻、哺乳等密切接触而传染，但必须在接触部位附有梅毒螺旋体。输血时如供血者为梅毒患者可传染给受血者。先天梅毒是患有梅毒的孕妇通过胎盘血行传染给胎儿。

第四节 发病机制

梅毒螺旋体从完整的黏膜和擦伤的皮肤进入人体后，数小时即侵入附近淋巴结，2～3 日经血液循环播散全身，因此，早在硬下疳出现之前就已发生全身感染及转移性病灶，故潜伏期的患者或早期梅毒患者血液都具有传染性。在人体，大约经 3 周的潜伏期，在入侵部位发生初疮，即硬下疳，这是一期梅毒。发生初疮后，机体产生抗体。由于免疫的作用，使梅毒螺旋体迅速地从病灶中清除，在感染的第 24 天后，螺旋体大部分被杀死，硬下疳自然消失，进入无症状的潜伏期，此即一期潜伏梅毒。潜伏梅毒仅能用血清试验检查出来。未被杀灭的螺旋体仍在机体内繁殖，约经 6～8 周，大量螺旋体进入血液循环引起二期早发梅毒，皮肤黏膜、骨骼、眼等器官及神经系统受损。二期梅毒的螺旋体最多，可见于许多组织内，如皮疹内、眼球的房水、淋巴结和脑脊液中，随着机体免疫应答反应的建立，抗体大量产生，螺旋体又大部分被杀死，二期早发梅毒亦自然消失，再进入潜伏状态，称为二期潜伏梅毒。此时临床虽无症状，但残存的螺旋体仍可待机活动，一旦机体抵抗力下降，螺旋体再次进入血液循环，发生二期复发梅毒。以后随着机体免疫的消长，病情活动与潜伏交替，2 年后进入晚期梅毒。表 12-3 为梅毒的分期。

表 12-3 梅毒的分期

早期梅毒：病期在 2 年以内
一期梅毒（硬下疳）
二期梅毒（全身皮疹）
早期潜伏梅毒
晚期梅毒：病期在 2 年以上
皮肤、黏膜、骨、眼等梅毒
心血管梅毒
神经梅毒
内脏梅毒
晚期潜伏梅毒

第五节 临床表现

一、一期梅毒

（一）硬下疳

初起为一小红斑，2～3 天内扩大并隆起成丘疹，后为硬结（硬结期）。因毛细血管内皮肿胀及梗塞，致皮损缺乏营养，很快糜烂或溃疡（溃疡期），损害大小自小米粒大至 10cm 直径不等。典型的硬下疳呈圆形或椭圆形，直径通常为 1～2cm，边界清楚，周围堤状隆起，疮面平整；基底呈肉红色，上有少量浆液渗出物，内含大量梅毒螺旋体，传染性很强。硬下疳边缘毛细血管扩张而成红晕，与其周围之表皮分界明显。硬下疳之边缘整齐而不下陷，这与软下疳溃疡参差不齐，边缘下陷截然不同。硬下疳的数目自 1～10 个不等，但大多数患者只有一个损害。硬下疳还有下列特点：①损害常为单个；②软骨样硬度；③不痛；④损害表面清洁。表 12-4 为女性生殖器硬下疳部位分布[7]。生殖器外硬下疳可见于口唇、扁桃体、舌、口腔、头颅、乳房、躯干、手指、手、前臂、臀和腿部。

表 12-4 女性生殖器硬下疳部位分布

部位	例数	%	部位	例数	%
Fournier，1906 年			Davies，1931 年		
大阴唇	114	45.6	子宫颈	257	44.8
小阴唇	55	22.0	大阴唇	183	32.0
阴唇系带	38	15.2	小阴唇	47	8.2
子宫颈	13	5.2	阴唇系带	33	5.8
阴蒂	10	4.0	尿道	19	3.3
阴道口	9	3.6	阴蒂	16	2.8
尿道口	7	2.8	阴道	8	1.4
阴道	1	0.4	阴道前庭	6	1.0
			大腺口	4	0.7

（二）硬化性淋巴结炎

即邻近淋巴结肿大，硬下疳出现 1～2 周后，发生腹股沟淋巴结肿大，常为单侧，不痛，较硬，无继发感染者表面无红、肿、热、痛等炎症，不化脓。一般来说，硬下疳可在 3～5 周愈合，但淋巴结炎可以持续数月。一期梅毒，除硬下疳及淋巴结肿大外，无全身症状。

二、二期梅毒

自硬下疳消失至二期梅毒疹出现前的无症状期，称为第二潜伏期。二期梅毒一般发生在感染后7～10周或硬下疳出现后6～8周，梅毒螺旋体先经淋巴系统播散，引起全身无痛性淋巴结肿大，继而进入血液循环，形成梅毒螺旋体菌血症，播散全身。由于螺旋体附着于皮肤、黏膜的微小血管上，或因其毒素作用，可引起皮肤黏膜损害，即二期梅毒疹。二期梅毒以皮肤黏膜损害为主，亦见骨骼、感觉器官及神经损害。

（一）前驱症状

二期梅毒发生之前，由于发生螺旋体菌血症，故出现全身症状，常见症状有：

1. 发热　约占5%～8%，体温一般在37.5℃～38℃间，少数可达39℃以上，多见于玫瑰疹，尤其脓疱性梅毒时体温可高达39℃～40℃，原因是机体对大量梅毒螺旋体的免疫反应。一般而言，皮疹出现后，体温自然下降。

2. 头痛及头晕　约10%的患者有头痛。局部或全头痛，常夜间开始持续头痛，头痛和头晕是脑膜刺激所引起的。

3. 骨痛、关节痛　由于胸骨、肋骨、肩胛骨、胫骨等处轻度肿胀引起，骨膜受损可出现触痛或压痛。关节痛以夜重日轻为特点。

4. 食欲差、厌食、恶心、呕吐。

5. 乏力、肌痛、咽喉痛。

（二）皮肤黏膜损害

1. 梅毒疹　二期梅毒疹共同的特征是：①皮疹泛发，分布对称，唯扁平湿疣常见于肛门，可于较晚期单独发生；②皮疹和分泌物中有大量梅毒螺旋体，传染性强；③皮疹一般无自觉症状，唯扁平湿疣可有痒痛感；大多数皮疹无破坏性。

2. 扁平湿疣　是丘疹性梅毒疹的特殊类型。约10%的二期梅毒患者出现，女性患者较男性为多。常在皱褶多汗部位，如肛门、外阴居多，腋、脐、腹股沟、指趾间及甲沟等处亦可发生损害。

3. 梅毒性秃发　约10%二期梅毒患者发生。这是毛囊受梅毒浸润所致，毛发区微细血管阻塞，供血不良引起。表现为梅毒性斑秃或弥漫性脱发。

4. 黏膜损害　见于口腔，舌、咽、喉或生殖器黏膜红肿，表面糜烂，含梅毒螺旋体极多。

表12-5为二期梅毒的临床表现[7]。

表 12-5 二期梅毒的临床表现

皮肤黏膜损害（90%）	中枢神经系统（40%）
梅毒疹	无症状
扁平湿疣（10%）	有症状
梅毒性秃发（10%）	头痛
黏膜损害	眼部症状
全身症状（70%）	口腔和咽喉（35%）
发热（5%～8%）	肾（少见）
头痛及头晕（10%）	胃肠道（少见）
骨痛、关节痛	
食欲差、厌食、恶心、呕吐	
乏力及肌痛，咽喉痛	
全身淋巴结大（常见）	

三、三期梅毒

二期梅毒结束后，在正常情况下要有半年至 1 年无症状的潜伏期，叫第三潜伏期。晚期梅毒的发生原因为早期未经治疗或治疗不彻底，机体对体内残余螺旋体的变态反应有关。最早的病例可在感染后的 2 年以后，绝大多数在感染后 3～4 年，如不充分治疗，可以延长到 5～10 年或更长。晚期梅毒发生在感染后 2 年，包括：①晚期良性梅毒，占 15%，通常指皮肤黏膜、骨骼、眼、鼻、喉等病损；②心血管梅毒，占 10%；③神经梅毒占 10%。

四、潜伏梅毒

凡有梅毒感染史，无临床症状或临床症状已消失，物理检查、胸部 X 线均缺乏梅毒的临床表现，脑脊液检查正常，而仅梅毒血清反应阳性者，称潜伏梅毒。以前的梅毒血清试验阴性结果和疾病史或接触史有助于确定潜伏梅毒的持续时间。感染时间 2 年以内为早期潜伏梅毒，2 年以上为晚期潜伏梅毒，第三类则为病期不明确的潜伏梅毒。在抗生素问世以前，未经治疗的潜伏梅毒约有 1/3 发展成显性晚期梅毒。

五、梅毒合并 HIV 感染

梅毒患者合并 HIV 感染常改变梅毒的临床病程。因为梅毒患者生殖器溃疡是获得及传播 HIV 感染的重要危险因素；而 HIV 可致脑膜病变，使梅毒螺旋体易穿过血脑屏障而引起神经梅毒。因 HIV 感染，免疫受损，早期梅毒不出现皮肤损害、关节炎、肝炎和骨炎，患者因缺乏免疫应答，表面上看来无损害，实质上他们可能正处于活动性梅毒阶段。由于免疫缺陷梅毒发展很快，可迅速发展到三期梅毒。HIV 感染还可加快梅毒发展成为早期神经梅毒，在神经受累的梅毒病例中，青霉素疗效不佳。20 世纪 60 年代和 70 年代，用过青霉素正规治疗后再发生神经梅毒的病例很少见。但近几年来，大批合并 HIV 感染的梅毒患者，发生了急性脑膜炎、颅神经异常及脑血管意外。表 12-6 为 42 例 HIV 感染合并梅毒患者的脑脊液检查结果[26]。

表 12-6 42 例 HIV 感染合并梅毒患者的脑脊液检查结果

项 目	细 胞	蛋白质（mg/dl）	糖（mg/dl）	VDRL（＋）
异常例数	29/34	28/34	11/32	31/39
异常值中位数	173	125	37	1∶4
异常值范围	8～2000	46～1000	11～42	阴性～1∶16

（Holmes KK，1999 年）

六、梅毒的自然病史

有三个研究梅毒自然病程的重要研究，它们分别是 Oslo 研究、Tuskegee 梅毒研究和 ROAHN 研究。表 12-7 为 Tuskegee 未治疗梅毒研究中患者 20 年和 30 年的随诊结果[26]。图 12-2 为未治疗梅毒的自然病史。

表 12-7 Tuskegee 梅毒研究组患者的自然病史

类型	20 年随诊（n=159）	30 年随诊（n=90）
良性晚期	6（4%）	1（1%）
心血管	10（6%）	7（8%）
动脉瘤	3	
主动脉功能不全	5	
主动脉瘤	2	
神经	7（4%）	3（3%）
麻痹	2	
脊髓痨	1	
视神经萎缩	2	
脊髓痨、视神经萎缩	2	
脊髓痨、视神经萎缩、动脉瘤	1	
合计	23（14%）	11（12）

（Holmes KK，1999 年）

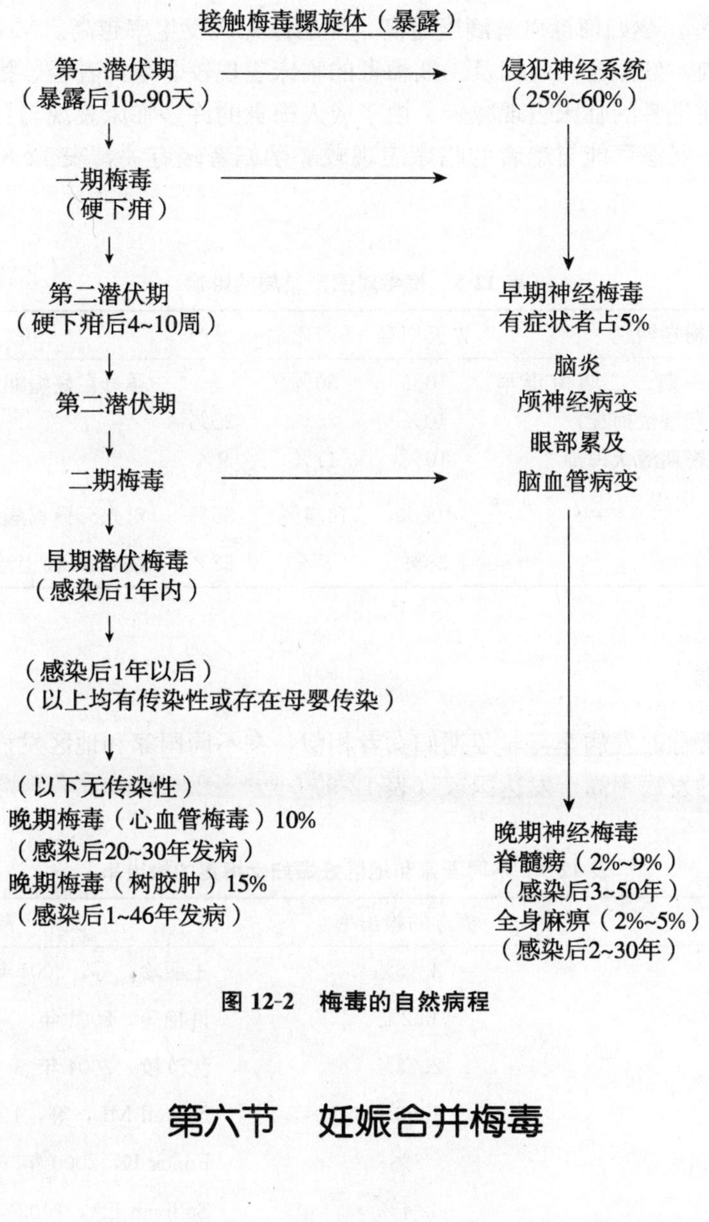

图 12-2 梅毒的自然病程

第六节 妊娠合并梅毒

一、概述

从妊娠 2 周开始梅毒螺旋体即可感染胎儿引起流产。妊娠 16～20 周后梅毒螺旋体可通过感染的胎盘播散到胎儿所有器官，引起肺、肝、脾、胰和骨骼病变而致死胎、死产或早产[1,4,6,14,16,20,27,35,36,38,48]。未经治疗的一期梅毒及二期梅毒，早产率及先天梅毒发生率均达 50%；早期潜伏梅毒时早产及先天梅毒发生率分别达 20%及 40%；晚期潜伏梅毒时，先天梅毒发生率达 10%。McFarlin 等[37]报道，在早孕期进行治疗，先天梅毒发生率为 16.1%，在孕 25 周以后治疗，先天梅毒发生率达 46.4%。病期在 1 年以内者，应用苄星青霉素 240 万 U 单次及 3 次治疗后，先天梅毒发生率分别为 26.7%及 30%；病期不明时，苄星青霉素 240 万 U 单次及 3 次治疗后，先天梅毒发生率分别为

67.9%及48.6%。孕妇梅毒血清滴度越高，死胎或死产发生率越高。Moore观察到，在抗生素时代以前，妊娠合并一期及二期梅毒的临床表现较非孕妇者轻，推论妊娠可能产生某种物质，使患者的临床表现减轻。由于成人梅毒的许多临床表现与免疫有关，孕妇的暂时免疫抑制状态可能与患者的临床表现较非孕妇者轻有关，表12-8为梅毒对围产结局的影响[48]。

表12-8 梅毒对围产结局的影响

作者	梅毒期别	先天梅毒	围产死亡	早产	说明
Fiumara，等	一期、二期梅毒早	50%	50%	—	孕母在妊娠期未诊断和治疗
	期潜伏梅毒	40%	20%	20%	
	晚期潜伏梅毒	10%	11%	9%	
Ricci，等		100%	46.4%	85%	对先天梅毒病例的分析
Macfarlin，等		38%	8%	28%	按CDC梅毒治疗方案治疗后

二、发病率

妊娠合并梅毒的发病率与非孕期妇女者相似，在不同国家和地区发病率也不同，发展中国家梅毒的发病率高于发达国家（表12-9）[6,13,18,38,40,46,56]。

表12-9 不同国家和地区妊娠妇女梅毒的检出率

国家或地区	梅毒的检出率	文献
上海，中国	3.16‰	王丽珍，等，2001年
海南，中国	6.2‰	许艳等，2001年
北京，中国	2.73‰	沈汝汝，2004年
伦敦	2.06‰	Newell ML，等，1999年
肯尼亚	7%	Fonck K，2000年
瓦努阿图	2.4%	Sullivan EA，2003年
乌干达	3.3%	Gray H，2001年
坦桑尼亚	2.5%～17%	Watson-Jones D，2002
莫桑比克	15.7%～20.1%	Osman NB，等，2000年

三、孕期驱梅治疗失败的因素

青霉素能够通过胎盘，对胎儿无毒副作用，是预防先天梅毒的理想抗生素，能够预防超过98%的先天梅毒。Sheffield等[58]研究分析妊娠合并梅毒在孕期经过驱梅治疗后出生的新生儿先天梅毒的母婴特征指出，尽管青霉素能够有效治疗妊娠合并梅毒及预防先天梅毒，但仍存在应用青霉素治疗妊娠梅毒失败和发生先天梅毒的可能性。孕妇治疗失败的因素包括：妊娠合并梅毒期别、治疗和分娩时孕妇血清 VDRL 滴度、开始治疗时的孕周及开始治疗至分娩的时间。

第七节 先天梅毒

一、概述

先天梅毒（也称胎传梅毒）为梅毒螺旋体通过胎盘所致的胎儿先天感染，常为全身受累。妊娠合并梅毒在妊娠 16 周以前得到充分治疗时，几乎可完全预防先天梅毒儿发生；在妊娠 20～24 周时开始充分治疗，可能治愈胎儿梅毒，但不能预防所有先天梅毒儿出生，在妊娠晚期才开始治疗时，将有相当数量的先天梅毒儿出生[5,22]。

二、临床表现

先天梅毒包括早期先天梅毒（出生前至生后 2 年内发病）、晚期先天梅毒及先天潜伏梅毒。分述如下：

（一）早期先天梅毒

从出生到生后 3 个月内发病，多数在生后 5 周内发病。某些严重宫内感染胎儿可发生胎死宫内。尽管应用抗生素治疗，部分患儿在新生儿早期死亡。部分受感染的新生儿可无任何临床表现，直到以后出现多器官受累的临床表现。主要包括：

1. 营养障碍　消瘦、发育营养差、脱水、皮肤松弛、貌似老人及躁动不安及表情痛苦。

2. 皮肤黏膜损害　包括水疱-大疱性皮损、扁平湿疣及口角及肛周放射状皲裂或瘢痕。

3. 鼻炎　流涕、鼻孔被排出的带有血的黏液堵塞，呼吸及吸吮困难，可损及鼻骨，最后发生鼻中隔穿孔或鞍鼻。

4. 骨损害　包括梅毒性指炎、骨髓炎、骨软骨炎及骨膜炎等，约 95%以上的先天梅毒儿可在生后 4 周内通过长骨 X 线片发现干骺端病变而确诊。

5. 肝脾大、腹水、黄疸及皮肤紫癜等。

6. 其他　包括淋巴结肿大、水肿、视网膜炎、肺炎、心肌炎及肾炎等。

（二）晚期先天梅毒

是先天梅毒的晚期表现，生后 5～8 岁发病，13～14 岁多种症状相继出现，晚发症状在 20 岁或更晚期出现。主要表现为梅毒螺旋体感染胎儿全身器官（如牙齿、骨骼、眼及脑神经等）的后遗症。包括：

1. 皮肤黏膜病损如树胶肿。

2. 骨骼病损如关节积水（Clutton 关节）、骨髓炎、骨软骨炎、骨膜炎及 Hutchinson 齿等。

3. 神经性耳聋，为第 8 对脑神经受损所致。

4. 间质性角膜炎等。其中 Hutchinson 齿、神经性耳聋及间质性角膜炎合称为 Hutchinson 三征，有诊断意义。

(三) 先天潜伏梅毒

患儿无临床症状，但梅毒血清学检查为阳性。

Genc 和 Ledger 综合了先天梅毒的表现（表 12-10）[22]。

表 12-10　先天梅毒的表现

早期	发生率（%）
骨骼 X 线异常	61%
肝大	51%
脾大	49%
瘀点（petechiae）	41%
皮肤损害	35%
贫血	34%
淋巴结大	32%
黄疸	30%
假性麻痹	28%
婴儿鼻塞（snuffles）	23%
晚期	
腭骨凸出	30%～87%
腭骨变形	76%
牙齿营养不良	55%
鼻骨畸形	10%～30%
骨骼 X 线异常	30%～46%
神经梅毒	1%～5%
神经性耳聋	3%～4%
间质性角膜炎	20%～50%
关节病变	1%～3%

三、预防先天梅毒失败的因素

Warner 等[53]调查了 157 例先天梅毒（包括活产及死产）的病历记录指出，对于先天性梅毒高危产妇的产检，应注意以下几个问题：梅毒血清学试验须在第 1 次产检及孕晚期各做 1 次。早期明确诊断，及时诊断。对青霉素过敏的患者给予恰当的治疗。治疗性伴以防再感染。对所有急诊孕妇进行梅毒血清学试验。先天梅毒发生有关的因素包括：单亲母亲、患性传播疾病、贫困及吸毒孕妇；没有充分产前保健或虽有产前保健但未做梅毒血清筛查；没有症状或梅毒血清滴度高者；部分病例因近期感染梅毒，筛查时血清抗体尚未形成而遗漏者；及病情不清者。

第八节　诊断和鉴别诊断

一、症状和体征

1. 性病接触史
2. 临床表现
（1）硬下疳。
（2）丘疹斑及脓疱等皮疹。
（3）神经梅毒、树胶肿及马鞍鼻等。

二、辅助检查

（一）病原学检查

病损分泌物做涂片，用银染色法染色后镜检，或用暗视野法检查活螺旋体，阳性者即可确诊。

（二）梅毒血清试验

用非螺旋体抗原试验如快速血浆反应素试验（RPR 试验）或血清不需加热反应素玻片试验（USR 试验）或性病研究试验（VDRL 试验）做筛查，如果阴性，只有怀疑患者有梅毒时才进一步检查。确诊需做血清螺旋体抗原试验。血清螺旋体抗原试验的抗原为梅毒螺旋体本身，以检查血清中抗螺旋体的特异性抗体。目前常用的确诊试验包括：荧光螺旋体抗体吸附试验（FTA-ABS-9S 试验）及梅毒螺旋体血凝反应试验（TPHA 试验）。表 12-11 为两类血清试验检测梅毒的敏感性和特异性[36]。

表 12-11　两类血清试验检测梅毒的敏感性和特异性

试　验	敏感性					特异性
	一期	二期	晚期潜伏	早期潜伏	治疗后	
筛选试验						
RPR/ VDRL	70%～80%	95%～100%	50%～60%	60%～70%	10%～50%	98%
确诊试验						
TPHA/TPPA	70%～80%	100%	100%	100%	98%～99%	99%
EIA	85%～90%	100%	100%	100%	98%～99%	—
FTA-ABS	85%～90%	100%	100%	100%	95%～98%	97%

（三）假阳性反应和假阴性反应

技术性假阳性系抗原敏感性过高、血清标本弄错、溶血、细菌污染或实验室技术不熟练等所致。生物学假阳性系机体某些疾病或非疾病状态下所出现的假阳性反应。其中非梅毒螺旋体抗原血清试验更易出现假阳性反应。一般而言，假阳性反应稀释度低，很少超过1∶8。急性生物学假阳性反应多在6个月内转阴，而慢性生物学假阳性反应可持续6个月以上或数年或终生阳性。急性生物学假阳性反应主要见于以下疾病：如麻疹、水痘、风疹、传染性单核细胞增多症、上呼吸道感染、肺炎球菌肺炎、亚急性细菌性心内膜炎、活动性肺结核、斑疹伤寒、疟疾及钩端螺旋体病等。慢性生物学假阳性反应主要见于系统性红斑狼疮、盘状红斑狼疮、自身免疫性溶血性贫血、类风湿性关节炎、风湿性心脏病、混合性结缔组织病、生殖器疱疹、糖尿病、结肠癌、淋巴瘤、脑膜瘤和妊娠等。

技术性假阴性系由技术操作不当或抗原敏感性过低所致。生物学假阴性系机体尚未出现反应素或反应素水平过低所致。见于硬下疳出现2～3周内或晚期梅毒。另外，在不到1%的二期梅毒患者中，用其未稀释血清作RPR呈阴性或弱阳性反应，而把血清高度稀释后反而为阳性，即前带现象（prozone phenomenon），其产生与血清中反应素浓度过高，从而抑制阳性反应有关。

（四）脑脊液检查

包括脑脊液快速血浆反应素试验（RPR）、细胞计数及蛋白测定等。表12-12示需要脑脊液检查除外神经梅毒的情况[14,33]。

表12-12 需要脑脊液检查除外神经梅毒的情况

- 神经系统或眼部症状和体征
- 其他活动性梅毒的证据如动脉炎、虹膜炎
- 治疗失败
- HIV感染
- 非梅毒螺旋体抗原血清试验抗体效价≥1∶32（除明确病期1年者外）

（五）宫内诊断

Wendel等[54]报道在2例感染梅毒孕妇羊水中看到活动的螺旋体。应用PCR检测羊水中梅毒螺旋体对诊断宫内感染的特异性达100%。Hill等[25]及Stain等[47]应用超声波检查见到先天梅毒胎儿的巨脾、胃肠道梗阻及巨大胎盘。妊娠合并梅毒胎儿明显受累（如超声波检查见到胎儿腹水）常常提示预后不良。

（六）先天梅毒的诊断

1. 新生儿期诊断先天梅毒的困难　①在新生儿期只有极少数先天梅毒患儿出现症状，部分未经治疗或治疗不及时或不彻底的先天梅毒患儿在以后出现症状，而另一部分先天梅毒患儿可一直无症状；②因母血梅毒螺旋体IgG抗体可经胎盘到胎儿，故脐血或新生儿血梅毒血清学不能单独确诊。脐血或新生儿血中梅毒血清学滴度高于母血4倍，可诊断新生儿受感染。IgM不通过胎盘，IgM升高可反映胎儿或新生儿感染。抗

梅毒螺旋体 IgM 抗体试验目前已在临床应用；③诊断先天梅毒缺乏金标准，常需根据临床、X 线检查及血清学等综合分析进行诊断。

2. 先天梅毒的辅助诊断方法　死胎怀疑先天梅毒时，可取胎儿、脐带或胎盘组织用特殊银染或免疫荧光技术检测梅毒螺旋体进行诊断。在胎儿尸体自溶时，对胎儿作全身长骨 X 线检查，发现胎儿有骨软骨炎或骨膜炎对诊断有帮助。胎盘检查对发现先天梅毒有重要意义。梅毒胎盘主要表现包括巨大胎盘、局灶性绒毛炎、血管增生及坏死性脐带炎，胎盘绒毛相对不成熟；在胎盘组织中找到梅毒螺旋体也可确诊先天梅毒。

3. 先天梅毒的诊断依据　①家庭史，母亲患梅毒；②有典型损害和体征；③实验室检查，从损害、鼻分泌物或胎盘脐带取材查到梅毒螺旋体；④梅毒血清试验阳性（即非梅毒螺旋体血清抗体滴度较其母亲的滴度增高 4 倍或更高）；⑤基因检测梅毒螺旋体 DNA 阳性。

（七）鉴别诊断

本病应与软下疳、性病淋巴肉芽肿、腹股沟肉芽肿等三种性病相鉴别。外阴癌、宫颈癌、白塞综合征亦应与本病鉴别。

第九节　治　疗

一、非孕期梅毒

（一）治疗原则

梅毒的治疗原则包括及时及早治疗和规则足量治疗。并应在治疗后进行足够长时间的追踪观察。

对在前 3 个月内接触过传染性梅毒患者的性伴侣进行检查、确诊及治疗，早期梅毒在治疗期间禁止性生活。

早期梅毒在治疗 1 年内每 3 个月复查 1 次，此后每半年复查 1 次，共连续随诊 2～3 年。如发现复发应及时加倍治疗。晚期梅毒在治疗后应延长随诊时间，神经梅毒和心脏梅毒常常需要终生随访[4,11,24,41,44,50,52]。

（二）抗菌药物治疗

对非过敏患者，胃肠外应用青霉素系各期梅毒的首选疗法。常用的青霉素制剂、剂量和疗程随梅毒的病期而有所不同。治疗梅毒的常用抗生素如下：

1. 青霉素　对螺旋体有抗菌活性，为杀菌剂，水剂青霉素（即青霉素 G）注射后 15～30 分钟达到血清高峰浓度，半衰期为 0.5 小时，脑脊液通透性好。苄星青霉素，为长效青霉素，肌注苄星青霉素 240 万 U 后 240 分钟达到血清高峰浓度，14 日血清浓度为 0.12 μg/ml，28 日血浆中仍可测到药物，脑脊液通透性差。普鲁卡因青霉素，为长效青霉素。肌注 30 万 U 后 2 小时可达到血清高峰浓度，为 1.6 μg/ml，24 小时仍可测到药物，脑脊液通透性差。

2. 多西环素　口服吸收率超过 90%，口服 200 mg 后 2～4 小时血药浓度达峰值，为 3～4 μg/ml，半衰期为 12～22 小时。

3. 阿奇霉素 口服吸收好，半衰期为 68 小时。

4. 阿莫西林 口服可吸收 75%～90%，口服 500 mg 后的血药峰浓度为 10.8 μg/ml，达峰时间为 2 小时，丙磺舒可延缓阿莫西林从肾脏排泄。

5. 红霉素 口服 200～250mg 后 2～3 小时血药浓度达峰值，一般低于 1 μg/ml。

（三）梅毒的治疗方案[3,29]

1. 一期梅毒、二期梅毒及病期在 1 年内的潜伏梅毒

（1）青霉素类

中国：苄星青霉素 240 万 U，1 次/周，肌注，共 2～3 次。普鲁卡因青霉素 80 万 U，1 次/日，肌注，连续 10～15 日。

美国：苄星青霉素 240 万 U，1 次/周，肌注，共 1 次。儿童：苄星青霉素 5 万 U/kg，最大剂量 240 万 U，1 次/周，肌注，共 1 次。

欧洲：苄星青霉素 240 万 U，1 次/周，肌注，共 1 次。普鲁卡因青霉素 60 万 U，1 次/日，肌注，连续 10～14 日。

英国：普鲁卡因青霉素 60 万 U，1 次/日，肌注，连续 10～14 日。苄星青霉素 240 万 U，1 次/周，肌注，共 1～2 次。口服青霉素方案：阿莫西林 500mg，4 次/日，丙磺舒 500mg，4 次/日，口服，连续 14 日。

俄罗斯：一期梅毒：苄星青霉素 240 万 U，1 次/周，肌注，共 2 次。普鲁卡因青霉素 120 万 U，1 次/日，肌注，连续 10 日。水剂青霉素 100 万 U，4 次/日，肌注，连续 10 日。二期梅毒：苄星青霉素 240 万 U，1 次/周，肌注，共 3 次。普鲁卡因青霉素 120 万 U，1 次/日，肌注，连续 10 日。水剂青霉素 100 万 U，4 次/日，肌注，连续 20 日。

（2）非青霉素类

中国：四环素 500mg 4 次/日，口服，连续 15 日。多西环素 100mg，2 次/日，口服，连续 15 日。红霉素 500mg，4 次/日，口服，连续 15 日。

美国：多西环素 100mg，2 次/日，口服，连续 14 日。四环素 500mg，4 次/日，口服，连续 14 日。头孢曲松 1g，1 次/日，肌注，连续 10 日。阿奇霉素 2g，单次口服（效果未肯定）。

欧洲：头孢曲松 250～500mg，1 次/日，肌注，连续 10 日。多西环素 200mg，1 次/日，口服，连续 14 日。多西环素 100mg，2 次/日，口服，连续 14 日。四环素 500mg，4 次/日，口服，连续 14 日。红霉素 500mg，4 次/日，口服，连续 14 日。阿奇霉素 500mg，1 次/日，口服，连续 10 日。

英国：多西环素 200mg，1 次/日，口服，连续 14 日。红霉素 500mg，4 次/日，口服，连续 14 日。阿奇霉素 500mg，1 次/日，口服，连续 10 日。头孢曲松 500mg，1 次/日，肌注，连续 10 日。

俄罗斯：一期梅毒：多西环素 200mg，1 次/日，口服，连续 15 日。阿奇霉素 500mg，1 次/日，口服，连续 10 日。头孢曲松 250mg，1 次/日，肌注，连续 10 日。二期梅毒：多西环素 200mg，1 次/日，口服，连续 30 日。阿奇霉素 500mg，1 次/日，口服，10 日。头孢曲松 500mg，1 次/日，肌注，连续 10 日。

2. 病期在1年以上或病期不清的潜伏梅毒、心血管梅毒或梅毒树胶肿

(1) 青霉素类

中国：苄星青霉素240万U，1次/周，肌注，共3次。普鲁卡因青霉素80万U，1次/日，肌注，连续20日。心血管梅毒：应住院治疗，如有心力衰竭，应予以控制后再开始抗梅治疗。为避免Jarisch-Herxheimer反应的发生，青霉素注射前一日口服泼尼松，10mg/次，2次/日，连续3日。水剂青霉素应从小剂量开始，逐渐增加剂量。首日10万U，1次/日，肌注；次日10万U，2次/日，肌注；第3日，20万U，2次/日，肌注；自第4日用普鲁卡因青霉素，80万U，肌注，1次/日，连续15日，总量1 200万U，共两个疗程，疗程间休药2周。必要时可给予多个疗程。

美国：苄星青霉素240万U，1次/周，肌注，共3次。儿童：苄星青霉素5万U/kg，最大剂量240万U，1次/周，肌注，共3次。

欧洲：苄星青霉素240万U，1次/周，肌注，共3次。普鲁卡因青霉素60万U，1次/日，肌注，连续17～21日。

英国：普鲁卡因青霉素60万U，1次/日，肌注，连续17日。苄星青霉素240万U，1次/周，肌注，共3次。口服青霉素方案：阿莫西林2g，3次/日，丙磺舒，500mg，4次/日，口服，连续28日。

俄罗斯：水剂青霉素100万U，4次/日，肌注，连续28日，间隔2周，继续前面治疗28日。奴佛卡因青霉素60万U，1次/日，肌注，连续28日，间隔2周，继续前面治疗14日。普鲁卡因青霉素120万U，1次/日，肌注，连续20日，间隔2周，继续前面治疗10日。晚期内脏梅毒，水剂青霉素40万U，8次/日，肌注，连续28日，间隔2周，继续前面治疗14日。奴佛卡因青霉素60万U，2次/日，肌注，连续28日，间隔2周，继续前面治疗14日。普鲁卡因青霉素120万U，1次/日，肌注，连续28日，间隔2周，继续前面治疗14日。

(2) 非青霉素类

中国：四环素500mg，4次/日，口服，连续30日。多西环素100mg，2次/日，口服，连续30日。红霉素500mg，4次/日，口服，连续30日。心血管梅毒：四环素500mg，4次/日，口服，连续30日；多西环素100mg，口服，每日2次，连续30日；或红霉素500mg，4次/日，口服，连续30日。

美国：多西环素100mg，2次/日，口服，连续28日。四环素500mg，4次/日，口服，连续28日。

欧洲：多西环素200mg，1次/日，口服，连续21～28日。多西环素100mg，2次/日，口服，连续21～28日。四环素500mg，4次/日，口服，连续28日。红霉素500mg，4次/日，口服，连续28日。

英国：多西环素200mg，1次/日，口服，连续28日。多西环素100mg，2次/日，口服，连续28日。

俄罗斯：头孢曲松1～2g，1次/日，肌注，连续14日。

3. 神经梅毒

(1) 青霉素类

中国：住院治疗，为避免Jarsch-Herxheimer反应，可在青霉素注射前1日口服泼尼松10mg，2次/日，连续3日。水剂青霉素200万～400万U，每4小时1次，连续10～14日。继以苄星青霉素240万U，1次/周，肌注，共3次。或普鲁卡因青霉素240万U，1次/日，同时口服丙磺舒500mg，4次/日，连续10～14日。继以苄星青霉素240万U，1次/周，肌注，共3次。

美国：青霉素1800万～2400万U，分6次/日或持续静脉滴注，肌注，连续10～14日。继以苄星青霉素240万U，1次/周，肌注，共3次。普鲁卡因青霉素240万U，1次/日，肌注，丙磺舒500mg，4次/日，口服，连续10～14日。继以苄星青霉素240万U，1次/周，肌注，共3次。青霉素过敏者脱敏后应用青霉素。

欧洲：水剂青霉素200万～400万U，6次/日，静脉滴注，连续10～21日。水剂青霉素15万U/(kg·d)，分6次/日，静脉滴注，10～14日。普鲁卡因青霉素120万～240万U，1次/日，肌注，丙磺舒500mg 4次/日，口服，连续10～21日。

英国：普鲁卡因青霉素120万～240万U，1次/日，肌注，丙磺舒500mg 4次/日，口服，连续17日。阿莫西林2g，3次/日，丙磺舒，500mg，4次/日，口服，连续10日。水剂青霉素1800万～2400万U，分6次/日，静脉滴注，连续17日。

俄罗斯：早期神经梅毒：水剂青霉素1000万U，2次/日，静脉滴注，连续14日。水剂青霉素200万～400万U，6次/日，静脉滴注，连续14日。早期内脏梅毒：水剂青霉素100万U，4次/日，肌注，连续20日。奴佛卡因青霉素60万U，2次/日，肌注，连续20日。普鲁卡因青霉素120万U，1次/日，肌注，连续20日。晚期内脏梅毒：水剂青霉素40万U，8次/日，肌注，连续28日，间隔2周，继续前面治疗14日。奴佛卡因青霉素60万U，2次/日，肌注，连续28日，间隔2周，继续前面治疗14日。晚期神经梅毒：水剂青霉素1000万U，2次/日，静脉滴注，连续14日，间隔2周，继续前面治疗14日。

（2）非青霉素类

中国：四环素500mg，4次/日，口服，连续30日；多西环素100mg，2次/日，口服，连服30日；红霉素500mg，4次/日，口服，连续30日。

美国：头孢曲松2g，1次/日，肌注/静脉滴注，连续10～14日。

欧洲：多西环素200mg，2次/日，口服，连续28～30日。

英国：多西环素200mg，2次/日，口服，连续28日。

俄罗斯：头孢曲松1～2g，1次/日，肌注/静脉滴注，连续14日。

（四）梅毒合并HIV感染

各期梅毒均首选青霉素疗法。对有青霉素过敏史者可给予脱敏，然后应用青霉素治疗。

尽管对早期梅毒应用苄星青霉素进行了充分治疗，但已感染HIV的患者可继续发展成神经梅毒。专家建议所有HIV感染合并梅毒的患者，不论其梅毒处于临床哪期，均做脑脊液检查和（或）按神经梅毒进行恰当的治疗。对所有病例均必须随诊，以保证妥善治疗。

对已感染HIV的梅毒患者，应随临床需要于治疗后1、2、3、6、9和12个月时进行定量特异性梅毒螺旋体血清学试验（VDRL，RPR）动态检查。早期梅毒患者，若滴度增高或在6个月内不能下降3/4者，则应做脑脊液检查，并给予治疗。此类患者脑脊液的异常有可能为HIV相关性感染、神经梅毒或两者的共同结果所致，应保证随诊。

（五）治疗后血清学变化

早期梅毒（一期、二期）经足量规则抗梅治疗后3个月，RPR试验抗体滴度下降2个稀释度，6个月后下降4个稀释度。一期梅毒1年后转为阴性，二期梅毒2年后转为阴性。晚期梅毒治疗后血清滴度下降缓慢，2年后约50%患者血清反应仍阳性。

经过抗梅治疗后，非螺旋体抗原血清试验（如RPR或USR试验）在一定时期内不转为阴性称为血清固定（seroresistance）。早期的血清固定常与治疗量不足或不规则治疗、复发、再感染或有神经系统梅毒等因素有关。晚期的血清固定与梅毒的类型及开始治疗的时间早晚有关。晚期血清固定患者已经足够量的治疗后，即使再予更多地或无限制地治疗也不能使血清滴度降低。对于这种患者，在经过详细的检查，特别是在除外神经、心脏与其他内脏梅毒后，应停止治疗，定期随访。

（六）对梅毒治疗方案的评价

水剂青霉素的半衰期仅为半小时，很难维持血液有效浓度，应用水剂青霉素治疗、疗程不足和疗程不规则常导致三期梅毒发生，不主张用水剂青霉素治疗神经梅毒以外的各期梅毒。长效青霉素如苄星青霉素和普鲁卡因青霉素肌注后，在组织中形成储药库，在12小时至数日内缓慢释放出青霉素被机体吸收，保持有效血液和组织药物浓度，是治疗梅毒的理想药物。非青霉素类如四环素和红霉素由于副作用大，目前已较少用于治疗梅毒。长半衰期四环素如米诺环素、多西环素和长半衰期红霉素如阿奇霉素可用于对青霉素过敏患者的治疗。头孢曲松为长半衰期头孢菌素，也可用于治疗各期梅毒，但经验较少。多数研究结果未提示头孢曲松和阿奇霉素治疗梅毒的效果优于青霉素，故对青霉素无过敏者仍首选青霉素类治疗各期梅毒。

（七）随访与复治

早期梅毒经充分治疗，应随访2～3年。治疗后第1年内每3个月复查1次，包括临床与血清学（如RPR），以后每半年复查1次。随访期间严密观察其血清反应滴度下降与临床情况。早期梅毒治疗后，如有血清复发（血清反应由阴转阳，或滴度升高2个稀释度，如RPR试验阴转后滴度又超过1∶8者）或临床症状复发，除应即加倍剂量进行复治外，还应做腰穿脑脊液检查以观察中枢神经系统有无梅毒感染。如血清阳性而无临床复发征象者，也应根据具体情况考虑检查脑脊液，以除外无症状性神经梅毒的可能性。

晚期梅毒与晚期潜伏梅毒患者如疗后血清阳性，需随访3年以判断是否终止观察。

妊娠期梅毒早期梅毒治疗后，在分娩前应每月检查1次梅毒血清反应，如3个月内血清反应滴度未下降2个稀释度或上升，应予复治。分娩后按一般梅毒病例进行随访。

神经梅毒治疗后3个月做1次临床、血清学及脑脊液检查，以后每6个月检查1次，直到脑脊液变化转为正常，此后每年复查1次，至少3年。

（八）特殊问题

1. 流行病学治疗　梅毒的潜伏期较长，一般为10～90日，反复接触者感染率达

90%。许多治疗失败与再感染有关，故有必要对梅毒患者的性伴同时检查和治疗，对梅毒患者性伴常规同时治疗称流行病学治疗。

2. 药物剂量和疗程的关系　梅毒螺旋体的复制周期为 30～33 小时，对青霉素非常敏感，一般认为青霉素浓度超过 0.03U/ml 可杀灭梅毒螺旋体，但这一浓度需要至少保持 7～10 日，青霉素有效血清浓度为 0.016～1.0U/ml，增加浓度可提高疗效，但超过上述有效浓度范围将不再提高疗效。在晚期梅毒，螺旋体处于相对不活动状态，分裂繁殖一代需要更长时间，故只有延长疗程才可能提高疗效。

3. 血清固定　血清固定是指经过抗梅治疗后，非螺旋体抗原血清试验（如 RPR）在一定时期内不转为阴性。早期血清固定常与治疗量不足或不规则治疗、复发、再感染或有神经系统梅毒等因素有关。晚期血清固定与梅毒的类型及开始治疗时间早晚有关。晚期血清固定患者经足够量的治疗后，即使再予更多地或无限制地治疗也不能使血清滴度降低。对于这种患者，在经过详细的检查，特别是在除外神经、心脏与其他内脏梅毒后，应停止治疗，定期随访[7]。俄罗斯对血清固定者提出以下治疗方案：

（1）水剂青霉素 100 万 U，6 次/日，连续 20 日。

（2）普鲁卡因青霉素 120 万 U，1 次/日，肌注，连续 20 日。

（3）奴佛卡因青霉素 60 万 U，2 次/日，肌注，连续 20 日。

（4）苄星青霉素 240 万 U，1 次/周，肌注，共 3 次。

（5）头孢曲松 1g，1 次/日，肌注/静脉滴注，连续 10 日。

4. 隐性神经梅毒　Rolfs 等[43]对 131 例早期梅毒患者取脑脊液检测，从 24%的患者脑脊液中检测出梅毒螺旋体，其中一期梅毒脑脊液梅毒螺旋体检测出率为 40%，二期梅毒脑脊液梅毒螺旋体检测出率为 23%，早期潜伏梅毒脑脊液梅毒螺旋体检测出率为 20%。治疗前脑脊液梅毒螺旋体阳性者中治疗后仍阳性者占 46%。但治疗前脑脊液梅毒螺旋体检测阳性者的临床和血清学治愈率与阴性者并无区别。

5. HIV 感染　梅毒可促进 HIV 的感染和传播。而且，联合感染的患者，其梅毒的临床表现、血清学、疗效及并发症的发生亦均随之而发生变化。对所有梅毒患者均应告知其有关的危险性，并鼓励进一步作抗体检测。联合感染的患者，应给予相应处理。HIV 感染合并梅毒者神经梅毒和治疗失败率增高，美国有专家建议对 HIV 感染合并早期梅毒选用苄星青霉素 240 万 U，1 次/周，肌注，共 3 次。并建议对 HIV 感染合并梅毒者在治疗前常规进行脑脊液检查。

二、妊娠合并梅毒

（一）治疗方案[4]

1. 青霉素类

中国：根据孕妇梅毒分期不同，采用相应青霉素方案治疗，必要时可增加疗程。①一期梅毒、二期梅毒、潜伏梅毒、心血管梅毒或梅毒树胶肿：普鲁卡因青霉素 80 万 U/日，肌注，连续 10 日，在妊娠初 3 个月内治疗一个疗程，妊娠末 3 个月治疗一个疗程。②神经梅毒：住院治疗，为避免 Jarisch-Herxheimer 反应，在青霉素注射前 1 日口服泼尼松 10mg/次，2 次/日，连续 3 日。水剂青霉素，每日1 200万～2 400万 U，静脉滴注，即每次200万～400万U，每4小时1次，连续10～14日。继以苄星青霉素240万U，1次/周，肌注，共3次。普鲁卡因青霉素240万U，1次/日，同时口服丙磺舒每次500mg，4次/日，连续10～14日。继以苄星青霉素240万U，1次/周，肌注，连续3次。

美国：根据孕妇梅毒分期采用相应的青霉素方案治疗，必要时增加疗程。一期梅毒、二期梅毒及病期在1年内的潜伏梅毒，苄星青霉素240万U，1次/周，肌注，共1～2次。病期在1年以上或病期不清的潜伏梅毒、心血管梅毒或梅毒树胶肿：苄星青霉素240万U，1次/周，肌注，共3次。对青霉素过敏者脱敏后选用青霉素治疗。神经梅毒：水剂青霉素1 800万～2 400万U，分6次/日或持续静脉滴注，肌注，连续10～14日。继以苄星青霉素240万U，1次/周，肌注，共3次。奴佛卡因青霉素240万U，1次/日，肌注，丙磺舒500mg，4次/日，口服，连续10～14日。继以苄星青霉素240万U，1次/周，肌注，共3次。

欧洲：一期梅毒、二期梅毒及病期在2年内的潜伏梅毒，苄星青霉素240万U，1次/周，肌注，共2次。普鲁卡因青霉素，60万～120万U，1次/日，肌注，连续10～14日。

英国：一期梅毒、二期梅毒及病期在2年内的潜伏梅毒，普鲁卡因青霉素100万U，1次/日，肌注，10日。苄星青霉素240万U，1次/周，肌注，2次。

俄罗斯：①18周以前，一期梅毒：苄星青霉素240万U，1次/周，肌注，共2次。普鲁卡因青霉素，120万U，1次/日，肌注，连续10日。水剂青霉素100万U，4次/日，肌注，连续10日。二期梅毒：苄星青霉素240万U，1次/周，肌注，共3次。普鲁卡因青霉素120万U，1次/日，肌注，连续10日。水剂青霉素100万，4次/日，肌注，连续10日。②妊娠18周以后，一期梅毒：普鲁卡因青霉素120万U，1次/日，肌注，连续10日。奴佛卡因青霉素60万U，2次/日，肌注，连续10日。水剂青霉素100万U，4次/日，肌注，连续10日。二期梅毒：普鲁卡因青霉素120万U，1次/日，肌注，连续20日。奴佛卡因青霉素60万U，2次/日，肌注，连续20日。

WHO：一期梅毒、二期梅毒及病期在1年内的潜伏梅毒苄星青霉素240万U，1次/周，肌注，共1～2次。普鲁卡因青霉素80万U/日，肌注，连续10日。病期在一年以上或病期不清的潜伏梅毒、心血管梅毒或梅毒树胶肿：苄星青霉素240万U，1次/周，肌注，共3次。普鲁卡因青霉素，120万U/日，肌注，连续20日。神经梅毒：水剂青霉素1 200万～2 400万U，分6次/日或持续静脉滴注，肌注，14日。继以苄星青霉素240万U，1次/周，肌注，共3次。普鲁卡因青霉素120万U，1次/日，肌注，丙磺舒500mg，4次/日，口服，10～14日。继以苄星青霉素240万U，1次/周，肌注，共3次。

2. 非青霉素类

中国：早期梅毒：红霉素500mg，4次/日，口服，连续15日。二期复发性梅毒和晚期梅毒：红霉素500mg，4次/日，口服，连续30日。妊娠初3个月和末3个月各治疗1疗程。但对其所分娩的婴儿应用青霉素治疗。给孕妇口服红霉素不能预防先天梅毒。

美国：没有方案。

欧洲：一期梅毒、二期梅毒及病期在2年内的潜伏梅毒，阿奇霉素500mg，1次/日，口服，连续10日。头孢曲松250～500 mg，1次/日，肌注，连续10日。

英国：红霉素500mg，4次/日，口服，连续14日。阿奇霉素500mg，1次/日，口服，连续10日。

俄罗斯：18周以前，一期梅毒：阿奇霉素500mg，1次/日，口服，连续10日。头孢曲松，250mg，1次/日，肌注，连续10日。二期梅毒：阿奇霉素500mg，1次/日，口服，连续10日。头孢曲松500mg，1次/日，肌注，连续10日。晚期潜伏梅毒和神经梅毒：头孢曲松1～2g，1次/日，肌注，14日。

WHO：早期梅毒：红霉素500mg，4次/日，口服，连续15日。晚期梅毒：红霉素500mg，4次/日，口服，连续30日。

（二）对妊娠合并梅毒治疗方案的评价

Alexander等[9]前瞻性研究评价美国疾病控制和预防中心（CDC）推荐的孕期梅毒治疗方案的效果，对其中340例在产前进行治疗，余108例在产时诊断后在产后治疗，340例产前治疗者339例治愈，治愈率为99.7%，1例未愈患者为梅毒合并HIV感染，该患者到分娩时已出现神经梅毒，但其分娩的新生儿无先天梅毒及人免疫缺陷病毒（HIV）感染证据。在产前接受治疗的340例患者中，共出现6例早期先天梅毒儿，占1.8%。其中4例为母亲治疗后2周内分娩，另2例为母亲大量使用可卡因。有2例先天梅毒儿发生死胎。认为CDC推荐的孕期梅毒治疗方案对治疗孕期梅毒和预防先天梅毒效果满意。青霉素G的半衰期仅为半小时，很难维持血液有效浓度，尽管有方案用青霉素G治疗梅毒，一般不主张用青霉素G治疗妊娠合并梅毒。红霉素对胎儿感染疗效差，同样不用红霉素治疗妊娠合并梅毒。四环素和多西环素可能使胎儿乳牙变色，禁用于孕妇。脱敏无效时，可选用头孢曲松方案，但头孢曲松经胎盘到胎儿的药代动力学及其预防先天梅毒效果的资料有限，仅用于患者对青霉素过敏又脱敏无效或不能脱敏者。

（三）妊娠合并梅毒治疗后随诊

妊娠期梅毒早期梅毒治疗后，在分娩前每1～2个月检查1次梅毒血清滴度，如3个月内梅毒血清滴度未下降2个稀释度或上升，应予复治。分娩后按一般梅毒病例进行随访。早期梅毒经充分治疗，应随访2～3年。治疗后第1年内每3个月复查1次，包括临床与血清学，以后每半年复查1次。随访期间严密观察其血清滴度下降与临床情况。早期梅毒治疗后，如有血清复发或临床症状复发，除立即加倍剂量复治外，还应腰穿做脑脊液检查。对怀疑血清固定者，应根据具体情况考虑检查脑脊液，以除外无症状性神经梅毒。晚期梅毒与晚期潜伏梅毒患者如治疗后血清固定，需随访3年以判断是否终止观察。神经梅毒治疗后3个月做1次临床、血清学及脑脊液检查，以后每6个月检查1次，直到脑脊液正常，此后每年复查1次，至少3年。

（四）特殊问题

梅毒患者妊娠时，如果已经接受正规治疗和随诊，则无需再治疗。如果对上次的治疗和随诊有疑问或本次检查发现有梅毒活动征象，则应再接受一疗程治疗。

1. 青霉素过敏

（1）首先深入探究其过敏史的可靠性。必要时重做青霉素皮肤试验。

（2）对青霉素过敏者，首选口服或静脉滴注青霉素脱敏后再用青霉素治疗。脱敏处理一定要在有急救药物及设施的医院进行。脱敏是暂时的，患者以后对青霉素仍过敏。脱敏方法：口服脱敏剂青霉素 V 溶于 30ml 水中口服，每次间隔 15 分钟，整个试验历时 4 小时 45 分钟，累积青霉素 V 剂量 130 万 U，末次试验结束后需观察 30 分钟才能开始治疗。表 12-13 为青霉素皮试阳性患者口服青霉素 V 脱敏方案[55]。

表 12-13　青霉素皮试阳性患者口服青霉素 V 脱敏方案

给药次数	青霉素 V		剂量（U）	累积剂量（U）
	U/ml	ml		
1	1 000	0.1	100	100
2	1 000	0.2	200	300
3	1 000	0.4	400	700
4	1 000	0.8	800	1 500
5	1 000	1.6	1 600	3 100
6	1 000	3.2	3 200	6 300
7	1 000	6.4	6 400	12 700
8	10 000	1.2	12 000	24 700
9	10 000	2.4	24 000	48 700
10	10 000	4.8	48 000	96 700
11	80 000	1.0	80 000	176 700
12	80 000	2.0	160 000	336 700
13	80 000	4.0	320 000	656 700
14	80 000	8.0	640 000	126 700

说明：口服脱敏剂溶于 30ml 水中口服，每次间隔 15 分钟，整个试验历时 4 小时 45 分钟，累积青霉素 V 剂量 130 万 U，末次试验结束后需观察 30 分钟才能开始治疗。

2. Jarisch-Herxheimer 反应　是治疗梅毒时大量梅毒螺旋体被杀死，释放出异性蛋白所致的一种反应。于用药后数小时发生，24 小时内缓解，表现为高热、头痛、寒战、心动过速或轻度低血压。Jarisch-Herxheimer 反应可导致胎儿窘迫和早产等。Klein 等[31]报道 33 例患梅毒孕妇在治疗 24 小时内有 15 例（45%）有 Jarisch-Herxheimer 反应。其中发热占 73%，子宫收缩占 67%，胎动减少占 67%，胎心监护发现 11 例中有 3 例暂时性晚期胎心率减速。孕妇与胎儿梅毒感染严重者治疗后 Jarisch-Herxheimer 反应、早产、死胎或死产发生率高。治疗前口服泼尼松可减轻 Jarisch-Herxheimer 反应。

3. 对梅毒患者性伴的治疗　对梅毒患者性伴常规治疗也称流行病学治疗，通常按早期梅毒治疗方案治疗。有条件者对与梅毒患者有性接触的性伴同时检查。

4. 对所有妊娠合并梅毒孕妇在治疗前应同时检查 HIV 及其他性传播疾病（STD）。

5. 妊娠合并梅毒孕妇所分娩婴儿的预防性治疗　在产时取母血和脐血做 RPR 滴度检测，对无症状梅毒血清学阳性（RPR 滴度较其母亲的滴度增高≥4 倍）脑脊液正常婴儿、在妊娠期接受非青霉素治疗或在分娩前 1 个月内正规治疗或在孕期正规抗梅毒治疗后非梅毒螺旋体性抗体滴度未获预期降低产妇所分娩的婴儿进行预防性治疗，选择苄星青霉素 5 万 U/kg，肌内注射，共 1 次。

（五）目前对妊娠合并梅毒的诊断和处理存在的问题

1. 错误地应用水剂青霉素治疗妊娠合并梅毒　一些临床医生对梅毒螺旋体的生物学特性和梅毒治疗规范了解不够，应用水剂青霉素治疗早期梅毒。还有存在不按方案治疗梅毒的情况。甚至有很多医生根本不知道梅毒的治疗方案和需要按方案治疗梅毒。

2. 根据非梅毒螺旋体抗原血清抗体阳性诊断先天梅毒　常有医生错误地将患儿非梅毒螺旋体抗原血清抗体阳性作为先天梅毒的诊断依据，更有误将患儿梅毒螺旋体抗原血清抗体阳性作为先天梅毒诊断依据者。根据美国疾病控制和预防中心（CDC）2002 年性传播疾病（STD）指南，诊断或高度怀疑先天梅毒的依据包括：①先天梅毒的临床症状和体征；②从病变部位、胎盘或脐带处找到梅毒螺旋体或体液抗梅毒螺旋体 IgM 抗体（+）；③患儿非梅毒螺旋体抗原血清抗体较母血清增高≥4 倍。所以不能没有根据地任意怀疑先天梅毒。因母血梅毒螺旋体 IgG 抗体可经胎盘到胎儿，故脐血或新生儿血梅毒螺旋体抗原血清抗体阳性不能单独确诊先天梅毒。对死胎怀疑先天梅毒时，可取胎儿、脐带或胎盘组织用特殊银染或免疫荧光技术检测梅毒螺旋体进行诊断。在胎儿尸体自溶时，对胎儿作全身长骨 X 线检查，发现胎儿有骨软骨炎或骨膜炎对诊断有帮助。胎盘检查对发现先天梅毒有重要意义。梅毒胎盘主要表现包括巨大胎盘、局灶性绒毛炎、血管增生及坏死性脐带炎，胎盘绒毛相对不成熟；在胎盘组织中找到梅毒螺旋体也可确诊先天梅毒。

3. 对妊娠合并梅毒孕妇分娩的婴儿过度检查和治疗　美国的 Finelli 等[19]对1 480例报告的梅毒螺旋体抗原血清学阳性的婴儿进行分析，没有病例确诊为先天梅毒，35%的病例为疑似先天梅毒，1%的病例为死胎，64%的病例不能诊断为先天梅毒。512 例疑似先天梅毒婴儿中，93%的病例应用抗生素治疗，7%的婴儿未接受任何治疗。疑似先天梅毒病例中，超过半数的婴儿的母亲在孕期接受了恰当治疗。国内对妊娠合并梅毒孕妇分娩的婴儿过度检查和治疗更为严重。根据文献，大约半数的婴儿先天梅毒存在神经梅毒，例如，Michelow 等[34]对 148 例先天梅毒婴儿进行检查，中枢神经系统感染者占 47%。而国内有一家三级医院对 30 余例怀疑先天梅毒的患儿进行脑脊液检查，没有发现异常者。这一结果说明两个问题：第一，对脑脊液检查的指征掌握过松；第二，所选择脑脊液检查的指标和方法存在问题。对妊娠合并梅毒孕妇分娩的婴儿过度检查和治疗与对本病的研究和认识不足有关。儿科要与产科和皮肤性病科密切合作，使婴儿的诊断尽量精确和选择恰当的处理。

根据美国 CDC 2002 年 STD 指南[11]，只是对诊断或高度怀疑先天梅毒的患儿需要进行以下检查：①脑脊液检查；②血常规检查；③根据临床需要做其他检查如长骨 X 线检查、胸片、肝功能检查、颅脑超声、眼底检查和脑干视觉反应。对诊断或高度怀疑先天梅毒的患儿按先天梅毒进行治疗。

对妊娠合并梅毒孕妇所分娩婴儿，体检无异常发现，非梅毒螺旋体抗原血清抗体<4倍母血抗体，对婴儿应进行有关梅毒检测和评估。

若母亲符合下列情况：①患梅毒而未经治疗或未恰当治疗者；②产前不到1个月时间内开始梅毒治疗者；③妊娠期应用非青霉素疗法治疗者；④经抗梅毒治疗后，非梅毒螺旋体抗原抗体滴度未获预期降低或升高者；⑤缺乏充分抗梅毒治疗证据者。

对符合上述条件母亲所分娩婴儿的检测包括：①脑脊液检查；②长骨X线检查；③血常规检查。

上述检查诊断或高度怀疑先天梅毒的患儿需要进行以下治疗：

方案1：水剂青霉素，出生7日内，5万U/kg，每12小时1次，静脉滴注；出生7日后，5万U/kg，每8小时1次，连续10～14日。

方案2：普鲁卡因青霉素5万U/kg，1次/日，肌注，连续10～14日。

方案3：苄星青霉素5万U/kg，肌注，共1次。

对妊娠合并梅毒孕妇所分娩婴儿，体检无异常发现，非梅毒螺旋体抗原血清抗体<4倍母血抗体，若母亲符合下列情况：①已经在分娩前1个月恰当治疗者；②经抗梅毒治疗后，非梅毒螺旋体性抗体滴度降低超过4倍或晚期潜伏梅毒非梅毒螺旋体抗原血清抗体滴度维持在低水平；③孕妇无梅毒复发或再感染证据者。无需对婴儿进行有关临床和实验室的检测。上述婴儿可选择以下治疗：苄星青霉素5万U/kg，肌注，共1次。

对妊娠合并梅毒孕妇所分娩婴儿，体检无异常发现，非梅毒螺旋体抗原血清抗体≤4倍母血抗体，若母亲符合下列情况：①母亲在怀孕前得到恰当治疗；②孕期和产时非梅毒螺旋体抗原血清抗体稳定地维持在低水平（VDRL≤1∶2；RPR≤1∶4）。无需对婴儿进行有关临床和实验室的检测。无需对婴儿进行治疗或选择以下方案治疗：苄星青霉素5万U/kg，肌注，共1次。

如果能够按照以上梅毒处理指南处理患者，将能够避免对妊娠合并梅毒孕妇所分娩婴儿过度诊断、过度检查和过度治疗。

三、先天梅毒

（一）原则

先天梅毒首选青霉素或普鲁卡因青霉素，若治疗中断1日以上，则整个疗程必须从头开始。婴儿若具有下列情况则应予治疗：

1. 任何活动性梅毒表现（体检或X线检查）。
2. 脑脊液VDRL或RPR阳性。
3. 不论脑脊液性病研究试验（VDRL）或快速血浆反应素试验（RPR）检查结果如何，脑脊液检查异常（如白细胞计数>5/mm³，或蛋白>500 g/L）。
4. 非梅毒螺旋体抗原血清抗体滴度较其母亲的滴度增高≥4倍。
5. 梅毒螺旋体抗原阳性。
6. 即使有关检测均属正常，若其母亲的梅毒未经治疗，或者经治疗后有复发或再感染依据者。

（二）先天梅毒的治疗方案[2,5]

1. 青霉素类

中国：早期先天梅毒，脑脊液异常者：水剂青霉素，出生7日内，5万U/kg，每12小时1次，静脉滴注；出生7日后，5万U/kg，每8小时1次，连续10～14日。普鲁卡因青霉素5万U/kg，1次/日，肌注，连续10～14日。脑脊液正常者：苄星青霉素5万U/kg，肌注，共1次。如无条件检查脑脊液者，可按脑脊液异常者进行治疗。晚期先天梅毒，水剂青霉素5万U/kg，每4～6小时1次，静脉滴注或肌注，连续10～14日。普鲁卡因青霉素5万单位/kg，1次/日，肌注，连续10～14日。必要时重复一个疗程。对较大儿童，青霉素用量不超过成人同期患者的治疗用量。

美国：水剂青霉素，出生第1周，5万U/kg，每12小时1次，静脉滴注，连续10～14日；出生1周以后，5万U/kg，每8小时1次，静脉滴注，连用10～14日。普鲁卡因青霉素5万U/kg，1次/日，肌注，连用10～14日。苄星青霉素5万U/kg，肌注，共1次（适用于潜伏期梅毒）。较大婴儿或儿童的梅毒：水剂青霉素5万U/kg，每4～6小时1次，静脉滴注，连续10日，继以苄星青霉素5万U/kg，肌注，共1次。

欧洲：水剂青霉素15万U/(kg·d)，分6次（每4小时1次）静脉滴注，连续10～14日。普鲁卡因青霉素5万U/kg，1次/日，肌注，连续10～14日。苄星青霉素5万U/kg，1次/日，肌注，1次（脑脊液正常者）。

英国：出生7日内，水剂青霉素5万U/kg，每12小时1次，静脉滴注，连续7日。普鲁卡因青霉素5万U/kg，1次/日，肌注，连续10日。出生7日后，水剂青霉素5万U/kg，每8小时1次，静脉滴注，连续10日。普鲁卡因青霉素5万U/kg，1次/日，肌注，连续10日。

俄罗斯：早期先天梅毒：脑脊液正常：水剂青霉素10万U/kg，6次/日，静脉滴注，连续14日。奴佛卡因青霉素5万U/kg，2次/日，肌注，连续10日。普鲁卡因青霉素5万U/kg，1次/日，肌注，连续14日。苄星青霉素5万U/kg，1次/周，肌注，共3次。脑脊液异常：水剂青霉素10万U/kg，6次/日，肌注，连续14日。奴佛卡因青霉素5万U/kg，2次/日，肌注，连续10日。普鲁卡因青霉素，5万U/kg，1次/日，肌注，连续14日。晚期先天梅毒：水剂青霉素10万U/kg，6次/日，静脉滴注，连续28日，间隔2周，继续前面治疗14日。奴佛卡因青霉素5万U/kg，2次/日，肌注，连续10日，间隔2周，继续前面治疗14日。普鲁卡因青霉素5万U/kg，1次/日，肌注，连续14日，间隔2周，继续前面治疗14日。

2. 非青霉素类

中国：红霉素7.5～12.5 mg/(kg·d)，分4次，口服，连续30日。

俄罗斯：头孢曲松80mg/kg，1次/日，肌注，连续14日。

美国、欧洲和英国没有非青霉素方案。

（三）对先天梅毒治疗方案的评价

水剂青霉素与苄星青霉素和普鲁卡因青霉素比较，前者的脑脊液穿透性最好，鉴于先天梅毒患者有近半数存在神经系统感染，所以，治疗先天梅毒首选青霉素方案。对未做脑脊液检查者更要选择青霉素方案。

（四）先天梅毒治疗后随诊

血清阳性未加治疗的婴儿，于生后1、2、3、6和12个月时进行严密追踪复查。未获感染者，则非梅毒螺旋抗体滴度从3月龄应逐渐下降，至半岁时应消失。若发现其滴度保持稳定或增高，则应对患婴重新检测评估，并彻底治疗。已予治疗的婴儿，应注意观察非梅毒螺旋体抗体滴度逐步下降情况；该抗体滴度至6月龄时应已消失。已经证实脑脊液细胞数增高的婴儿，应每6个月复查1次，直至脑脊液细胞计数正常为止。如果2年后细胞计数仍不正常，或每次复查无下降趋势者，则该婴儿应予复治，并每6个月检查1次，若仍脑脊液VDRL反应阳性，应予复治。未获感染者，梅毒螺旋体抗体也可能存在长达1年之久，若超过1年仍然存在，则该婴儿应按先天梅毒治疗。

第十节 预 防

一、一般方法

（一）一级预防

加强对梅毒防治知识的宣传；整肃社会，严禁卖淫嫖娼；提倡行为学改变以降低获得或传播感染的危险性，如首次性交年龄的推迟，减少性伴数，慎重选择性伴，使用屏障避孕等。严格挑选血源，供血者一律做梅毒血清试验。

（二）二级预防

婚前、产前检查，坚持做梅毒血清试验[51]；及时发现一期梅毒；早期彻底治疗，防止播散；检出和治疗感染的孕妇，不让其传播给新生儿。为保证所有传染性梅毒病例都得到确诊并报告卫生机构。应注意以下事项：

1. 对报告的早期梅毒病例进行面谈和再面谈，以确定其性接触史。
2. 在最短的期限内提供医学检查以防止此病进一步扩散。
3. 对于和感染链有牵连的每个人进行血液检查。
4. 对于所有与梅毒感染者有性接触的人进行治疗。

（三）三级预防

预防感染者发生并发症。最重要的并发症为晚期梅毒和先天梅毒。

二、特殊对策

（一）社区对策

1. 在社区开展有效的宣传，使公众知晓梅毒及其并发症和诊疗的重要性。
2. 在制订和实施HIV和STD预防方案时需特别强调梅毒的高度危险性，达到有效的行为学改变。
3. 学校的教育工作者应在梅毒预防活动中起重要作用。学校应注意培养学生的社会和行为学技能，以避免梅毒、HIV和其他STD。

（二）卫生保健对策

1. 对性活跃的患者进行有关HIV和其他STD的教育。

2. 分析患者的感染危险因素。

3. 对高危患者进行有关行为学改变的劝告，以降低被传染的危险性。

4. 鼓励使用安全套。

（樊尚荣）

参考文献

［1］樊尚荣，董悦．妊娠合并梅毒．中华围产医学杂志，1998，1：170.

［2］樊尚荣，董悦．先天梅毒．中华围产医学杂志，1999，2：67.

［3］樊尚荣．梅毒的治疗方案选择和评价．中国全科医学杂志，2006，9：273-275.

［4］樊尚荣．妊娠合并梅毒的治疗方案选择和评价．中国全科医学杂志，2006，9：276-277.

［5］樊尚荣．先天梅毒的治疗方案选择和评价．中国全科医学杂志，2006，9：277-278.

［6］沈汝汝，聂妍，何芳，等．北京市围产期妇女生殖道感染监测与分析．中华围产医学杂志，2004，5：259-261.

［7］吴志华主编．现代性病学．广州：广东人民出版社，1996．307-315.

［8］张致中主编．新编性病学．沈阳：辽宁科学技术出版社，1999.

［9］Alexander JM，Sheffield JS，Sanchez PJ，et al. Efficacy of treatment for syphilis in pregnancy. Obstet Gynecol，1999，93：5-8.

［10］Brown AE，Sadler KE，Tomkins SE，et al. Recent trends in HIV and other STIs in the United Kingdom：data to the end of 2002. Sex Transm Inf，2004，80：159-166.

［11］CDC. 2002 guidelines for treatment of sexually transmitted diseases. MMWR，2002，51（RR-6）：18-28.

［12］Claeys P，Gonzalez C，Gonzalez M，et al. Prevalence and risk factors of sexually transmitted infections and cervical neoplasia in women's health clinics in Nicaragua. Sex Transm Inf，2002，78：204-207.

［13］Gray H，Wabwire-Mangen F，Kigozi G，et al. Randomized trial of presumptive sexually transmitted disease therapy during pregnancy in Rakai，Uganda. Am J Obstet Gynecol，2001，185：1209-1217.

［14］Creasy RK，Resnik R，Iams JD，eds. Maternal-Fetal Medicine. 5th ed. NY：Saunders，2004.

［15］Cho YH，Kim HO，Lee JB，et al. Syphilis prevalence has rapidly decreased in South Korea. Sex Transm Inf，2003，79：323-324.

［16］Cunningham FG，MacDonaod PC，Gant NF，et al. Williams Obstetrics. 20th ed. Stamford，Connecticut：Appleton Lange，1997.

［17］Erdal YS. A pre-Columbian case of congenital syphilis from Anatolia（Nicaea，

13 century AD). Int J Osteoarchaeol, 2006, 16: 16-33.
[18] Fonck K, Kidula N, Jaoko W, et al. Validity of the vaginal discharge algorithm among pregnant women and non-pregnant women in Nairobi, Kenya. Sex Transm Infect, 2000, 76: 33-38.
[19] Finelli L, Craayne EM, Spitalny KC. Treatment of infants with reactive syphilis serology, New Jersey: 1992 to 1996. Pediatrics, 1998, 102: e27.
[20] Faro S, Soper DE eds. Infectious Diseases in Women. NY: Saunders, 2001.
[21] Fenton1 KA, Lowndes CM. Recent trends in the epidemiology of sexually transmitted infections in the European Union Sex Transm Infect, 2004, 80: 255-263.
[22] Genc M, Ledger WJ. Syphilis in pregnancy. Sex Transm Inf ecf, 2000, 76: 73-79.
[23] Gibney L, Mascaluso M, Kirk K, et al. Prevalence of infectious diseases in Bangladeshi women living adjacent to a truck stand: HIV/STD/hepatitis/genital tract infections. Sex Transm Inf, 2001, 77: 344-350.
[24] Goh BT, van Voorst Vader PC. European guideline for the management of syphilis. Int J STD AIDS, 2001, 12 (suppl 3): 14-26.
[25] Hill LM, Maloney JB. An unusual constellation of sonographic findings associated with congenital syphilis. Obset Gynecol, 1991, 78: 895-897.
[26] Holmes KK, Mardh PA, Sparling PF, et al, eds. Sexually Transmitted Diseases. 3rd ed. NY: McGraw Hill, 1999. 479-486.
[27] James DK, Steer PJ, Weiner CP, et al. High Risk Pregnancy: Management Options. NY: Saunders, 1999.
[28] Johnson LF, Coetzee DJ, Dorrington RE. Sentinel surveillance of sexually transmitted infections in South Africa: a review. Sex Trans Dis, 2004, 81: 287-293.
[29] Kiddugavu MG, Kiwanuka N, Wawer MJ, et al. Effectiveness of syphilis treatment using azithromycin and /or benzathine penicillin in Rakai, Uganda. Sex Trans Dis, 2005, 32: 1-6.
[30] Kiss H, Widhalm A, Geusau A, et al. Universal antenatal screening for syphilis: is it still justified economically? A 10-year retrospective analysis. Eur Obstet Gynecol, 2004, 112: 24-28.
[31] Klein LR, Cox SM, Mitchell MD, et al. The Jarisch-Herxheimer reaction complication syphilotherapy in pregnancy. Obstet Gynecol, 1990, 75: 375-379.
[32] Lowndes CM, Fenton KA. Surveillance systems for STIs in the European Union: facing a changing epidemiology. Sex Transm Infect, 2004, 80: 264-271.
[33] Lukehart SA, Hook EW, Baker-Zander SA, et al. Invasion of the central nervous system by treponema pallidum: Implications of diagnosis and treatment. Ann Intern Med, 1988, 109: 855.
[34] Michelow IC, Wendel GD, Norgard MV, et al. Center nervous system infection

in congenital syphilis. N Engl J Med，2002，346：1792-1798.

[35] MacLean A，Regan L，Carrington D eds. Infection and Pregnancy. RCOG Press，2001.

[36] McMillan A，Young H，Ogilivie MM，et al eds. Clinical Practice in Sexually Transmissible infections. NY：Saunders，2002.

[37] McFarlin BL，Bottoms SF，Dock BS，et al. Epidemic syphilis：maternal factors associated with congenital infection. Am J Obstet Gynecol，1994，70：535-540.

[38] Newell ML，Thorne C，Pembrey L，et al. Antenatal screening for hepatitis B infection and syphilis in the UK. BJOG，106：66-71.

[39] Orroth KK，Korenromp EL，White RG，et al. Comparison of STD prevalence in the Mwanza，Rakai，and Masaka trial populations：the role of selection bias and diagnostic errors. Sex Transm，2003，79：98-105.

[40] Osman NB，Challis K，Folgosa E，et al. An intervention to reduce adverse pregnancy outcomes as a result of syphilis in Mozambique. 2000，76：203-207.

[41] Parkes R，Renton A，Meheus A，et al. Review of current evidence and comparison of guidelines for effective syphilis treatment in Europe. Int J STD AIDS，2004，15：73-88.

[42] Pearce JMS. A note on the origins of syphilis. J Neurol Neurosurg Psychiatry 1998，64：542.

[43] Rolfs RT，Joesoef MR，Hendershot EF，et al. A randomized trial of enhanced therapy for early syphilis in patients with and without human immunodeficiency virus infection. N Eng J Med，1997，337：307-314.

[44] Radcliffe K，Ahmed-Jushuf I，Cowan F，et al. 1999 UK national guidelines on sexually transmitted infections，Sex Trans Inf，1999，75 (suppl 1)：29-37.

[45] Singh AE，Romanowski B. Syphilis：review with emphasis on clinical，epidemiologic，and some biologic features. Clin Microbiol Rev，1999，12：187-209.

[46] Sullivan EA，Abel M，Tabrizi S，et al. Prevalence of sexually transmitted infections among antenatal women in Vanuatu，1999-2000. Sex Transm Dis，2003，30：362-366.

[47] Stain AJ，Twickler DM，Wendel GD Jr. Congenital syphilis associated with dilation of fetal small bowel：A case report. J Ultrasound Med，1992，11：49.

[48] Sweet RL，Gibbs RS，eds. Infectious Diseases of the Female Genital Tract. 4th ed. NY：Lippincott Williams & Wilkins，Inc. 2004.

[49] Todd J，Munguti，Grosskurth H，et al. Risk factors for active syphilis and TPHA seroconversion in a rural African population. Sex Trans Inf，2001，77：37-45.

[50] The Central Research Institute for Skin and Venereal Disease，Moscow. Syphilis treatment recommendations for Russian Federation. Int J STD AIDS，2001，12

(suppl 3)：22-26.

[51] US Preventive Services Task Force. Screening for syphilis infection：Recommendation statement. Ann Fam Med，2004，2：362-365.

[52] WHO：Guidelines for the management of sexually transmitted infections. WHO/HIV-AIDS，2001，01：38-43.

[53] Warner L，Rochat RW，Fichtner RR，et al. Missed opportunities for congenital syphilis prevention in an urban southeastern hospital. Sex Transm Dis，2001，28：92-98.

[54] Wendel GD，Sanehez PJ，Peters MT，et al. Identification of treponema pallidum in amniotic fluid and fetal blood from pregnancies by congenital syphilis. Obstet Gynecol，1991，78：890.

[55] Wendel GD，Stark BJ，Jamison RB，et al. Penicillin allergy and desensitization in serious infections during pregnancy. N Engl J Med，1985，312：1229-1232.

[56] Watson-Jones D，Changalucha J，Balthazar G，et al. Syphilis in pregnancy in Tanzania. I. Impact of maternal syphilis on outcome of pregnancy. J Infect Dis，2002，186：940-947.

[57] Weir E，Fishman D. Syphilis：have we dropped the ball? CAMJ，2002，167：1267-1268.

[58] Sheffield JS，Wendel GD. Syphilis in pregnancy. Clin Obstet Gynecol，1999，42：97-106.

第 13 章 淋病

淋病（gonorrhea）是由淋病奈瑟菌（*Neisseria gonorrhoea*）（又称淋球菌）所致的泌尿生殖系统化脓性炎性疾病，主要通过性交传染。淋病奈瑟菌主要侵袭黏膜，以生殖、泌尿道黏膜柱状上皮、移行上皮为主，并沿生殖道黏膜上行扩散。好发部位是尿道、子宫颈内膜、直肠、眼结膜和咽部等。还可引起女性前庭大腺炎、子宫内膜炎、输卵管炎及男性附睾炎和前列腺炎。淋病奈瑟菌也可经血行播散引起菌血症、关节炎、心内膜炎、脑膜炎、肝炎，甚至造成不育、失明等。由于产青霉素酶等耐药病例的出现，给治疗本病带来一定的困难。

第一节 历 史

淋病最早在《圣经》上就有描述。Galen（公元 130－200 年）用希腊文 Gonorrhea 来形容淋病，意为“精子流动”（flow of seed），说明当时对精液与尿道内脓液混淆不清。John Hunter（1728－1793 年）认为根据传染的部位可决定疾病的类型，例如，淋病是发生在黏膜上，而梅毒下疳则发生在皮肤上。依照这种假想，1767 年 John Hunter 将患淋病患者的脓液种植到自己身上，由于此患者同时患有梅毒，因而他同时患上了淋病和梅毒，最后死于梅毒性主动脉炎。17 世纪，Boswell 曾生动地描述了他本人的发病情况，反复感染、并发症及治疗情况。Boswell 也描述了女性无症状淋病，他的妻子就从未出现过淋病症状。

1879 年 Albert Neisser 在患者尿道、阴道及新生儿眼内脓液中找到了淋球菌，故将淋球菌命名为淋病奈瑟菌。3 年后 Leistikow 和 Loffler 在体外分离培养成功。1885 年 Bumm 在人、牛及羊的凝固血清上培养出淋病奈瑟菌，并接种于健康人的尿道内亦产生同样的症状，淋球菌作为淋病的致病菌才得以确立。

自从 1936 年发明磺胺和 1943 年发明青霉素并将其用于淋病治疗，使淋病感染率下降。但从 60 年代早期出现口服避孕药以后，淋病的发病率再次上升。到 80 年代，由于 HIV 感染出现，伴随应用屏障避孕增加，淋病感染率再次下降。

在我国，公元前 2～3 世纪的《黄帝内经素问》、公元 2 世纪张仲景的《金匮要略》和公元 7 世纪隋朝巢元方的《诸病源候总论》均有淋病的记载。

第二节 病 原 学

淋病的病原体是淋病奈瑟菌，为革兰阴性双球菌。急性炎症期淋病奈瑟菌多在患者分泌物的少部分中性粒细胞的胞浆中，慢性期淋病奈瑟菌多在细胞外，且有些可呈单个球形或四联状。淋病奈瑟菌呈卵圆或豆状，常成双排列，邻近面扁平或稍凹，像两瓣黄豆对在一起，大小 0.6μm×0.8μm。革兰染色阴性，呈粉红色，亚甲蓝染色呈蓝色。人工培养后形态亦常呈球形、单个、成双或四联排列。淋病奈瑟菌较为娇嫩，酶系统不完整，初代培养普通培养基不易成功，需在含有动物蛋白的培养基上，且含有 5%～10% 二氧化碳的条件下才能生长。淋病奈瑟菌在血琼脂培养基孵育 24 小时后，可形成直径 0.5～1mm 的圆形稍隆起，湿润光滑，半透明，边缘呈花瓣状，有黏性的露滴状菌。淋病奈瑟菌的生化反应不活跃，只分解葡萄糖，产酸不产气，不分解麦芽糖及蔗糖。借助上述生化特性亦可与脑膜炎球菌及其他奈瑟菌相鉴别。淋病奈瑟菌能产生氧化酶和过氧化氢酶，在诊断上有一定意义。

淋病奈瑟菌的外膜由脂多糖、外膜蛋白及菌毛组成，且有寄生和致病作用。菌毛（pili）由多肽组成，有抗原性，其终端的氨基酸排列较恒定，而中段及羧基端的氨基酸排列顺序常发生改变而决定不同菌株菌毛的抗原多样性。菌毛与淋病奈瑟菌的黏附性有关，同时也有抑制白细胞吞噬的作用。培养 20 小时的菌落，其细胞表面具有菌毛，具有传染性。菌落衰老时菌毛亦消失，接种尿道不产生尿道炎。

淋病奈瑟菌的外膜蛋白至少有三种，其中孔蛋白（por）（蛋白Ⅰ）为主蛋白，占外膜蛋白的 60%，不同淋病奈瑟菌的孔蛋白的抗原性不同。该抗原性质稳定，故可以以此制成单克隆抗体对淋病奈瑟菌进行血清学分型。它以两种形式（即 PIA 和 PIB）表达。它可在细胞膜上形成孔道，使水溶性物质、其他对细菌代谢有重要作用的物质及某些抗生素通过细胞膜进入细胞内。混浊相关蛋白（opa）（蛋白Ⅱ）与淋球菌同人类上皮细胞、白细胞的黏合及细胞间的黏附有关，具有热修饰性。蛋白Ⅲ具有还原修饰性，又称 Rmp，有强免疫原性，与同种其他奈瑟菌有交叉反应，能阻断其他抗体的杀菌作用。近年还发现有铁调节性蛋白称 Frp，在缺铁时表达铁的受体。脂多糖为淋病奈瑟菌重要的表面结构之一，为淋病奈瑟菌的内毒素，与黏膜下和体内补体协同引起炎症反应，与淋病奈瑟菌的毒力、致病性和免疫性有关。现已鉴定 6 种抗原性不同的淋病奈瑟菌脂多糖。表 13-1 为与淋病奈瑟菌致病有关的结构[21]。

表 13-1 与淋病奈瑟菌发病有关的结构

结构	在发病机制中的作用
孔蛋白（por）	插入宿主细胞膜，杀菌和调理素抗体作用靶点
混浊相关蛋白（opa）	黏附
还原修饰蛋白	阻断抗体作用靶点
菌毛	黏附、阻止中性粒细胞
脂寡糖	组织毒性、杀菌作用靶点、趋化抗体
铁调节性蛋白	从转铁蛋白、乳铁蛋白和血红蛋白摄取铁
肽聚糖	组织毒素
IgA1，蛋白酶	逃避黏膜 IgA

淋病奈瑟菌在不完全干燥的衣裤、被褥、毛巾、玩具上可存活18～24小时。一般消毒剂容易将它杀灭，在1∶4000硝酸银溶液中7分钟死亡，1%苯酚溶液中3分钟内死亡。在完全干燥环境下只能存活1～2小时，对温度变化敏感，超过38℃或低于30℃则不能生长，在培养基上室温放置1～2天即可死亡，在39℃存活13小时，42℃存活15分钟，50℃存活5分钟。

第三节 遗 传 学

一、遗传物质

淋病奈瑟菌和其他细胞一样，遗传物质是DNA。绝大部分DNA存在于细菌的染色体中，另一部分以质粒的形式存在。大多数淋病奈瑟菌株至少有一个质粒，也可以没有或有多个大小不同的质粒。

在细菌中，基因从一个细菌到另一个菌体的传递方式可能有三种：

1. 转化　指外源性基因进入菌体，并整合到宿主菌的染色体中。所有的淋菌都可以吸收、整合、表达来自其他菌体的DNA。所以淋病奈瑟菌都具有转化能力。有菌毛淋病奈瑟菌的转化能力明显高于无菌毛淋病奈瑟菌变异株。有菌毛的淋病奈瑟菌在其生长过程中的任何时期都可以发生转化。淋病奈瑟菌可以被质粒和染色体的DNA所转化。

2. 结合　淋病奈瑟菌在互相接触时可以进行DNA转移交换。配对结合过程和遗传信息交换是由一个24.5×10^6的质粒所介导。这种质粒能够在不同的淋病奈瑟菌菌株之间转移其耐药质粒。耐药质粒的转移不仅可发生在淋病奈瑟菌之间，也可以发生在淋病奈瑟菌和其他细菌之间，包括其他奈瑟菌以及大肠艾希菌之间转移。

3. 转导　指供体细菌的DNA通过噬菌体传给受体细菌，再通过重组嵌入受体菌的DNA中。在淋病奈瑟菌遗传物质交换机制的研究中，人们只发现了转化和结合这两种基因传递方式。

从伴有播散性淋病奈瑟菌感染的患者身上分离出的菌株一般都具有许多共同的表型特性，在那些无并发症的尿道生殖器感染的菌株中很少发现这些特性。这些特性是对正常人血清内抗菌物质的抵抗力，对青霉素的敏感性，以及在生长时对精氨酸、次黄嘌呤和尿嘧啶的需要。这些菌株一般具有和孔蛋白相关的特殊的抗原决定簇。

淋病奈瑟菌表面结构的组成成分和毒力之间存在着一定的关系。即是同一淋病奈瑟菌株的变异株之间，其表面蛋白的成分不同。在同一菌株中，有菌毛的淋病奈瑟菌的毒力明显高于无菌毛的菌株。变异菌在某一组或数组混浊相关蛋白之间也可以出现差异。特殊的混浊相关蛋白与菌体的某些性质，如对血清物质的敏感性、耐药性以及标本分离部位、感染类型有关。对于淋病奈瑟菌表面不同位点的遗传和功能了解甚少。只知道少数几个遗传位点能够影响外膜的成分，但其使用机制尚不了解。特殊的表面结构和菌株的毒力增加有关，但是这种关系是否由于外膜成分的直接作用所致，目前尚不清楚。

二、淋病奈瑟菌的耐药性

淋病奈瑟菌共有三种耐药性，其一是染色体介导的，染色体突变逐渐产生的耐药菌株，它使细胞通透性改变，从而对青霉素的耐受性增加 2～4 倍；其二是质粒介导的，耐药质粒能够编码合成β-内酰胺酶，而破坏青霉素的结构，从而使青霉素失效；其三是质粒介导和染色体介导二者兼有。1976 年首次分离出带有 β-内酰胺酶的耐青霉素淋病奈瑟菌菌株，研究表明这种耐药性是通过质粒介导耐药的，对青霉素和氨苄西林耐药。目前耐青霉素的淋病奈瑟菌（penicillinase producing *Neisseria gonorrhoeae*，PPNG）在世界各地播散，非洲和亚洲的许多地区 PPNG 占 50%或更多，给淋病的治疗带来了相当大的困难；1983 年美国分离出了 β-内酰胺酶阴性由染色体介导的耐药菌株（chromosomally mediated resistant *Neisseria gonorrhoeae*，CMRNG）；1985 年首次鉴定出质粒介导的高度耐四环素菌株（tetracycline-resistant *Neisseria gonorrhoeae*，TRNG），它是由耐链球菌决定簇 Tetm 进入淋病奈瑟菌内，并停留在部分结合质粒衍化而来的新质粒上，该新质粒可传递并具有启动某些 β-内酰胺酶质粒的能力。TRNG 对四环素、米诺环素和多西环素耐药。近年又出现耐大观霉素的菌株和耐喹诺酮淋病奈瑟菌（quinolone-resistant *Neisseria gonorrhoeae*，QRNG）。PPNG、CMRNG 和 TRNG 的局部地区暴发，已证实系一种营养血清菌型，防治应集中控制耐药菌株（表 13-2）[21]。

表 13-2 淋病奈瑟菌对抗生素的耐药机制

耐药株	耐药机制
PPNG	产青霉素酶 NG（质粒介导）
TRNG	四环素耐药 NG，MIC≥16mg/L（质粒介导）
PPNG/TRNG	产青霉素酶 NG（质粒介导）和四环素耐药 NG，MIC≥16mg/L（质粒介导）
PPNG/QRNG	产青霉素酶 NG（质粒介导）同时环丙沙星敏感性降低（染色体介导）
CMRNG	染色体介导的产青霉素酶 NG 和四环素耐药，MIC≥2mg/L（染色体介导）

第四节 流行病学

一、发病率

解放初期淋病占性病的第 2 位。1947 年青岛市性病防治所报道，全市登记的 675 名妓女中，淋病感染率为 65.4%。1950 年对解放的妓女进行调查，北京和上海地区妓女淋病的感染率分别达 53.8%和 78%。到 60 年代中期，淋病在我国基本消灭。随着我国的改革开放，80 年代淋病又重新在我国出现。表 13-3 为全国统计资料中淋病的发病率[1-3,9]。

表 13-3 全国报告的淋病病例数及发病率

年份	淋病例数	发病率（1/10 万）
1991	114 473	10.09
1992	130 655	11.53
1993	161 638	14.25
1994	193 632	16.77
1995	204 809	17.34
1996	202 916	17.26
1997	224 865	18.15
1998	299 437	24.31
1999	340 960	27.54
2000	285 661	22.92
2001	234 561	18.57
2002	206 713	16.14
2003	213 208	16.54

淋病在世界的流行情况以欧美和非洲一些国家最高，美国 1975 年淋病发病率达到最高，为 467.7/10 万，之后缓慢下降。图 13-1 为 1970－2004 年间美国报告的淋病发病率。

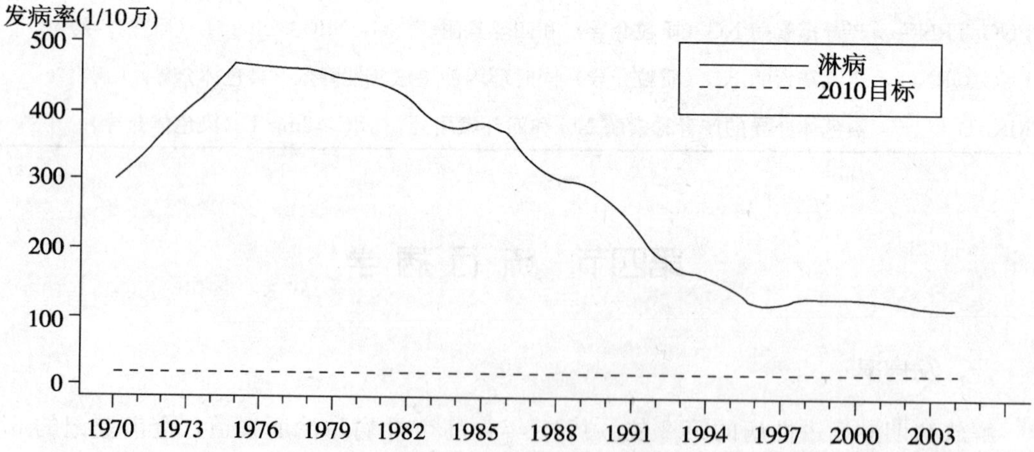

图 13-1 美国报告的淋病发病率（1970－2004 年，CDC 资料）

不同国家和地区不同人群女性淋病的检出率有较大差别，发展中国家淋病的发病率高于发达国家，这部分反映了疾病预防措施在发展中国家的缺乏程度（表 13-4）。

表 13-4 不同国家和地区普通人群女性淋病的检出率[11,14,16,19,23,24,28,29]

国家或地区	梅毒检出率	文献
英格兰	167/10 万	Brown AE，等，2004 年
马萨卡，乌干达	1.5%	Orroth KK，等，2003 年
拉卡伊，乌干达	1.6%	Orroth KK，等，2003 年
姆万扎，坦桑尼亚	1.9%	Orroth KK，等，2003 年
尼加拉瓜	0.4%，革兰染色涂片+培养	Claeys P，等，2002 年
孟加拉国	13.0%，革兰染色涂片	Gibney L，等，2001 年
卡尔顿维尔，南非	3.0%～3.3%	Johnson LF，等，2004 年

二、传染源

淋病患者是主要传染源，有症状或无症状的患者均可通过性接触传播，其中轻症或无症状的淋病患者是重要的传染源。

三、传播途径

淋病主要是通过性交或其他性行为传染。男性淋病几乎都是由性交接触引起的，女性淋病也可由性交直接感染，也可由其他方式感染。淋病患者是传染源，性接触是淋病的主要传播方式，传播速度快，而且感染率很高，感染后 3～5 天即可发病。感染人群中以青壮年为主。

成人特别是男性淋病 99%～100%属于性交传染。调查资料表明，在淋病患者中男女一次性交感染率为 22%～35%；男女双方感染率是男性易于传染给女性。一次性交男性传染给女性的感染率为 50%～90%，女性传染给男性的为 25%～50%，感染率与性交次数成正比。

淋病的非性接触传染少见，主要是接触患者含淋病双球菌的分泌物或被污染的用具，如沾有分泌物的毛巾、脚布、脚盆、衣被，甚至于厕所的马桶圈等均可传染，特别是女性（包括幼女），因其尿道和生殖道短，很易感染。新生儿经过患淋病母亲的产道时，眼部也可引起新生儿淋菌性眼炎，妊娠期妇女淋病患者可引起羊膜腔内感染，包括胎儿感染。

四、发病机制

人类是淋病奈瑟菌的唯一天然宿主。淋病奈瑟菌主要侵犯黏膜，尤其对单层柱状上皮和移行上皮所形成的黏膜有亲和力。淋菌进入前尿道或宫颈后，借助其菌毛，蛋白Ⅱ和 IgA 分解酶迅速与尿道的柱状上皮或宫颈鳞状-柱状上皮交界处的鳞状上皮黏附，淋菌外膜蛋白Ⅰ即转移至尿道或宫颈的上皮细胞膜，继而淋菌即被该处的上皮细胞吞饮，并在上皮细胞内大量繁殖，导致细胞损伤崩解。然后淋菌至黏膜下层，通过其内毒素脂多糖与补体、IgM 等协同作用，于该处产生炎症反应，引起中性粒细胞浸润、黏膜红肿糜烂脱落，出现尿道或宫颈口脓性分泌物。若不及时治疗，淋病奈瑟菌可由宫颈向上蔓延，引起子宫内膜炎、输卵管炎，严重者可经血行播散引起淋菌性败血症。淋病奈瑟菌可长期潜伏在腺组织深部，成为慢性淋病而反复发作。黏膜坏死后由鳞状上皮或结缔组织代替，引起输卵管狭窄、梗阻，继发宫外孕和不育。

淋病奈瑟菌逃避宿主防御的机制[21]包括：①抗原变异：菌毛、孔蛋白、脂寡糖(los)；②封闭抗体：还原修饰蛋白；③抗体裂解：IgA1、蛋白酶；④抗原释放；⑤细胞内生长；⑥其他。

第五节 临床表现

一、无并发症淋病

(一) 急性淋病

1. 淋菌性宫颈炎　宫颈内膜是女性生殖道淋病奈瑟菌感染的初发部位。临床表现为阴道脓性分泌物，偶伴下腹痛、腰痛、尿痛、尿频及月经异常。检查见宫颈充血，有黏液脓性或脓性分泌物自宫颈口流出。

2. 淋菌性尿道炎　常于性交后 2～5 天发生，表现为外阴瘙痒、尿道口潮红、黏膜水肿，尿道口流出黄脓性分泌物，轻度尿急、尿频、尿痛。

3. 淋菌性前庭大腺炎　表现为前庭大腺红肿热痛，腺体开口处发红，严重时可形成脓肿或囊肿，脓液淋病奈瑟菌培养可确诊本病。

(二) 慢性淋病

急性淋病未经治疗或治疗不彻底，可转入慢性炎症，而自觉症状较轻，有下腹坠胀、腰痛、白带增多等。

表 13-5 示无并发症淋病患者不同部位淋病奈瑟菌的检出率[25]。

表 13-5　无并发症淋病患者不同部位淋病奈瑟菌检出率

部位	淋病奈瑟菌检出率
宫颈	85%～90%
尿道	65%～75%
肛门、直肠	25%～50%
口咽部	5%～15%

二、有并发症淋病

主要是盆腔炎，包括输卵管炎、子宫内膜炎和继发性输卵管卵巢脓肿及破裂所致的盆腔脓肿、腹膜炎等。输卵管狭窄或闭塞或附件肿块可引起宫外孕或不孕。若同时存在沙眼衣原体感染，可增加盆腔炎的发病率。在附件肿块发生前，如果早期使用抗生素治疗，对于几乎所有的淋菌性输卵管炎病例可恢复输卵管的正常功能和生育能力。

三、播散性淋病

包括从单纯的皮疹到关节炎、腱鞘炎或脓毒性关节炎，偶见严重的心内膜炎或脑膜炎。潜伏期 7～30 天，常发生于月经期妇女，表现为全身不适、食欲缺乏、发热38℃～39℃；典型皮疹常出现在臂或腿的远端、近足趾或手指的小关节附近，开始为直径 1～3cm 的红斑，1～2 天内发展成直径 2～5 cm 的小脓疱，重者为出血性或小的坏死中心，皮损是唯一的而且是播散性淋病奈瑟菌感染的临床特征。关节炎症状在 1～3 天内发展很快，多关节同时受累或相继受累，好发部位为膝、腕、手、踝和肘关节，腱鞘炎亦为播散性淋病的一个常见体征。由于抗菌药物的应用，淋病奈瑟菌心内膜炎已十分罕见，心内膜炎常累及主动脉瓣或二尖瓣，因瓣膜的快速破坏所致的亚急性或急性心内膜炎可致死。

四、妊娠期淋病

妊娠期合并淋病或感染淋病的孕妇占 0.5%～7%[10,13,15,17,18,22,25,26,28,31,32]。表 13-6 为妊娠期淋病的患病率。

表 13-6　不同国家和地区妊娠妇女淋病的检出率

国家或地区	淋病的检出率	文献
北京，中国	0.82‰	沈汝汝，2004 年
新奥尔良，美国	5.1%	Miller JM，2003 年
博茨瓦纳	3%	Romoren M，2004 年
瓦努阿图	21.5%	Sullivan EA，2003 年
尼日利亚	1.3%	Aboyeji AP，2003 年
乌干达	1.7%	Gray H，2001 年
肯尼亚	7%	Fanck K，2000 年

妇女妊娠期感染淋病对母婴的危害很大，如不能及时发现、治疗，容易发生胎膜早破和羊膜腔内感染（胎盘、胎膜、脐带及胎儿），并可发生早产、产后败血症、子宫内膜炎、胎儿生长受限、低出生体重儿、新生儿眼炎和新生儿败血症等（表 13-7）。因妊娠期感染淋病多没有明显症状，所以对高危孕妇的检查极为重要。

表 13-7　未经治疗淋病对妊娠的影响[33]

作者	例数	自然流产	围产儿死亡	早产	胎膜早破
Sarrel 和 Pruett	37	13（53%）	3（18%）	6（17%）	8（21%）
Amstey 和 Stedman	222	24（11%）	15（8%）	49（22%）	52（26%）
Edwards，等	19	—	2（11%）	8（42%）	8（67%）
Handsfield，等	12	—	—	8（67%）	9（75%）

五、儿童淋病

儿童淋病主要包括新生儿、幼儿及较大儿童的淋病奈瑟菌感染。儿童淋病主要是间接传染而引起。儿童淋病以女童为主，主要是因女童生殖器解剖的特点，导致女童更易感染淋病奈瑟菌。家庭内接触感染不容忽视，家庭成员中有人一旦患上性病后必须及时彻底治疗，并对个人用品和居住室内进行彻底消毒，以切断致病菌在家庭内的传播途径，同时必须对全部家庭成员进行性病检查，以便及时发现病情及时治疗。另一方面又可通过手将淋病传染给其他幼女，常引起幼儿园一个班内多人同时发生淋病的情况。症状表现：①外阴红肿；②阴道有脓性分泌物，量多，呈黄绿色；③炎症累及尿道，尿道口也会有脓性分泌物流出，孩子自诉尿痛；④阴道、尿道流出的脓性分泌物刺激肛门，孩子自诉痒、痛，常用手抠、抓，导致肛门周围红肿、溃破，可引起幼女淋菌性直肠炎。Shapiro 等对 93 例年龄小于 12 岁儿童阴道排液病例进行研究，对其中 87 例患儿做淋病奈瑟菌培养，阳性率为 4.6%（4/87）（表 13-8）[34]。

表 13-8　年龄小于 12 岁儿童阴道排液检测结果

检测	检测例数	阳性例数	阳性率（%）
淋病奈瑟菌培养	87	4	4.6
衣原体培养	87	0	0
细菌（需氧菌）培养	74	13	17.5
细菌培养中念珠菌阳性	74	2	2.7
湿片检查	31	0	0
尿液查滴虫	56	0	0
尿培养	50	0	0
血 RPR	4	0	0
念珠菌培养	0	0	0
合计	87	19	22

六、非生殖道淋病

（一）淋菌性结膜炎（gonococcal conjunctivitis）

淋菌性结膜炎是一种极为剧烈的急性化脓性结膜炎。本病的特点为高度眼睑、结膜充血水肿及大量脓性分泌物，如治疗不及时，将短时间内发生角膜溃疡及穿孔，导致失明的严重后果。

1. 新生儿淋菌性结膜炎　潜伏期 2～5 日内者多为母亲产道感染，出生 7 日后发病者为产后感染，是新生儿眼炎中最严重者，曾为盲童的重要致盲原因。临床表现为双眼剧烈的急性结膜炎，发病初期睑结膜和球结膜水肿、充血，分泌物为水样、血清样、血性，但进展很快，发病数小时后即转为脓漏期，有大量脓性分泌物。重度球结膜水肿及炎症。角膜变暗，周边部浸润、溃疡，或中央部溃疡。溃疡穿孔，虹膜脱出，眼内发炎，视力丧失。本病根据淋病病史、典型的眼部病程发展及分泌物涂片或结膜刮片细菌学检查即可确诊。

2. 成人淋菌性结膜炎　潜伏期为10小时至2～3日不等，双眼或单眼发病。病情急剧发展至浸润期，眼睑高度红肿和疼痛；睑结膜高度充血，伴小出血点及假膜形成；球结膜水肿，重者突出于睑裂外；有耳前淋巴结肿痛。病初，分泌物为浆液性或血性，结膜刮片证明上皮细胞内有许多淋病奈瑟菌存在。约3～5日后，眼睑肿胀有所减轻、变软，而代之以大量脓性分泌物，自睑裂源源不断地流出，是为脓漏期。此时，分泌物中有大量淋病奈瑟菌。约经2～3周，脓性分泌物逐渐减少，但仍含淋病奈瑟菌，有感染性；结膜水肿消退，睑结膜高度肥厚、乳头肥大、表面粗糙，可持续数月之久。然后，炎症消失，睑结膜上可遗留深的瘢痕。角膜并发症几乎不可避免，除角膜上皮点状荧光素着染以外，角膜周边部实质浅层可见部分或全环形浸润。浸润与角膜缘间有窄的清亮区相隔，伴轻度前房反应。轻症浸润数日后消退遗留薄翳。重者形成与免疫介导的边缘角膜融解相似的环形溃疡，或中央部溃疡，角膜弥漫模糊，局部变薄，很快穿孔，虹膜脱出。

（二）淋菌性咽炎

淋菌性咽炎患者多有“口交”的经历，使淋菌随之侵入口腔所致。主要发生于女性和有同性恋口淫的男性。在西方，“性自由”已导致10%～15%的性病患者咽部感染淋病奈瑟菌，而我国近年来，由于性交方式多样化的倾向，淋菌性咽炎患者也在增多。80%的淋菌性咽炎患者无临床表现。少数患者有咽干不适、咽痛、扁桃体炎、发热、颈淋巴结肿大等症状，且不易治愈。咽后壁和（或）扁桃体咽拭子淋菌培养阳性可确诊。

（三）淋菌性肛门直肠炎

直肠的柱状上皮也是其易感部位之一。淋菌性直肠炎男女均可发病，女性无肛交史的直肠感染是由于生殖道分泌物接种于肛门黏膜所致，男性淋菌性直肠炎一般发生于同性恋者肛交之后。直肠淋病奈瑟菌感染症状差异较大，可以为无症状带菌，或可能产生肛门直肠疼痛、瘙痒、里急后重、便血和脓性黏液排出物。肛门直肠镜检见隐窝发红、水肿和脓液，直肠黏膜有渗出物。18%～34%男性患者无症状，容易漏诊。在直肠，由于大肠杆菌及其他细菌繁殖较多，直接镜检结果不能作为诊断依据，需根据淋病奈瑟菌培养阳性结果作出诊断。男性直肠感染18%～34%无症状，有症状的女性感染低于5%。徐友才等报道6例在肠镜检查中诊断的淋菌性肛门直肠炎，患者主要表现为直肠炎症状，直肠分泌物培养对诊断意义较大，患者的临床特征见表13-9[7]。

表13-9　6例淋菌性肛门直肠炎的临床特征

序号	性别	年龄	肛门瘙痒	肛门烧灼感	里急后重	腹痛	腹泻	脓血便	血便
1	女	64	+	+	+	－	++	+	－
2	男	67	+	+	－	－	－	+	－

续表

序号	性别	年龄	肛门瘙痒	肛门烧灼感	里急后重	腹痛	腹泻	脓血便	血便
3	女	34	+	−	−	+	+	−	−
4	女	32	−	+	−	+	++	−	+
5	女	29	+	+	+	−	+	−	−
6	女	19	+	−	−	+	−	+	−

（四）Fitz-Hugh-Curtis 综合征

Fitz-Hugh-Curtis 综合征也称肝周围炎。淋病奈瑟菌感染侵犯子宫内膜、输卵管，引起盆腔炎和盆腔腹膜炎，病原体从输卵管扩散，沿结肠侧沟上升，达到膈下，腹膜炎和肝包膜炎因之发生，但肝表面不一定能发现淋病奈瑟菌或沙眼衣原体。如淋病奈瑟菌播散到上腹部，可引起 Fitz-Hugh-Curtis 综合征。症状包括上腹部疼痛、右季肋部触痛，Murphy 征阳性，疼痛常向肩部、臂内侧放射，故可误诊为胆囊炎。Fitz-Hugh-Curtis 综合征最初由 Stajano（1920 年）描述，Curtis 在 1930 年进一步描述本病的特点，包括：肝脏和腹壁间形成粘连带，与同时存在的盆腔炎相关。腹腔镜可发现在肝表面和周围组织之间有典型的“提琴弦”样粘连。Fitz-Hugh 在之后发现淋病奈瑟菌是本病的病原。1970 年以来，发现由沙眼衣原体所致的 Fitz-Hugh-Curtis 综合征与由淋病奈瑟菌所致的 Fitz-Hugh-Curtis 综合征一样多见。表 13-10 为女性 Fitz-Hugh-Curtis 综合征患者淋病奈瑟菌和沙眼衣原体的检出率[6]。

表 13-10 女性 Fitz-Hugh-Curtis 综合征患者淋病奈瑟菌和沙眼衣原体的检出率

例数	淋病奈瑟菌	沙眼衣原体
7	2	—
4	0/3	3/3
23	7	3/10
15	6	6/11
18	0	7
13	0	11/13
10	0/7	1/6
合计 90	9/86（10%）	31/61（51%）

七、耐药性淋病

淋病奈瑟菌对抗生素的耐药性可由质粒介导（获得新的耐药基因）、染色体介导（染色体基因的选择性突变）或二者共同介导。抗生素的滥用和错用，尤其是不规则用药（如小剂量多次用药）易诱导淋病奈瑟菌对抗生素产生耐药性。

1976年菲律宾分离出产β-内酰胺酶的耐青霉素淋病奈瑟菌株（PPNG），PPNG是通过质粒介导产生耐药。耐药质粒通过突变能编码合成β-内酰胺酶，使青霉素失去抗菌作用，这是一种绝对性耐药。在不同的淋病奈瑟菌株之间，或淋病奈瑟菌与其他细菌（如大肠艾希菌等）之间能转移这些耐药质粒，从而引起耐药菌株的扩散。

1983年，在美国北卡罗来纳州首次出现由染色体介导的非产青霉素酶耐青霉素淋病奈瑟菌引起淋病暴发流行及治疗失败。分离出了β-内酰胺酶阴性由染色体介导的淋病奈瑟菌耐药菌株（CMRNG）。CMRNG是通过染色体突变，使细菌细胞壁的通透性降低，核糖体发生变化，药物必须增加浓度才能出现药效，从而引起对许多抗生素的敏感性下降。CMRNG是一种相对性耐药。在美国，CMRNG耐药率青霉素G为16％，四环素46％，大观霉素和头孢曲松＜0.1％。

1985年又发现质粒介导的高度耐四环素淋病奈瑟菌株（TRNG）。在TRNG中，虽未发现对药物的分解酶，但可见到蛋白质合成增加，可能以此抗衡药物对菌体蛋白合成的抑制。TRNG对四环素、米诺环素、多西环素均耐药。

淋病奈瑟菌耐药菌株在某一地区产生后可迅速在局部、在国内以及在不同国家传播。由质粒介导的耐药性往往传播较快。在某一地区，当耐药监测资料表明某种抗生素的耐药率＞5％时，则不应考虑将该种抗生素作为首选药物，当耐药率＞10％时，应停用该抗生素。

美国疾病控制中心（CDC）从1987年的《STD治疗指南》开始已不再推荐青霉素与四环素作为治疗淋病的首选药物。然而随着大观霉素、氟喹诺酮类药物及第三代头孢菌素用于治疗淋病，有报道淋病奈瑟菌对这些药物的敏感性下降或耐药。

我国自1987年起，全国性病麻风病控制中心组织全国不同地区有代表性的性病防治单位协作开展淋病奈瑟菌耐药监测工作，对当地流行的淋病奈瑟菌分离株进行抗生素敏感性试验。此项工作于1992年纳入世界卫生组织西太区耐药监测规划。近年的监测结果表明，我国的淋病奈瑟菌分离株对青霉素、四环素和环丙沙星的耐药比率较高。在美国疾病控制中心和WHO推荐的治疗淋病的第一线药物中，仅头孢曲松和大观霉素的体外敏感性较高。2000年各监测点淋病奈瑟菌抗生素敏感性测定结果见表13-11。

表13-11　2000年全国淋病奈瑟菌耐药监测结果[4]

抗生素	测定菌株数	敏感	低敏	耐药	PPNG	TRNG
青霉素	1 007	8(0.8％)	191(18.9％)	808(80.2％)	344(34.2％)	
四环素	1 007					260(25.8％)
环丙沙星	1 007	8(0.8％)	141(14.0％)	858(85.2％)		
头孢曲松	1 007	801(79.5％)	201(19.9％)	5(0.5％)		
大观霉素	1 007	1 003(99.6％)		4(0.4％)		
青霉素	1 007	8(0.8％)	191(18.9％)	808(80.2％)	344(34.2％)	
四环素	1 007					260(25.8％)
环丙沙星	1 007	8(0.8％)	141(14.0％)	858(85.2％)		

第六节 诊断和鉴别诊断

一、临床特征

1. 急性淋病　宫颈脓性分泌物增多，尿痛和会阴部红肿不明显。有性接触史或性伴侣有淋病感染史。

2. 慢性淋病　有急性淋病史且抗生素使用不恰当。

3. 不能用其他原因解释的输卵管炎、附件炎等慢性盆腔炎症性疾病。

4. 配偶或性伴侣有淋病史。

二、实验室检查

（一）涂片检查

取患者尿道分泌物或宫颈分泌物作革兰染色，在多形核白细胞内找到革兰阴性双球菌。对有大量脓性分泌物的单纯淋菌性前尿道炎患者，涂片检查的阳性率在90%左右，可以初步诊断。女性宫颈分泌物中杂菌多，涂片检查的敏感性和特异性较差，阳性率仅为50%～60%，且有假阳性，因此世界卫生组织推荐用培养法检查女患者。慢性淋病由于分泌物中淋病奈瑟菌较少，阳性率低。咽部涂片发现革兰阴性双球菌不能诊断淋病，因为其他奈瑟菌属在咽部是正常的菌群。另外对症状不典型的涂片阳性者应做进一步检查。革兰染色涂片诊断生殖器及直肠淋病的敏感性和特异性见表13-12[21]。

表 13-12　革兰染色涂片诊断生殖器及直肠淋病的敏感性和特异性

部位和疾病	敏感性	特异性
尿道		
男性，有症状	90%～95%	95%～100%
男性，无症状	50%～70%	95%～100%
宫颈		
无并发症淋病	50%～70%	95%～100%
盆腔炎	60%～70%	95%～100%
直肠		
盲取标本	40%～60%	95%～100%
直肠镜下取标本	70%～80%	95%～100%

（二）培养检查和药敏试验

淋病奈瑟菌培养是诊断的重要佐证，培养法对症状很轻或无症状的男性、女性患者都是较敏感的方法，只要培养阳性就可确诊，在基因诊断问世以前，培养是世界卫生组织推荐的筛选淋病的唯一方法。目前国外推荐的选择培养基有改良的 Thayer-Martin（TM）培养基和 New York City（NYC）培养基。国内采用巧克力琼脂或血琼脂培养基。各种选择培养基均含有抗生素，可选择地抑制许多其他细菌生长。在 36℃，70%湿度，含 5%～10%二氧化碳（烛缸）环境中培养，24～48 小时观察结果。培养后还需进行菌落形态、革兰染色、氧化酶试验和糖发酵试验等鉴定。培养阳性率男性 80%～95%，女性 80%～90%。

用纸片扩散法做敏感试验，或用琼脂平皿稀释法测定最小抑菌浓度（MIC），用以指导选择抗生素。有以下情况者应做培养检查：有治疗失败历史；咽部或直肠淋病；妊娠期感染；有并发症性淋病；怀疑存在淋病奈瑟菌耐药。

（三）抗原检测

1. 固相酶免疫试验（EIA） 可用来检测临床标本中的淋病奈瑟菌抗原，在流行率很高的地区而又不能作培养或标本需长时间远送时使用，可以在妇女人群中用来诊断淋病奈瑟菌感染。

2. 直接免疫荧光试验 通过检测淋病奈瑟菌外膜蛋白Ⅰ的单克隆抗体作直接免疫荧光试验。但目前在男女标本的敏感不高，特异性差，加之实验人员的判断水平，故该实验尚不能推荐用来诊断淋病奈瑟菌感染。

（四）宫颈管分泌物涂片检查

窥器暴露子宫颈，用棉球擦去表面的分泌物，取长杆棉拭子插入宫颈管 1cm，停留约 30 秒，旋转 1 周，取出棉拭子涂片革兰染色镜检，见到白细胞内有肾形、革兰阴性双球菌，若见多数（6 对以上）细胞内双球菌时可诊断。

（五）宫颈管分泌物培养

当涂片检查可疑时应做培养确诊。

三、鉴别诊断

本病需与非特异性急性前庭大腺脓肿、急性宫颈炎、急性盆腔炎及盆腔脓肿等相鉴别。并强调要结合流行病学病史。

第七节 治 疗

一、治疗原则

1. 早期诊断，早期治疗。
2. 及时、足量、规则用药。
3. 针对不同病情，采用不同治疗方法。
4. 对性伴侣追踪，若有感染同时治疗。
5. 疗后随访和判断是否痊愈。
6. 注意有无衣原体、支原体及其他 STD 合并感染。

二、治疗淋病的抗生素

1. 第三代头孢菌素如头孢曲松、头孢噻肟及头孢克肟治疗淋病包括 PPNG 及染色体介导的耐青霉素菌株所致的感染均高度有效。国外研究表明，头孢曲松 250mg 肌注后 24 小时即可清除泌尿生殖道（尿液、尿道黏膜及精液）中的淋病奈瑟菌；头孢曲松 125mg 单次肌注亦可在血液中维持高效的杀菌浓度，可治愈 99.1%的泌尿生殖道和肛门直肠无并发症淋病奈瑟菌感染。头孢曲松的优点是血浆半衰期长，副作用少且轻微，可安全地用于妊娠妇女及新生儿。此外，头孢曲松治疗咽部淋病奈瑟菌感染疗效高；同时对杜克雷嗜血杆菌有杀灭作用，并有抗梅毒螺旋体的作用，对可能合并存在的潜伏期梅毒有一定疗效；头孢曲松还对耐大观霉素的菌株有效。但头孢曲松价格贵，在贫困地区不易获得。极少数对青霉素过敏的患者可能会发生过敏现象。值得注意的是，淋病奈瑟菌对第三代头孢菌素的敏感性有所下降已见报道，但尚未证实有治疗失败的病例。监测淋病奈瑟菌对第三代头孢菌素的敏感性十分重要。

2. 大观霉素属氨基糖苷类抗生素，对革兰阳性和革兰阴性细菌均有广谱抗菌活性。大观霉素主要或专门用于治疗淋病。大观霉素 2g 肌注单次给药对泌尿生殖道和肛门直肠无并发症淋病奈瑟菌包括 PPNG 感染非常有效，治愈率达 98.2%。大观霉素一般无过敏现象，注射前不需皮试。其副作用小，安全性好，可用于妊娠妇女。当患者对β-内酰胺抗生素过敏，不能用头孢菌素，或患者禁用喹诺酮（肝肾功能障碍、妊娠、儿童及小于 18 岁青少年）时，大观霉素为合适的药物。国外有作者对推荐用于治疗妊娠期淋病的三种疗法（青霉素、大观霉素和头孢曲松）进行了对比研究。大观霉素 2g 肌注对宫颈及直肠淋病奈瑟菌感染的治愈率分别为 95%及 100%，等同或高于头孢曲松 250mg 肌注（均为 95%），但对咽部淋病奈瑟菌感染的疗效欠佳（83%），低于头孢曲松（100%）。一般不推荐用大观霉素治疗咽部淋病奈瑟菌感染。

3. 氟喹诺酮类药物为广谱抗菌药物，通过抑制细菌的 DNA 合成发挥作用，对淋病奈瑟菌有很好的抗菌活性。且能口服，应用方便。因其对儿童骨骼发育有影响，孕妇和哺乳期妇女以及 18 岁以下青少年和儿童禁用氟喹诺酮类药物。近 10 来年诺氟沙星、环丙沙星和氧氟沙星等在许多国家已广泛地用作淋病的一线治疗药物。新一代的氟喹诺酮类药物对沙眼衣原体和解脲支原体有较强的抗菌活性，是治疗非淋菌性尿道炎或宫颈炎的有效药物。新型氟喹诺酮药物治疗淋病的临床试验有限。国外有报道司巴沙星 200mg 顿服治疗无并发症男性淋菌性尿道炎，以及格帕沙星（grepafloxacin）400mg 顿服治疗男女无并发症淋病奈瑟菌感染有效。然而，喹诺酮耐药性近年来正快速增加，该组抗生素在西太平洋地区许多国家不再有效。我国许多地区耐喹诺酮淋病奈瑟菌的比率高达 80%以上，在这些地区不应选用该类药治疗淋病。对喹诺酮耐药性不清楚的地区，在给患者应用环丙沙星或氧氟沙星治疗时，需密切随防，观察疗效或及时调整治疗方案，防止治疗失败。

4. 阿奇霉素为一种半合成的新型 15 碳环大环内酯类抗生素，其组织分布广泛，细胞内浓度高，半衰期长，对沙眼衣原体和淋病奈瑟菌等有抗菌活性。WHO 在 2001 年性传播感染处理指南中将阿奇霉素纳入治疗淋病的一线药物。阿奇霉素治疗淋病奈瑟菌感染的有效剂量为 2g，单次口服。阿奇霉素 1g 剂量不足以清除体内的淋病奈瑟菌且易诱导耐药性产生。有报道阿奇霉素 1g 对梅毒接触者有预防作用。近年来阿奇霉素在拉丁美洲某些国家作为治疗淋病的一线药物，已有报道在这些地区检出对阿奇霉素敏感性下降（16%～72%）或耐药的淋病奈瑟菌（14%）。

三、治疗方案

随着淋病奈瑟菌对抗生素敏感性的转变和淋病奈瑟菌耐药性的增加，淋病的治疗正越来越困难，治疗淋病的推荐方案也不断地被修改。因淋病奈瑟菌耐药菌株的流行与分布在世界各地不均一，各国治疗淋病的方案也不尽相同。临床医师在处理具体患者时对淋病治疗药物的选择应着重于临床疗效、患者的可接受性及毒副作用。抗生素治疗淋病有效的最低标准是治疗无并发症肛门生殖器淋病奈瑟菌感染的治愈率达 95%以上。因此，当地淋病奈瑟菌分离株的体外抗生素敏感性、抗生素的药代动力学特性、药物价格、应用方法、患者的年龄、是否妊娠、过去有无药物反应均应有所考虑[6,8,12,20,27,30,35]。

（一）单纯性尿道、宫颈内膜或直肠淋病奈瑟菌感染

美国疾病控制中心（2002 年）和世界卫生组织（2001 年）分别定期发表淋病的治疗方案，我国卫生部也在 2000 年发表了淋病奈瑟菌感染治疗方案。在选择治疗方案时应考虑以下因素：不同地区的淋菌的耐药性不同，应该根据本地区淋菌耐药性监测结果选择治疗方案。我国卫生部推荐的方案主要存在两方面的问题，其一为方案更新不及时；其二为我国缺少相关的临床试验来作为治疗推荐的依据。表 13-13 为上述 3 个组织发表的单纯性肛门生殖器单纯性淋病奈瑟菌感染的推荐治疗方案[8,12,35]。

表 13-13　肛门生殖器单纯性淋病奈瑟菌感染的推荐治疗方案

美国疾病控制中心（2002 年）	世界卫生组织（2001 年）	我国卫生部（2000 年）
头孢克肟 400mg，单次口服	环丙沙星 500mg，单次口服	大观霉素 2g，单次肌注（女性 4g，每侧臀部肌注 2g）
头孢曲松 125mg，单次肌注	阿奇霉素 2g，单次口服	头孢曲松 250mg，单次肌注
＃环丙沙星 500mg，单次口服	头孢曲松 125mg，单次肌注	环丙沙星 500mg，单次口服
＃氧氟沙星 400mg，单次口服	头孢克肟 400mg，单次口服	氧氟沙星 400mg，单次口服
＃左氧氟沙星 250mg，单次口服	大观霉素 2g，单次肌注	头孢噻肟 1g，单次肌注
＊大观霉素 2g，单次肌注	＊卡那霉素 2g，单次肌注	
衣原体感染不能排除时加用阿奇霉素 1g，单次口服；或多西环素 100mg，2 次/日，共 7 天	＊甲氧苄啶（80mg）/磺胺甲噁唑（400mg），10 片，1 次/日，连用 3 天	

注：＊替代方案；＃喹诺酮不应用于治疗在亚洲或太平洋包括夏威夷获得的感染。此外，对于在加利福尼亚和喹诺酮耐药性增高的其他地区所获得的感染，使用喹诺酮治疗可能也不适宜。

（二）播散性淋病奈瑟菌感染

选择以下方案之一：

头孢曲松 1g，肌内注射或静脉注射，每 24 小时 1 次。

头孢唑肟 1g，静脉注射，每 8 小时 1 次。

头孢噻肟 1g，静脉注射，每 8 小时 1 次。

以上三种方案治疗后均继以抗沙眼衣原体治疗，同上。

（三）成人淋病奈瑟菌眼炎

头孢曲松 1g，单次肌内注射。

（四）妊娠合并单纯尿道、宫颈内膜或直肠淋病奈瑟菌感染

推荐采用头孢曲松疗法，对 β- 内酰胺类过敏者，用大观霉素。针对沙眼衣原体感染，选择红霉素进行治疗。治疗结束后 7 日，采集宫颈和直肠标本进行淋病奈瑟菌培养。孕妇禁用四环素族（包括多西环素）和氟喹诺酮类（环丙沙星，诺氟沙星）。

（五）新生儿淋病奈瑟菌感染

1. 无明显病态，出生于淋病奈瑟菌感染母亲的新生儿

头孢曲松　25～50 mg/kg（勿超过 125mg），单次静脉注射或肌内注射。

2. 淋病奈瑟菌眼炎选择以下方案之一：

头孢曲松　25～50mg/kg，静脉注射或肌内注射，每日 1 次，连用 7 日；

头孢噻肟　25mg/kg，静脉注射或肌内注射，每 12 小时 1 次，连用 7 日。

（六）较大儿童淋病奈瑟菌感染

1. 单纯尿道、外阴阴道或直肠淋病奈瑟菌感染

首选治疗：头孢曲松 125mg，单次肌内注射。

替换治疗：大观霉素 40mg/kg（最大量 2g），单次肌内注射。

2. 有并发症淋病

（1）体重＜45kg：

菌血症和关节炎：头孢曲松　50mg/kg（最大量 1g），每日 1 次，连用 7 日。

脑膜炎：头孢曲松　50mg/kg（最大量 2g），每日 1 次，连用 10～14 日。

（2）体重≥45kg 应接受成人的治疗剂量。

（3）对直肠炎和咽炎，应使用头孢曲松。

（4）对 β- 内酰胺类过敏的儿童，应使用大观霉素。

（5）应检测患儿是否存在梅毒和沙眼衣原体重叠感染。

四、特殊问题

（一）混合感染

泌尿生殖道淋病奈瑟菌感染常同时合并沙眼衣原体感染（男性约占 20%，女性约占 40%）。因此，推荐对成人淋病患者常规进行衣原体筛查或同时加用治疗衣原体的药物。如可选用多西环素 100mg，口服，1 日 2 次，连用 10 日，或阿奇霉素 1g，顿服。

（二）性伴治疗

淋病为可治愈的性病。但人体对淋病奈瑟菌感染无有效的特异性免疫。易重复感染

是其特点之一。性伴未进行治疗往往是导致淋病复发或再感染的原因之一。因此，对确诊为淋病奈瑟菌感染的全部患者应进行性伴追踪。对有症状尿道感染男性患者近2周内接触的性伴均应进行检查和治疗，对其他部位感染或无症状患者应追踪近3个月内的性伴。

（三）有并发症淋病的治疗

无并发症肛门生殖器淋病奈瑟菌感染若治疗不及时或治疗不当，感染可进一步蔓延导致局部或系统性并发症。最常见的并发症为盆腔炎及前庭大腺炎。对有并发症淋病的治疗除疗程要足够（10天）外，还应考虑到多种病原体的混合感染，如合并衣原体或（和）厌氧菌感染，治疗方案应包括针对这些病原体的抗生素。

（四）随访与判愈

对接受正规治疗，没有再接触新性伴或未治疗的性伴，临床症状和体征全部消失而达到临床痊愈的患者，不必常规做病原学检查进行判愈。有下列情况时应做淋病奈瑟菌培养检查：以前有治疗失败史；对抗生素耐药；未遵医嘱治疗；咽部或直肠淋病奈瑟菌感染；接触未经治疗的性伴；怀疑非培养试验结果为假阳性；妊娠期感染；并发盆腔炎症性疾病或播散性淋病奈瑟菌感染；儿童患者。病原学检查宜在停药1周后进行。

五、预后

一般预后良好，单纯性淋病经大剂量药物一次治疗后，治愈率可达95%。若治疗不当或延误治疗，则可产生并发症或播散性淋病，导致不孕、不育、宫外孕、盆腔炎、尿道狭窄或失明等后果，严重者甚至可危及生命。

第八节　预　　防

一、一般方法

（一）一级预防

预防淋病奈瑟菌感染，提倡行为学改变以降低获得或传播感染的危险性，如首次性交年龄的推迟、减少性伴数、慎重选择性伴、使用屏障避孕等。

（二）二级预防

检出和治疗淋病奈瑟菌感染者，不让其传播给性伴；检出和治疗感染的孕妇，不让其传播给新生儿。由于有无症状者的存在，因此需要积极主动筛查和对接触者追踪。

（三）三级预防

预防感染者发生并发症。最重要的并发症为输卵管炎及其不良后果（如不育、异位妊娠及慢性下腹痛）。需要筛查以检出和治疗无症状感染者；治疗男性感染者的女性性伴；识别可疑临床表现如宫颈炎及尿道炎病症，并应用适当的诊断试验及治疗手段。

二、特殊对策

（一）社区对策

1. 在社区开展有效的宣传，使公众知晓淋病奈瑟菌感染及其并发症和诊疗的重要性。

2. 在制定和实施 HIV 和 STD 预防方案时需特别强调淋病奈瑟菌感染的高度危险性，达到有效的行为学改变。

3. 学校的教育工作者应在淋病奈瑟菌预防活动中起重要作用。学校应注意培养学生的社会和行为学技能，以避免感染淋病奈瑟菌、HIV 和其他 STD。

（二）卫生保健对策

1. 对性活跃的患者进行有关 HIV 和其他 STD 的教育。

2. 分析患者的感染危险因素。

3. 对高危患者进行有关行为学改变的劝告，以降低被传染的危险性。

4. 鼓励使用安全套。

三、淋病疫苗

研究的文献报告较少，这可能与该病是容易治愈的细菌性疾病，而且也可通过预防性用药来防止淋病奈瑟菌感染有关。淋病疫苗的研究尚处于早期阶段，注重于淋病的免疫病理机制的探讨，并对潜在的疫苗候选靶位进行筛选。

（樊尚荣）

参考文献

[1] 龚向东，叶顺章，张君炎，等. 1991—2001 年我国性病流行病学分析. 中华皮肤科杂志，2002，35：178-180.

[2] 秦倩倩，龚向东，吕繁. 2002 年全国 STD 流行病学分析. 中国艾滋病性病，2002，9：217-219.

[3] 秦倩倩，朱昊，张丽芬，等. 2003 年全国性病流行病学分析. 疾病监测，2004，19：381-383.

[4] 苏晓红. 淋球菌耐药性与淋病的治疗. 临床皮肤科杂志，2002，31：601-603.

[5] 沈汝汝，聂妍，何芳，等. 北京市围产期妇女生殖道感染监测与分析. 中华围产医学杂志，2004，5.

[6] 吴志华，陈秋霞. 梅毒. 见：吴志华，主编. 现代性病学. 广东人民出版社，1996，307-315.

[7] 徐友才，李非，温巧生，等. 淋病双球菌性直肠结肠炎的诊断. 中华消化内镜杂志，2002，19：13-15.

[8] 叶顺章. 淋病的抗生素治疗. 中华皮肤科杂志，2003，36：296-299.

[9] 张致中主编. 新编性病学. 沈阳：辽宁科学技术出版社，1999.

[10] Aboyeji AP , Nwabuisi C. Prevalence of sexually transmitted diseases among pregnant women in Ilorin, Nigeria. J Obstet Gynaecol, 2003, 23: 637-639.

[11] Brown AE, Sadler KE, Tomkins SE, et al. Recent trends in HIV and other STIs in the United Kingdom: data to the end of 2002. Sex Transm Inf, 2004, 80: 159-166.

[12] Centers for Disease Control and Prevention. Sexually transmitted diseases treatment guidelines 2002. MMWR, 2002, 51 (No. RR-6): 36-42.

[13] Creasy RK, Resnik R, Iams JD. eds. Maternal-Fetal Medicine. 5th ed. NY: Saunders, 2004.

[14] Claeys P, Gonzalez C, Gonzalez M, et al. Prevalence and risk factors of sexually transmitted infections and cervical neoplasia in women's health clinics in Nicaragua. Sex Transm Inf, 2002, 78: 204-207.

[15] Faro S, Soper DE, eds. Infectious Diseases in Women. NY: Saunders, 2001.

[16] Fentonl KA, Lowndes CM. Recent trends in the epidemiology of sexually transmitted infections in the European Union. Sex Transm Infect, 2004, 80: 255-263.

[17] Fanck K, Kidula N, Jaoko W, et al. Validity of the vaginal discharge algorithm among pregnant women and non-pregnant women in Nairobi, Kenya. Sex Transm Dis, 2000, 76: 33-38.

[18] Gray H, Wabwire-Mangen F, Kigozi G, et al. Randomized trial of presumptive sexually transmitted diseases therapy during pregnancy in Rakai, Uganda. Am J Obstet Gynecol, 2001, 185: 1209-1217.

[19] Gibney L, Mascaluso M, Kirk K, et al. Prevalence of infectious diseases in Bangladeshi women living adjacent to a truck stand: HIV/STD/hepatitis/genital tract infections. Sex Transm Infect, 2001, 77: 344-350.

[20] Goh B, van Voorst Vader P. European guideline for the management of syphilis. Int J STD AIDS, 2001, 12 (suppl 3): 14-22.

[21] Holmes KK, Mardh PA, Sparling PF, et al, eds. Sexually Transmitted Diseases. 3rd ed, NY: McGraw Hill, 1999, 479-486.

[22] James DK, Steer PJ, Weiner CP, et al. High Risk Pregnancy: Management Options. NY: Saunders, 1999.

[23] Johnson LF, Coetzee DJ, Dorrington RE. Sentinel surveillance of sexually transmitted infections in South Africa: a review. Sex Transm Dis, 2004, 81: 287-293.

[24] Lowndes CM, Fenton KA. Surveillance systems for STIs in the European Union: facing a changing epidemiology. Sex Transm Inf, 2004, 80: 264 - 271.

[25] MacLean A, Regan L, Carrington D, eds. Infection and Pregnancy. London: RCOG Press, 2001.

[26] Miller Jr JM, Maupin RT, Mestad RE, et al. Initial and repeated screening for gonorrhea during pregnancy. Sex Transm Dis, 2003, 30: 728-730.

[27] McMillan A, Young H. Ogilivie MM, et al, eds. Clinical Practice in Sexually Transmissible Infections. NY: Saunders, 2002.

[28] Mullick S, Watson-Jones D, Beksinska M, Mabey D. Sexually transmitted infections in pregnancy: prevalence, impact on pregnancy outcomes, and approach to treatment in developing countries. Sex Transm Infect, 2005, 81: 294-302.

[29] Orroth KK, Korenromp EL, White RG, et al. Comparison of STD prevalence in the Mwanza, Rakai, and Masaka trial populations: the role of selection bias and diagnostic errors. Sex Transm Infect, 2003, 79: 98-105.

[30] Radcliffe K, Ahmed-Jushuf I, Cowan F, et al. 1999 UK national guidelines on sexually transmitted infections. Sex Trans Inf, 1999, 75 (suppl 1): 29-37.

[31] Romoren M, Rahman M, Sundby J, et al. Chlamydia and gonorrhoea in pregnancy: effectiveness of diagnosis and treatment in Botswana. Sex Transm Dis, 2004, 80: 395-400.

[32] Sullivan EA, Abel M, Tabrizi S, et al. Prevalence of sexually transmitted infections among antenatal women in Vanuatu, 1999-2000. Sex Transm Dis, 2003, 30: 362-366.

[33] Sweet RL, Gibbs RS, eds. Infectious Diseases of the Female Genital Tract. 4th ed. NY: Lippincott Williams & Wilkins, 2004.

[34] Shapiro RA, Schubert CJ, Siegel RM. Neisseria gonorrhea infection in girls younger than 12 years of age evaluated for vaginitis. Pediatrics, 1999, 104: 1-5.

[35] WHO: Guidelines for the management of sexually transmitted infections. WHO/HIV-AIDS, 2001, 01: 38-43.

第 14 章 艾滋病

艾滋病全称为获得性免疫缺陷综合征（acquired immune deficiency syndrome, ADIS)。它是由于机体感染了人类免疫缺陷病毒（human immunodeficiency virus, HIV）而引起的一种严重传染疾病。HIV 进入机体后主要侵犯和破坏辅助性 T 淋巴细胞，使机体细胞免疫功能受损，逐渐失去防御能力，从而引起各种感染和（或）肿瘤，最终导致死亡。该病自发现以来，蔓延迅速，病死率高，在我国 2007 年 27 种法定报告传染病中，艾滋病的病死率已从 2005 年的第 3 位上升至第 1 位，并占到全部死亡的 34.8%。目前虽然有一些治疗方法可以延长艾滋病患者的生命和提高生存质量，但仍然缺乏有效的治疗方法和疫苗，依然是目前严重威胁人类健康和生命的疾病之一。控制艾滋病发生的唯一办法就是针对明确的传播途径采取综合的预防措施。

第一节 流行病学

自 1981 年美国 CDC 报道了首例艾滋病病例以来，发生率不断上升，联合国艾滋病规划署和 WHO 估计 2007 年全世界约有3 320万人与 HIV 感染者生活在一起，其中有 210 万是儿童。2007 年因艾滋病死亡的人数约为 210 万，新感染者约为 250 万。目前专家估计 HIV 阳性的孕妇如果在孕产期没有进行任何干预约有 20%～45%的婴儿会被感染。在 230 万 15 岁以下 HIV 感染的儿童中估计有 90%是通过母婴传播的[1,2]。

截至 2007 年 10 月底，我国累计报告艾滋病病毒感染者和艾滋病病人223 501例，其中艾滋病病人62 838例，死亡报告22 205例。中国卫生部、联合国艾滋病规划署和世界卫生组织联合对 2007 年中国艾滋病疫情进行了估计，结果显示：截至 2007 年底，中国现存艾滋病病毒感染者和患者约 70 万（55 万～85 万），女性占 30.8%，全人群感染率为 0.05%（0.04%～0.07%）。其中艾滋病患者 8.5 万（8 万～9 万）；当年新发艾滋病病毒感染者 5 万（4 万～6 万），当年因艾滋病死亡 2 万（1.5 万～2.5 万）。估计在现存的 70 万艾滋病病毒感染者和患者中，异性性接触传播感染占 40.6%、静脉吸毒感染占 38.1%、男男性传播占 11.0%、采供血或输血 9.3%和母婴传播占 1.0%[3]。中国艾滋病流行有几个特点：艾滋病疫情上升速度有所减缓；性传播逐渐成为主要传播途径；艾滋病疫情地区分布差异大，云南、河南、广西、新疆、广东和四川六省累计报告的艾滋病病毒感染者和患者数占全国累计报告数的 80.5%；艾滋病流行因素广泛存在，如注射吸毒人群共用注射器、暗娼不能坚持每次使用安全套、男男性行为者多性伴、对已报告的感染者和患者随访率不高以及社会存在对感染者歧视现象，使许多有高危行为的人不愿接受艾滋病检查，感染者不愿意暴露自己的感染状况，增加了艾滋病传播的危险性。

第二节 病原学和发病机制

1987年7月WHO宣布用HIV作为艾滋病病毒的命名。目前HIV主要分为HIV-I型和HIV-II型。在全世界主要以HIV-I型感染流行为主，HIV-II型主要集中在非洲少数国家，但近年来即开始向世界各地蔓延，我国已在非洲归国人员中发现HIV-II型感染者。HIV是一种反转录病毒，它的遗传物质较为特殊，是RNA而不是通常的DNA。病毒颗粒只有100～140nm大小。

HIV对热很敏感，在60℃的温度下，60分钟即可灭活。煮沸和高压蒸汽均可以杀灭HIV。常规使用的次氯酸盐、戊二醛和甲醛等化学消毒剂都能杀灭HIV。

HIV进入人体后，通过gp120（是一种外膜糖蛋白）与辅助性T淋巴细胞（CD4 Th）表面受体相结合而进入靶细胞，在反转录酶的作用下，以RNA为模板，合成DNA，并使DNA与宿主细胞DNA整合，依靠细胞的生物器进行自我复制，一般呈潜伏状态，一旦激活就可形成新的病毒颗粒。HIV在繁殖过程中主要通过以下方式杀伤辅助性T淋巴细胞（CD4 Th），造成机体免疫功能受损：① HIV在靶细胞内快速复制，以芽生方式释放，引起细胞膜破损，导致CD4溶解和破裂；② 因HIV的gp120和CD4受体亲和力较强，已感染的CD4可以融合多个未感染HIV的CD4形成融合细胞，使细胞膜通透性发生改变，从而导致细胞的溶解和破坏；③HIV还可感染骨髓干细胞，使CD4数量明显减少；④ 游离的gp120可以与未感染的CD4结合，作为介导抗体依赖性细胞毒作用的抗原，使已感染HIV的CD4作为靶细胞，受到杀伤性T细胞攻击而损伤；⑤ HIV蛋白可干扰CD4分子产生免疫抑制作用，干扰CD4活性并抑制有丝分裂原和抗原刺激淋巴细胞的增殖反应，使CD4增殖减少。

随着病情进展，HIV的增多，辅助性T淋巴细胞（CD4）数量将明显减少，辅助性T细胞与抑制性T细胞的比例即CD4/CD8从2：1逐渐发展到CD4/CD8比例倒置。当发展到AIDS时，CD4数量在200/mm³以下。CD4数量的急剧下降导致机体免疫功能严重缺陷，各种病原体包括致病的和条件致病的微生物均乘虚而入，在体内各脏器组织中繁殖，产生临床上的不同表现。同时免疫功能的缺陷也使机体产生的突变细胞株不能被及时识别和消灭，最终导致肿瘤的发生。

第三节 传播途径

传染源主要是AIDS患者和HIV感染者，传染性最强的是临床无症状而血清HIV抗体阳性的感染者。但是病毒阳性而抗体阴性的HIV感染者是最危险的传播者。传播途径主要有以下几种：

一、性传播

凡是与HIV感染者有过性行为的均有可能感染HIV，包括异性、同性和双性恋之间的肛门性交、阴道性交和口腔性交，其中以肛门性交形式感染 HIV 几率最大，因为直肠黏膜只有一层柱状上皮，在性交时很容易损伤形成创面，使 HIV 进入血液系统，其次是阴道性交和口交。男性感染者将 HIV 传播给女性的危险是女性传播给男性的 4 倍。多性伴和 STD 患者均增加 HIV 感染的风险。

二、血液传播

主要是通过输入被 HIV 污染的血液、血液成分或血液制品，其次是移植和（或）接受了 HIV 感染的器官、组织和精液；使用了被 HIV 污染而没有严格消毒的医疗器械、理发用具、文身或穿耳孔的用具以及与 HIV 感染者共用注射用具（静脉吸毒所用的注射器和针头）。医务人员和实验室检验人员接触了 HIV 患者的标本也可能被感染，但前提是必须有损伤破口。据报道，HIV 污染的针头刺伤皮肤后，被感染的几率是 0.5%，但还与刺伤深浅和感染源血中的 HIV 荷载高低有所不同。

三、母婴传播

感染 HIV 的母亲可经宫内、分娩和产后传染给胎儿和婴儿。

（一）HIV 宫内垂直传播

其途径为 HIV 或者 HIV 感染的母体细胞直接通过破裂的滋养层，使胎盘巨噬细胞、基质细胞及内皮细胞暴露于病毒颗粒并被感染。另外，HIV 能够以细胞介导的方式侵入滋养细胞。即 HIV 直接进入滋养细胞并在细胞内自我复制或者 HIV 以细胞内吞的方式完整地横穿滋养细胞，然后从基底膜侧释放。

（二）HIV 在分娩期的传播

可发生在分娩时子宫收缩、胎盘滋养层破裂、游离病毒或者病毒感染的母体细胞直接通过破裂的滋养层导致胎儿细胞感染；胎儿的皮肤或黏膜在直接与母体血液、宫颈和阴道分泌物接触时，HIV 可通过皮肤和黏膜破损处入侵机体内。目前认为分娩期 HIV 垂直传播的危险性最大。

（三）产后传播

至少 50%的患儿是在产时或者产后感染 HIV 的。产后哺乳也是重要的感染途径。母乳中含有 HIV，新生儿感染是乳汁内的病毒通过口腔或胃肠道时感染的。通过母乳喂养传播 HIV 的危险性要比人工喂养高得多。乳汁中病毒载量增加 10 倍，HIV-1 型的传播几率将增加 2 倍。

无论是性传播、血液传播还是母婴传播，其共同特点均是 HIV 感染者与未感染者发生了体液交换。人体的体液包括：血液、精液、阴道液、乳汁、唾液、汗液、眼泪等，这其中以血液和精液含 HIV 最多。只要不与 HIV 感染者发生体液交换就不会被感染。所以，在日常工作和生活中与 AIDS 和 HIV 感染者的一般接触如握手、拥抱、礼节性接吻、共同进餐、共用办公用具或学习用具不会感染 HIV。HIV 也不会经毛巾、马桶、浴盆、卧具、电话、游泳池等公共设施传播。咳嗽、打喷嚏、擤鼻涕和蚊虫叮咬都不会传播 HIV。

第四节 临床表现

从HIV感染到发展为AIDS之间的潜伏期长短存在着很大的个体差异，在数月至数年间，平均为2～10年。潜伏期的长短与感染HIV的量呈负相关。一旦出现AIDS症状和体征，如果不进行任何治疗，大多在6个月～2年内死亡。目前WHO推荐使用成人和青少年HIV感染临床分期体系。

一、WHO临床Ⅰ期：无症状期

- 无症状
- 持续的全身浅表淋巴结肿大

二、WHO临床Ⅱ期：轻度疾病期

- 无原因中度体重下降（体重下降<10%）
- 反复性上呼吸道感染（如鼻窦炎、扁桃体炎、中耳炎、咽炎）
- 带状疱疹
- 口角炎
- 反复性口腔溃疡
- 脂溢性皮炎
- 瘙痒性丘疹样皮炎（PPE）
- 真菌性甲炎

三、WHO临床Ⅲ期：中度疾病期

- 无原因重度体重下降（体重下降>10%）
- 无原因超过1个月的慢性腹泻
- 无原因的长期发热（间歇性的或者持续性的发热超过1个月）
- 持续性口腔念珠菌（假丝酵母菌）病
- 口腔毛状白斑
- 严重的细菌性感染（肺炎，脓血症，脓性肌炎，骨或关节感染，菌血症或脑膜炎）
- 肺结核
- 急性坏死性溃疡性口腔炎、牙龈炎、牙周炎
- 无原因的贫血（<80g/L）、中性粒细胞减少（$<0.5\times10^9$/L）或血小板减少（$<50\times10^9$/L）

四、WHO临床Ⅳ期：严重疾病期（艾滋病）

- HIV消耗综合征
- 肺孢子菌肺炎

- 反复严重的细菌性肺炎
- 慢性单纯疱疹感染（超过1个月的口腔、生殖器或肛门直肠感染，或者任何内脏器官感染）
- 食管念珠菌（假丝酵母菌）病（或者气管、支气管或肺部真菌感染）
- 肺外结核
- 卡波济肉瘤
- 巨细胞病毒感染（视网膜或者其他器官感染）
- 弓形虫脑病
- HIV 脑病
- 肺外隐球菌感染（包括脑膜炎）
- 播散性非结核分枝杆菌感染
- 进展性多灶性脑白质病
- 慢性隐球菌病
- 慢性等孢子虫病
- 播散性真菌病（肺外组织胞浆菌病或者球孢子菌病）
- 复发性败血症（包括非伤寒性沙门菌病）
- 淋巴瘤（脑部淋巴瘤或者B细胞非霍奇金淋巴瘤）
- 侵袭性宫颈癌
- 非典型播散性利什曼原虫病
- 有症状的 HIV 相关性神经炎或者心肌炎

第五节　实验室检查及诊断

目前作为诊断的标准检测依然是 HIV 特异性抗体检测，而作为辅助检测的技术有 P24 抗原检测、HIV 核酸检测、病毒培养和病毒载量检测等[4]。

一、HIV 抗体筛查试验

（一）酶联免疫试验（ELISA）

目前国内外主要使用第三代酶联免疫试验（ELISA，双抗原夹心法）检测。血源筛查以 ELISA 为主，国际上有些国家和地区已将线性免疫酶测定（第四代 ELISA 试剂）用于血源筛查。第四代试剂是最近发展起来的 HIV 抗原/抗体联合测定试剂，可同时检测 P24 抗原和抗 HIV-1/2 抗体。与第三代 HIV-1/2 试剂相比，检出时间提前了 4～9 天。其优点在于能同时检测抗原抗体，降低血源筛查的残余危险度。

（二）快速试剂检测

随着对感染者和 AIDS 患者抗反转录病毒治疗的进展，以及对无症状 HIV 感染者提供自愿咨询检测（VCT）的迫切需求，快速、简单、廉价的 HIV 检测方法也得到了相应的发展。常用的方法有斑点 ELISA（dot-ELISA）、斑点免疫胶体金（或胶体硒）快速试验、明胶颗粒凝集试验（PA）、唾液 HIV 抗体检测等。

所有筛查试验阳性的标本都应做复检或确认试验。

二、HIV-1 抗体免疫印迹试验

这是一种确认 HIV 抗体的确认试验方法，免疫印迹试验的检测结果常常被作为鉴别其他检验方法优劣的“金标准”。它的敏感性一般不低于筛查试验，但要求它的特异性要很高，一般要接近 100％，这主要是根据 HIV 不同抗原组分的分离以及浓缩和纯化，能够检测出针对不同抗原成分的抗体。

三、HIV 核酸检测

主要包括病毒载量测定（即对 HIV 核酸 RNA 的检测）和核酸定性测定（是对 HIV 感染细胞核酸上整合的 HIV 核酸反转录片断，cDNA 的检测）。HIV 病毒 RNA 主要存在于病毒颗粒内，其定量测定主要反映了病毒存在的水平。病毒载量代表的是病毒的负荷，即体内复制的病毒数量，一般用血浆中 HIV-RNA 的拷贝数代表 HIV 的病毒载量。HIV 病毒载量与疾病进展速率和预后密切相关，它比 CD_4 淋巴细胞计数更能有效反映抗病毒治疗的效果。病毒载量测定广泛用于监测 HIV 感染者的病程进展，评估 HIV 感染的进程，确定抗病毒治疗方案以及监测抗病毒治疗的效果。常用的方法有反转录 PCR 系统（HIV RNA PCR 或 RT-PCR）、核酸序列依赖性扩增（nucleic acid sequence-based amplification，NASBA 和 NucliSens）技术、分支 DNA 信号放大系统（bDNA）等。

四、HIV-1 P24 抗原检测

P24 抗原的检测方法为 HIV-1 P24 抗原的检测，适用于 HIV-1 抗体不确定或窗口期的辅助诊断；并可作为 HIV-1 抗体阳性母亲所生婴儿早期的辅助鉴别诊断；第四代 HIV-1 抗原/抗体 ELISA 试剂检测呈阳性反应，但 HIV-1 抗体确认阴性者的辅助诊断；监测病程进展和抗病毒治疗效果。

五、$CD4^+$ 和 $CD8^+$ T 淋巴细胞检测

对 HIV 感染者和 AIDS 患者定期进行 $CD4^+$、$CD8^+$ T 淋巴细胞检测具有十分重要的意义。了解机体的免疫状态以进行疾病分期；长期监测 $CD4^+$ T 淋巴细胞绝对数的变化，有助于了解患者的病情发展，决定正确的治疗方案，并观察对治疗的反应；帮助确定抗 HIV 药物治疗及预防机会性感染治疗的适应证，如当 $CD4^+$ T 淋巴细胞 $<200/\mu l$ 时，应给予抗肺孢子菌肺炎的预防性治疗。用于评价一些新的、针对 HIV 的治疗方法和治疗药物疗效的重要指标。

六、诊断

（一）诊断原则

HIV/AIDS 的诊断需要结合流行病史、临床表现和实验室检查进行综合分析，慎重作出诊断。HIV 抗体的检查包括筛查试验和确认试验。确诊 HIV/AIDS 必须是 HIV

抗体阳性（经确认试验证实），或血浆 HIV-RNA 及 P24 抗原阳性。

（二）诊断标准

1. 流行病史　①不安全性行为史；②静脉注射毒品或共用注射器；③输入未经 HIV 抗体检测的血液或血制品；④HIV 抗体阳性所分娩的子女；⑤其他（职业暴露或医源性感染史）。

2. 临床表现　见“WHO 推荐使用成人和青少年 HIV 感染临床分期体系”。

3. 实验室检查　①HIV 抗体阳性（经确认试验证实）；在感染早期 HIV 抗体阴性，但多在 2～6 周转阳性，即少数可延长至 3～6 个月才转为阳性；②HIV-RNA 阳性；③HIV 病毒载量；④HIV-1 P24 抗原检测；⑤ $CD4^+$ 和 $CD8^+$ T 淋巴细胞检测 $CD4^+$ T 淋巴细胞数。

第六节　治疗及预防

一、抗反转录病毒治疗

（一）治疗原则

由于 HIV 具有免疫抑制、繁殖迅速和高度基因变异的特性，所以在进行抗病毒治疗时要遵循以下治疗原则：

1. 艾滋病症状发生前进行治疗，以防止免疫抑制。

2. 治疗要标准化，以取得最大治疗效果，并可最大限度地减少耐药发生。

3. 抗病毒药物联合治疗以控制病毒复制和耐药的发生。

4. 在药物的选择上应考虑以下因素：药物剂量和疗效能否最大限度地降低病毒载量。有否服用其他药物和不同的药物间的相互作用，药物的不良反应，对治疗的依从性，既往抗病毒治疗史，是否怀孕及合并其他疾病如感染及代谢异常，可能出现的耐药病毒株、费用以及获得药物的途径等。

（二）抗反转录病毒治疗的医学入选标准

根据《国家免费艾滋病抗病毒药物治疗手册》抗反转录病毒治疗的医学入选标准包括临床标准和实验室标准（表 14-1）。临床资料主要来源于详细的体格检查和询问病史。实验室则主要依靠 $CD4^+$ T 淋巴细胞计数或百分比。

表 14-1　成人/青少年抗病毒治疗总体标准

临床标准	实验室标准	处理意见
急性感染期	任何 $CD4^+$ T 淋巴细胞水平	建议治疗
WHO 临床分期Ⅳ期	任何 $CD4^+$ T 淋巴细胞水平	治疗 *
WHO 临床分期Ⅲ期	任何 $CD4^+$ T 淋巴细胞水平	建议治疗 *
任何分期	$CD4^+$ T 淋巴细胞＜200/mm³	治疗

续表

临床标准	实验室标准	处理意见
WHO临床分期Ⅰ，Ⅱ期	CD4$^+$ T淋巴细胞计数在200～350/mm^{3}之间，而且符合以下任何一条标准， (1) 1年内CD4$^+$ T淋巴细胞计数下降超过30%，或者CD4$^+$ T淋巴细胞计数绝对数下降超过100/mm^3 (2) 病毒载量在100 000拷贝/ml以上** (3) 患者具有治疗意愿，并可以保证良好依从性	建议治疗 如果患者为女性，当使用含有NVP治疗方案时，建议推迟到CD4$^+$ T淋巴细胞<250/mm^{3}以后再开始治疗*

*女性患者基线CD4$^+$ T淋巴细胞≥250/mm^{3}时，不推荐使用含有奈韦拉平（NVP）的方案，因为会增加肝毒性的危险，需谨慎使用。

**有条件地区可以在开始抗病毒治疗前进行病毒载量检测。

（三）初始治疗方案

药物联合应用方案包括：

1. 2种核苷类药物＋1种非核苷类药物
2. 2种核苷类药物＋蛋白酶抑制剂
3. 3种核苷类药物

（四）推荐药物组合方案

1. 一线方案　齐多夫定（或司坦夫定）＋拉米夫定＋伊非韦伦（或奈韦拉平）
2. 二线药物　齐多夫定（或司坦夫定）＋拉米夫定＋茚地那韦

　　齐多夫定＋地达诺辛＋伊非韦伦（或奈韦拉平）

　　司坦夫定＋地达诺辛＋伊非韦伦（或奈韦拉平）

具体治疗方案参见《国家免费艾滋病抗病毒药物治疗手册》[5]。

二、免疫治疗

（一）免疫细胞替代

可用自体或异体骨髓移植、胸腺移植、淋巴细胞回输等方法改善或提高机体免疫功能，使CD4 T淋巴细胞增加，但常因出现过敏反应、排斥反应而使效果短暂。

（二）免疫调节剂

1. 干扰素　大剂量对机体的体液免疫和细胞免疫都有抑制作用，小剂量对机体免疫有促进作用。以α-干扰素的作用最强，用量为每次300万U，皮下注射，每天1次，1周后改为隔日1次，每个疗程为2～3个月。

2. 白细胞介素-2　是T淋巴细胞分泌的淋巴因子，对T淋巴细胞增殖分化起作用，可使患者外周淋巴细胞数目增加而改善免疫功能。每天 200 万 U 连续静脉点滴 24 小时，每周 5 次，1 疗程 4～8 周。

3. 胸腺素 可使骨髓干细胞变为 T 淋巴细胞，参与调解机体免疫功能，增加细胞免疫。胸腺五肽 50mg，每周 3 次疗程 1 个月，疗效可持续 8 个月左右。

（三）免疫增强剂

1. 异丙肌苷 刺激骨髓干细胞生成新的淋巴细胞，增加淋巴细胞数量和活性。用量每次 1g，每日 3 次。

2. 香菇多糖 能使一般状况改善，干扰素生成增加，使 T 淋巴细胞恢复活性，促进白细胞介素生成。

三、机会性感染和肿瘤的治疗

HIV 感染者由于免疫缺陷，最终都会发生机会性感染，严重时危及生命，因此早期发现和治疗十分重要。这包括抗原虫、真菌、病毒、分枝杆菌和结核杆菌的治疗。

四、心理治疗

由于艾滋病的特殊情况，患者往往对生活缺乏信心，同时还要承受社会歧视的压力，因此心理支持对药物治疗起着很大的辅助作用。要帮助他们克服悲观、厌世情绪，对有抑郁、绝望者要加强心理和精神治疗。

五、营养疗法

艾滋病有一个相对较长的发病过程，对机体的消耗也是进行性加重的。大多数患者会出现营养不良，而营养不良又可促进疾病发展。因此需要营养支持疗法来改善机体状况，可根据病情选择口服、鼻饲、胃肠导管和全胃肠外途径补充。

六、中医中药治疗

原则是扶正固本、清热解毒。现已发现很多中草药可抑制 HIV 病毒的复制，如黄连、穿心莲、牛蒡子、金银花、苦参等。

七、预防

1. 制定有关的法规和政策。艾滋病的传播和流行已经影响到一个国家的社会、经济和文化的发展，不仅是医学和公共卫生领域的问题，而是一个社会问题。目前我国政府已制定了一系列相关的法规和政策，逐步建立健全管理和控制体系以及监测系统。

2. 普及艾滋病防治知识，动员全社会、多部门参与的预防和控制艾滋病的工作。

3. 控制性传播途径的感染。提倡避免多性伴和使用安全套的安全性行为。

4. 避免血液途径传播。避免不必要的输血和静脉注射。目前静脉吸毒依然是我国主要传播途径之一，因此在加强禁毒的同时，可采取改变吸毒方式如美沙酮替代疗法、避免共用注射器等措施。另外还要注意不要与他人共用牙刷、剃须刀、修脚刀等生活用具。

5. 阻断 HIV 母婴传播。已感染 HIV 和 AIDS 的妇女要避免妊娠，已怀孕者可进行抗病毒治疗，并提倡人工喂养[6]。

6. 预防医源性交叉感染。加强医务人员对医疗环境中感染 HIV 的认识；严格执行消毒制度；使用一次性注射器；当接触到患者的体液、黏膜、破损的皮肤时一定要戴手套；预防手术过程中可能受到的损伤；注意医疗垃圾的统一处理。

（赵更力）

参考文献

[1] WHO，UNAIDS，UNICEF. Towards Universal Access Scaling up priority HIV/AIDS interventions in the health sector Progress Report 2008.

[2] WHO，UNAIDS，UNICEF. Towards universal access：scaling up priority HIV/AIDS interventions in the health sector ：progress report，April 2007.

[3] 国务院防治艾滋病工作委员会办公室，联合国艾滋病中国专题组. 中国艾滋病防治联合评估报告. 2007.

[4] 中国疾病预防控制中心. 全国艾滋病检测技术规范（2004 年版）. 2004.

[5]《国家免费艾滋病抗病毒药物治疗手册》编写组. 国家免费艾滋病抗病毒药物治疗手册. 北京：人民卫生出版社，2007.

[6] 王临虹主编. 艾滋病感染妇女和儿童社区关怀技术指导手册. 北京：人民卫生出版社，2008.

第 15 章 生殖道细菌感染

下生殖道本身存在着一些正常的细菌，这些细菌与阴道等形成了良好的共生关系，一般不会致病。上生殖道则应该是没有细菌存在的。在妊娠期间，机体属于抵抗力相对低下的状态，容易引起细菌性感染，从而造成不良的母儿结局。

第一节　妊娠期间的生殖道细菌感染

阴道内的一些定植细菌，可以在某些情况下（比如妊娠晚期性交或不洁阴道检查等），沿宫颈口上行至宫腔，引起宫内感染（绒毛膜羊膜炎）、胎膜早破或早产。已有许多资料表明，妊娠期的细菌性阴道病与早产关系密切。另外一些致病菌也可以在妊娠期沿生殖道上行，比如金黄色葡萄球菌、大肠杆菌和B族链球菌等，造成严重后果。

一、妊娠期间常见的细菌感染

（一）绒毛膜羊膜炎

有研究认为，大约1%～2%的孕妇会有急性绒毛膜羊膜炎，与此相关的高危因素为早产、胎膜早破、破水时间过长以及细菌的定植等。而这些高危因素几乎都与细菌感染有关系。可以表现为（有以下三项或三项以上者即可诊断）：

1. 临床征象　体温≥38℃、脉快、胎心＞160次/分或＜120次/分、羊水有异味、子宫压痛、血白细胞升高或核左移。

2. 宫颈分泌物培养或宫腔培养或新生儿咽拭子培养或新生儿耳拭子培养阳性。

3. 胎盘病理检查提示有胎盘或胎膜或脐带的炎症存在。

处理原则：应积极抗生素静脉点滴治疗（以广谱抗生素为主），尽快终止妊娠。

（二）产褥感染

产褥感染很大部分来源于产前、产时的感染，一般认为，引起产后子宫内膜炎的病原微生物均是细菌，而且都是女性下生殖道的内源性细菌。从急性子宫内膜炎产妇体内分离出来的细菌中，发现有B族链球菌、粪链球菌、大肠杆菌等，而外源性细菌主要有淋病奈瑟菌、A族链球菌以及一些少见的细菌。产后子宫内膜炎的发生率与分娩方式有关，阴道分娩者为1%～3%，而某些高危人群（如待产时间长、胎膜破裂、多次阴道检查等）行剖宫产后的发生率高达95%。

产褥感染的诊断依据有：产妇有发热，体温≥38℃；除外了其他系统的感染性疾病。腹痛、恶露有臭味、白细胞升高是产后子宫内膜炎的特征。

处理仍是积极抗感染治疗，要应用能够覆盖需氧菌和厌氧菌的广谱抗生素。

二、产科常见的致病细菌以及危害

（一）B族链球菌

链球菌是革兰阳性球菌，是人类体内正常的寄生菌之一，30%的正常人粪便中可以检测到链球菌，在女性阴道内的阳性率也高达30%，是外阴部的3倍。产科发热患者血培养所分离出的细菌中链球菌可占到11%～21%。B族链球菌感染又占全部链球菌感染的8%左右，对产妇和新生儿均有很大的威胁，B族链球菌感染所引起的新生儿死亡已成为新生儿死亡的主要原因之一。

1. 孕产妇B族链球菌感染　B族链球菌可以引起产前、产后的生殖道感染，是急性绒毛膜羊膜炎最常见的致病原。一般B族链球菌引起的产褥感染多呈单一性细菌感染，而非混合性感染。症状出现早，一开始就出现高热、心动过速等。感染部位的脓液呈稀薄、淡红色样，无臭，一般不形成脓肿，但易扩散。

妊娠中期下生殖道有B族链球菌的孕妇，产后发热的几率是对照组的5倍。B族链球菌也可以引起菌血症和伤口感染。

2. 胎儿和新生儿B族链球菌感染　B族链球菌如感染胎儿，可以引起胎死宫内。但最常见的病变还是新生儿的脓毒血症。孕妇携带B族链球菌的新生儿发病率仅为1%～3%。有研究报道，妊娠中期阴道内有B族链球菌，与早产和胎膜早破的关系不大，但若临产时阴道内仍有B族链球菌，会很容易发生新生儿败血症。

B族链球菌在新生儿的感染分为早发性和晚发性。早发性B族链球菌感染一般在生后7日内发病，2/3在生后6小时内出现。主要表现为菌尿或败血症（30%～40%）、肺炎（30%～40%）和脑膜炎（30%），可以在出生后很快出现新生儿呼吸窘迫综合征(ARDS)。新生儿早发性B族链球菌感染总的死亡率为15%，早产儿可达到50%～80%。幸存儿可以发生脑膜炎，并出现一些神经系统后遗症。

晚发性新生儿B族链球菌感染往往在出生7～10天后才发病，主要以脑膜炎和败血症为主要表现，也可以并发脑膜炎后遗症。死亡率比早发性者稍低，约为14%。

（二）葡萄球菌

葡萄球菌是革兰阳性球菌，分为金黄色葡萄球菌、表皮葡萄球菌和腐生葡萄球菌三种。金黄色葡萄球菌能产生凝固酶、溶血素、肠毒素和表皮剥脱性毒素，是主要的致病菌。而其他两种葡萄球菌可以是条件致病菌，并且近年来越来越多的感染是由这两种葡萄球菌引起的。

耐甲氧西林金黄色葡萄球菌（MRSA）是金黄色葡萄球菌的一个特殊菌株，它不仅对甲氧西林，还对多种抗生素耐药。

金黄色葡萄球菌是产后、手术后生殖道感染和皮肤切口感染的常见致病菌之一，易在局部形成脓肿，脓液稠厚，黄色，无臭，可有转移性脓肿，也可引起败血症。

（三）大肠杆菌

大肠杆菌是阴道正常菌群之一，一般不引起阴道感染，但可以上行至盆腔，造成盆腔感染，妊娠期间也是宫内感染、胎膜早破以及早产等的常见致病原因。

大肠杆菌单独感染时的脓液无臭味，所致盆腔感染或宫内感染时常为混合感染，大肠杆菌可以产生并释放两种肠毒素，严重感染时可产生内毒素性休克。

一般广谱抗生素对其均有效，但也非常容易产生耐药菌株，应该根据药物敏感实验结果选择应用抗生素。

（四）厌氧菌

阴道内有相当多的厌氧菌存在，如发生乳杆菌减少时，厌氧菌有可能导致细菌性阴道病，妊娠期间与早产、胎膜早破等不良结局有关。如厌氧菌上行至盆腔，容易与其他致病菌一起造成宫内感染、早产、胎膜早破、产褥感染等后果，甚至败血症。

临床常见致病厌氧菌有类杆菌、消化链球菌、肠球菌、棒状芽孢杆菌、棒状杆菌等。厌氧菌感染的脓液有恶臭。

第二节 需氧菌性阴道炎（脱屑性阴道炎）

一、概念

在临床工作中，我们常常会遇到一些阴道炎，其既不是特异性阴道炎，如滴虫性阴道炎或念珠菌性阴道炎，又不像细菌性阴道病那样没有炎症表现，以往有人称之为非特异性阴道炎，约占10%，现国外有学者称之为脱屑性阴道炎（desquamative inflammatory vaginitis，DIV）或需氧菌性阴道炎。脱屑性阴道炎是指非滴虫、非念珠菌引起的阴道炎症，又有别于细菌性阴道病，其致病原主要为需氧性细菌，该病在非特异性阴道炎中占一定的发生比例，如Novak形容的那样，主要以脓性白带、阴道充血等急性炎症表现，由于目前国内外对此尚认识不够，国内尚未见有关报道。

二、临床表现

需氧菌性阴道炎是一个独立的阴道炎症，有其特殊的临床表现，而且其不同于细菌性阴道病，它有机体的免疫反应介入，具有分泌物黄色、pH增高、清洁度Ⅲ度、外底层细胞增多、白细胞增多甚至出现中毒颗粒等一系列炎症反应现象。在北京大学第一医院的研究中发现，近半数的需氧菌性阴道炎患者有外阴灼痛、性交痛、白带增多等症状，检查时发现黄色分泌物占87.0%，清洁度Ⅲ者占85.0%，pH值>6者占77.2%，外底层细胞比例>10%者占22.5%。就其病原，需氧菌性阴道炎患者阴道内乳杆菌减少，而有大量需氧菌，使得阴道pH升高，炎症的刺激使外底层细胞的比例上升，还可以出现白细胞中毒颗粒，一些与感染密切相关的细胞因子（如白细胞介素1β等）增多。

由于以往对此缺乏认识，有时将之按细菌性阴道病或非特异性厌氧菌性阴道炎等治疗，结果疗效不好。研究显示，需氧菌性阴道炎有明显的临床症状和体征，说明这是一种与细菌性阴道病完全不同的一类阴道感染，细菌培养显示致病性需氧性病原菌的阴道分泌物。值得注意的是，需氧菌性阴道炎可同时与一些特异性阴道炎并存。因此治疗需氧菌性阴道炎的同时也要治疗念珠菌感染和（或）细菌性阴道病。

三、需氧菌性阴道炎时的菌群情况

阴道内菌群是由不同量的不同微生物组成，平时以乳杆菌为主的需氧菌在阴道内定植，菌群间维持稳定状态，并不致病。在动物实验或人体实验中，都发现阴道菌群与月经周期、性行为、应用杀精子药物、不安全性行为（如更换性伴等）、性交次数以及阴道用药等均有关。而需氧菌性阴道炎患者的需氧菌以大肠杆菌、金黄色葡萄球菌、草绿链球菌、棒状杆菌等需氧菌为主增多，乳杆菌的比例下降。在北京大学第一医院的研究中，需氧菌性阴道炎患者的阴道内以大肠杆菌为主，其次为粪肠球菌、棒状杆菌、金黄色葡萄球菌、溶血链球菌、肠杆菌、草绿链球菌、表皮葡萄球菌；治疗后大肠杆菌、金黄色葡萄球菌、溶血链球菌、肠杆菌的比例下降，而以粪肠球菌、草绿链球菌为主，同时经过治疗后需氧菌在数量上与种类上均有所减少，这与以往的资料大致相同。

四、需氧菌性阴道炎治疗

如有条件，首先应做阴道的细菌培养及药物敏感实验，并根据结果选择抗生素，在没有条件或细菌培养结果未出之前，应选择抗菌谱较广的抗生素治疗需氧菌性阴道炎。一般针对需氧菌如大肠杆菌、粪肠球菌、棒状杆菌、金黄色葡萄球菌、溶血链球菌等，国外多采用阿莫西林，或青霉素加棒酸、舒巴坦等，以上为全身用药，对阴道菌群的影响较局部用药大，同时价格较昂贵。我国有一些研究认为一些阴道内用药（特别是某些中成药）也可以治疗需氧菌性阴道炎，但还有待进一步更深入的研究。

（刘朝晖）

第三节　盆腔炎症性疾病

盆腔炎症性疾病（pelvic inflammatory disease，PID）是由女性上生殖道炎症引起的一组疾病，包括子宫内膜炎、输卵管炎、输卵管卵巢脓肿和盆腔腹膜炎。这是一大类女性生殖道的常见炎症性疾病，但由于其发生部位深藏于盆腔，病原微生物不容易采集，而且症状体征轻重不一，使其诊断不像其他炎症性疾病那样容易明确诊断，从而导致这类疾病的治疗也难以规范。

一、流行病学

盆腔炎在世界各地的发病率因地区差异很大，国内尚无很明确的资料，国外的资料也不多，由于许多病例没有典型的症状或没有被诊断，且许多病例目前在门诊治疗，其流行病学资料不容易获得。在欧洲，具体 PID 的数目并不知道，瑞典在 1975 年 PID 的发生率为 10‰，1996 年为 4‰；1990—2000 年在挪威的 PID 人群不超过 35%，但盆腔脓肿病例数稳定。而现在，住院患者多症状较重或有并发症。而在同一国家，PID 低危人群（>40 岁的女性）与高危人群（贫困地区的青年女性）的发生率也不同。在过去的 20 年中，PID 的流行趋势在欧洲有了变化，从 20 世纪 60 年代到 80 年代，其重要性有了较大的提高，并被广大医生重视，但从80年代到2000年，PID的研究并无突飞猛进的进展，从2000年以后PID主要以症状轻微者为多，并多在门诊就诊。

关于PID的致病微生物也曾有过争论，几乎所有致病原是通过阴道而感染宫颈并上行，主要是由三类微生物引起：①性传播感染（sexually transmitted infection，STI）致病微生物；②需氧菌；③厌氧菌。目前国外比较一致的观点认为，PID的主要致病菌是STI致病微生物，最值得一提的是淋菌和沙眼衣原体。据有关资料显示，淋菌性PID在法国很低，英国略高，俄国最高；由于STI引起的PID，从20世纪60年代到80年代，淋菌性PID和沙眼衣原体性PID有了增多的趋势，特别是2000年以后，淋菌性PID明显增多。目前沙眼衣原体的流行趋势变化最大，10%～15%在高危组（15～25岁的城市女性），而在年老的已婚夫妇中其发生率不足2%。美国1991年有研究显示淋病奈瑟菌和沙眼衣原体分别占PID病原体的53%和31%。现在美国的一些资料显示40%～50% PID是由淋病奈瑟菌引起，10%～40% PID分离出沙眼衣原体，对下生殖道淋病奈瑟菌及沙眼衣原体的筛查及治疗，已使美国盆腔炎发病率有所下降。Simms I等认为支原体可能为独立于沙眼衣原体的急性盆腔炎相关因素。

我国有关的资料不多，大多数妇科医生认为我们国家的PID主要是由于非STI的致病微生物引起，比如大肠杆菌。但事实是不是这样呢？真正的致病微生物流行病学资料几乎没有。少数几个研究却显示，STI的微生物与PID的发生有着密切的关系。2001年安徽有PID的致病微生物研究中STI病原占42.3%；2003年《天津医药杂志》报道淋病奈瑟菌、沙眼衣原体、人型支原体和厌氧菌感染分别占PID病原体的10%、26%、47.5%和3%。2003年青岛325例PID病原体分布研究显示淋病奈瑟菌占11.1%，而沙眼衣原体占15.6%，解脲支原体占41.2%。国内报道淋病奈瑟菌的阳性率为6.19%～10.10%，沙眼衣原体的阳性率为4.16%～26.10%。那么，为什么在我们平时的工作中并没有意识到STI在PID中的位置呢？一方面是我们对此的关注不够，有关的流行病学资料较少，没有非常好的循证医学数据提供给临床医生；另一方面，由于工作繁忙、患者的经济条件等问题，我们在诊断PID患者的时候，没有注意到去寻找有关STI微生物，也就是说，STI微生物事实在PID患者身上存在，而没有被临床医生发现。据北京大学第一医院过去10年的资料显示，最常见的检出细菌是大肠杆菌和表皮葡萄球菌，各占24.4%。淋病奈瑟菌检查率仅占4.3%，其中2/3为阳性；沙眼衣原体检查率仅为1.4%，且均阳性。为此，我们又总结了全国7家三级甲等医院的3年PID资料，444名患者中仅有25.9%的患者进行了病原体的检查，其中沙眼衣原体检查率5.2%，其中阳性14例，占60.9%；淋病奈瑟菌检查率5%，其中阳性10例，阳性率45.5%。

从以上资料可以看出，PID的致病微生物与STI微生物有着非常密切的关系，目前我们刚刚完成的一项全国多中心的前瞻性研究较科学地报告出中国PID的致病菌情况：在477例PID微生物测定的检查中我们发现：细菌培养阳性占18.8%，沙眼衣原体检查阳性占19.9%，支原体阳性占32.4%，淋病奈瑟菌阳性占10.1%，厌氧菌阳性25.0%。而细菌培养中以大肠杆菌最多，其次为金黄色葡萄球菌、链球菌和表皮葡萄球菌。

二、诊断要点

国内按照疾病的病程曾将其分为急性盆腔炎和慢性盆腔炎。但在国外，基本上没有此种分类方法，而多数按有无并发症来分类为有并发症盆腔炎和无并发症盆腔炎。而我们以往所说的慢性盆腔炎，许多是应归属于现在经常提到的慢性盆腔痛这一概念，即为许多疾病或原因所导致的盆腔疼痛性疾病的概括，所以今天我们所谈及的盆腔炎是指那些真正由于感染引起的盆腔炎症性疾病。

PID 的临床表现各异，因此其诊断通常依据临床症状、体征和实验室检查。没有哪项化验指标能特异地确定 PID 的诊断。所以 PID 的诊断是个综合评定过程。通常按照最低诊断标准、附加标准、特异标准等综合考虑。在性活跃女性及其他患性传播感染危险患者，可以根据 PID 的最低诊断标准开始 PID 经验治疗。有条件者，建议能对 PID 患者进行微生物的检查，积极寻找致病微生物，特别注意对 STI 微生物的检测，因为如果发现 STI 相关微生物，在处理方面还要对其性伴进行进一步的诊断与治疗。

在中国有些地区，由于经济条件和地理差异等方面的限制，还不能对 PID 患者进行血常规、病原菌检查等，更不用说腹腔镜等检查了。中华医学会感染协作组在制定《中国 PID 诊治规范》时，也考虑到了中国的具体情况，推出了按照下腹痛病征处理的方法。即在没有实验室检查进一步帮助医生确诊 PID 的情况下可以按照病征处理来治疗 PID。

以下是《中国 PID 诊治规范》中关于 PID 诊断方面的内容：

PID 的临床表现各异，因此其诊断通常依据临床症状、体征和实验室检查。在性活跃女性及其他患性传播感染危险患者，如满足以下条件又无其他病因，应开始 PID 经验治疗。

（一）最低诊断标准

1. 子宫压痛；或
2. 附件压痛；或
3. 宫颈举痛。

下腹压痛同时伴有下生殖道感染征象的患者，诊断 PID 的可能性大大增加。

（二）支持 PID 诊断的附加条件

1. 口腔温度≥38.3℃；
2. 宫颈或阴道黏液脓性分泌物；
3. 阴道分泌物显微镜检查有白细胞增多；
4. 红细胞沉降率加快；
5. C 反应蛋白水平升高；
6. 实验室检查证实有宫颈淋病奈瑟菌或沙眼衣原体感染。

大多数 PID 患者都有宫颈黏液脓性分泌物或阴道分泌物镜检有白细胞增多。如果宫颈分泌物外观正常并且阴道分泌物镜检无白细胞，则 PID 诊断成立的可能性不大，需要考虑其他可能引起下腹痛的病因。

如有条件应积极寻找致病微生物。

(三) PID 的最特异标准

1. 子宫内膜活检显示有子宫内膜炎的病理组织学证据；

2. 经阴道超声检查或核磁共振显像技术显示输卵管管壁增厚、管腔积液，可伴有盆腔游离液体或输卵管卵巢包块；

3. 腹腔镜检查结果符合 PID 表现。

三、治疗方面

PID 的治疗原则应该是以抗生素抗感染治疗为主，必要时行手术治疗。根据经验选择广谱抗生素覆盖可能的病原体，包括淋病奈瑟菌、沙眼衣原体、厌氧菌和需氧菌等。即使我们对 PID 患者进行了病原微生物的检测，其结果出来也需要一定的时间，而 PID 一经诊断应立即开始治疗，因为及时合理的应用抗生素与远期预后直接相关。所以在开始治疗的时候，我们多数是不知道 PID 患者到底是由哪种微生物感染引起的，抗生素的选择往往是根据经验用药的。

选择治疗方案除要综合考虑有效性、费用、患者依从性和药物敏感性等因素外，还要考虑所在地区对于 PID 常见致病微生物的抗生素的耐药情况。也就是说，在处理 PID 时，我们除要掌握 PID 的基本知识外，还应该对所选抗生素情况（特别是耐药情况）有足够的了解。

在我们对以往 PID 情况的调查中发现，只有 68.3%的患者使用了敏感抗生素，31.7%患者使用了致病菌已耐药的抗生素。虽然治疗方案有多种，尽可能选择有效的抗生素治疗 PID 也是我们必须面对的问题。

以下是《中国 PID 诊治规范》对中国 PID 的治疗建议。

(一) 原则

以抗生素抗感染治疗为主，必要时行手术治疗。根据经验选择广谱抗生素覆盖可能的病原体，包括淋病奈瑟菌、沙眼衣原体、支原体、厌氧菌和需氧菌等。

1. 所有的治疗方案都必须对淋病奈瑟菌和沙眼衣原体有效，因为子宫内膜和宫颈筛查无阳性发现并不能除外上生殖道感染。

2. 目前推荐的治疗方案抗菌谱应覆盖厌氧菌。

3. 立即开始治疗，因为及时合理的应用抗生素与远期预后直接相关。

4. 选择治疗方案则应综合考虑有效性、费用、患者依从性和药物敏感性等因素。

5. 给药方法：静脉给药和非静脉给药以及是否需要住院治疗由医生的判断力决定。

6. 中医中药治疗也可对 PID 有一定效果。

(二) 具体方案

1. 静脉给药

(1) 静脉给药 A 方案：

头孢替坦 2g，静滴，1 次/12 小时；或头孢西丁 2g，静滴，1 次/6 小时。

加用：

多西环素 100mg，口服，1 次/12 小时（或米诺环素 100mg，口服，1 次/12 小时）；或阿奇霉素 0.5g，静滴或口服，1 次/天。

注意：

1）其他二代或三代头孢菌素（如头孢唑肟、头孢噻肟和头孢曲松）也可能对 PID 有效，并有可能代替头孢替坦和头孢西丁，而后两者的抗厌氧菌效果更强。

2）对输卵管卵巢脓肿的患者，通常在多西环素（或米诺环素或阿奇霉素）的基础上加用克林霉素或甲硝唑，从而更有效的对抗厌氧菌。

3）临床症状改善后继续静脉给药至少 24 小时，然后转为口服药物治疗，共持续 14 天。

(2) 静脉给药 B 方案：

克林霉素 900mg，静滴，1 次/8 小时，

加用：

庆大霉素负荷剂量（2mg/kg），静滴或肌注，维持剂量（1.5mg/kg），1 次/8 小时；也可采用每日 1 次给药。

注意：

1）临床症状改善后继续静脉给药至少 24 小时，继续口服克林霉素 450mg，每天 1 次，共 14 天。

2）对输卵管卵巢脓肿的患者，应用多西环素（或米诺环素或阿奇霉素）加甲硝唑或多西环素（或米诺环素或阿奇霉素），加克林霉素比单纯应用多西环素（或米诺环素或阿奇霉素）对治疗厌氧菌感染更优越。

3）注意庆大霉素的毒副作用。

(3) 静脉给药替代方案：

1）氧氟沙星 400mg，静滴，1 次/12 小时，加用甲硝唑 500mg，静滴，1 次/8 小时；

或：左氧氟沙星 500mg，静滴，1 次/天，加用甲硝唑 500mg，静滴，1 次/8 小时；

或：莫西沙星 400mg，静滴，1 次/天。

2）氨苄西林/舒巴坦 3g，静滴，1 次/6 小时，

加用：多西环素 100mg，口服，1 次/12 小时，

或：米诺环素 100mg，口服，1 次/12 小时；

或：阿奇霉素 0.5g，静滴或口服，1 次/天。

2. 非静脉药物治疗　以下的治疗方案抗菌谱覆盖 PID 常见的病原体，口服药物治疗持续 72 小时无明显改善者应重新确认诊断并调整治疗方案。

(1) 非静脉药物治疗 A 方案：

氧氟沙星 400mg，口服，2 次/天，加用甲硝唑 500mg，口服，2 次/天，共 14 天；

或：左氧氟沙星 500mg，口服，1 次/天，加用甲硝唑 500mg，口服，2 次/天，共 14 天；

或：莫西沙星 400mg，口服，1 次/天，共 14 天。

(2) 非静脉给药治疗 B 方案：

头孢曲松250mg肌注，单次给药；

或：头孢西丁2g，肌注，加丙磺舒1g，口服，均单次给药；

或：其他三代头孢类药物，例如头孢唑肟、头孢噻肟等非静脉外给药。

加用：

多西环素100mg，口服，1次/12小时；

或：米诺环素100mg，口服，1次/12小时；

或：阿奇霉素0.5g，口服，1次/天，共14天。

可加用：

甲硝唑500mg，口服，2次/天，共14天

说明：方案B中头孢菌素的选择尚不确定。头孢西丁可以更好地覆盖厌氧菌，而头孢曲松可以更好地覆盖淋病奈瑟菌。

(3) 非静脉药物治疗替代方案：阿莫西林/克拉维酸加用多西环素可以获得短期的临床效果，但胃肠道副作用可能会影响该方案的依从性。

对于药物治疗的患者，应在72小时内随诊，明确有无临床情况的改善（具体标准如前所述)。如果未见好转则建议住院接受静脉给药治疗以及进一步检查。建议对于沙眼衣原体和淋病奈瑟菌感染的PID患者，还应在治疗结束后4～6周时重新筛查上述病原体。

对PID患者出现症状前60日内接触过的性伴进行检查和治疗。这种检查和评价是必要的，因为患者有再感染的危险，而且其性伴很可能已有淋病奈瑟菌及沙眼衣原体感染。由淋病奈瑟菌或沙眼衣原体感染引起PID患者的男性性伴常无症状。无论PID患者分离的病原体如何，均应建议患者的性伴进行STI的检测和治疗。在女性PID患者治疗期间应避免无保护屏障（避孕套）的性交。

(三) 手术治疗

1. 手术指征

(1) 药物治疗无效：输卵管卵巢脓肿或盆腔脓肿经药物治疗48～72小时，体温持续不降，患者中毒症状加重或包块增大者，应及时手术，以免发生脓肿破裂。

(2) 脓肿持续存在：经药物治疗病情有好转，继续控制炎症数日（2～3周)，包块仍未消失但已局限化，应手术切除，以免日后再次急性发作，或形成慢性盆腔炎。

(3) 脓肿破裂：突然腹痛加剧，寒战、高热、恶心、呕吐、腹胀，检查腹部拒按或有中毒性休克表现，应怀疑脓肿破裂。若脓肿破裂未及时诊治，死亡率高。因此，一旦怀疑脓肿破裂，需立即在抗生素治疗的同时行剖腹探查。

2. 手术可根据情况选择经腹手术或腹腔镜手术。手术范围应根据病变范围、患者年龄、一般状态等全面考虑。原则以切除病灶为主。年轻妇女应尽量保留卵巢功能，以采用保守性手术为主；年龄大、双侧附件受累或附件脓肿屡次发作者，行全子宫及双附件切除术；对极度衰弱危重患者的手术范围须按具体情况决定。若盆腔脓肿位置低、突向阴道后穹窿时，可经阴道切开排脓，同时注入抗生素。

3. 在治疗过程中，应注意随访和对性伴的处理。

患者应在开始治疗3天内出现临床情况的改善，如退热、腹部压痛或反跳痛减轻、

子宫及附件压痛减轻、宫颈举痛减轻等。在此期间病情无好转的患者需住院治疗，进一步检查以及手术治疗。

（刘朝晖）

第四节 生殖器结核

女性生殖器结核（female genital tuberculosis）是由人型结核杆菌侵入人体后在生殖器引起的一系列炎症改变。多发生于20～40岁妇女，约占80%～90%。发病率在各地区差异很大，近年来有上升的趋势。

一、传播途径

常继发于肺、肠、肠系膜淋巴结、腹膜等器官的结核，也可继发于骨关节结核或泌尿系统结核。

（一）血行传播

最多见。原发病灶中的结核菌可很快进入血液循环，青春期正值生殖器发育，血运丰富，结核菌易侵犯生殖器发生感染，也可在输卵管形成隐性的传播灶，处于静止状态达1～10年，直至机体免疫功能低下时，结核菌可重新激活发生感染。

（二）淋巴传播

较少见，多为逆行传播，如肠结核通过淋巴管逆行传播至生殖器官。

（三）直接蔓延

腹腔内的结核病灶，如结核性腹膜炎，肠系膜结核直接蔓延到输卵管，然后到子宫内膜、卵巢、宫颈，使生殖器发生广泛粘连。

（四）原发性感染

非常少见，多为男性附睾结核的结核菌，通过性交传至女性。

二、病理

女性生殖器结核首先感染输卵管，其次为子宫内膜、卵巢、宫颈，阴道及外阴较少见。

（一）输卵管结核

约占女性生殖器结核的85%～90%，多为双侧性。随病情发展可有两种类型改变：

1. 增生型　输卵管表面有多量黄白色粟粒结节，与周围器官有广泛粘连，管壁增粗变硬，伞端肿大明显，伞端外翻如烟斗状，是女性生殖器结核所特有的表现。输卵管壁破坏后，僵直变粗呈结节状隆起。

2. 渗出型　输卵管管壁有干酪性坏死，输卵管黏膜有粘连，管腔内干酪样物质积留，可形成输卵管积脓（pyosalpinx），输卵管增粗，可与其他细菌发生混合感染。急性期盆腔腹膜广泛散在粟粒结节，可有大量黄色浆液性腹水。

（二）子宫内膜结核

常由输卵管结核蔓延而来，输卵管结核患者中约有半数同时发生子宫内膜结核。早期仅子宫内膜出现结节，黏膜及腺体受到破坏，为干酪样组织或溃疡所代替。晚期可累及肌层，最后代以瘢痕组织，使宫腔缩小、粘连变形，甚至完全闭锁。

（三）宫颈结核

多来源于子宫内膜结核的下行感染，或经血或淋巴传播。常表现为溃疡或乳头样增生，外观上与宫颈癌不易鉴别。

（四）卵巢结核

亦多由输卵管蔓延而来，多为双侧性，因有白膜包围，通常仅有卵巢周围炎，侵犯卵巢深层较少。如为血循环传播，则在卵巢深部形成结节及干酪样坏死。

（五）盆腔腹膜结核

多合并有输卵管结核，分两型，渗出型以渗出为主，在腹膜上散在无数大小不等的灰黄色结节，渗出大量草黄色浆液性液体，积聚于盆腔，有时可因粘连形成多个包裹性囊肿；粘连型腹膜炎以粘连为主，腹膜增厚，与邻近器官发生紧密粘连，粘连的组织可发生干酪样坏死，易形成瘘管。有的患者腹腔与盆腔脏器全部粘连在一起，与腹膜之间无任何界限，形成所谓的“冰冻骨盆”（frozen pelvis）。

三、临床表现

多数生殖器结核患者无自觉症状，绝大多数患者因不孕就诊。主要表现可有：

（一）不孕

由于输卵管黏膜破坏与粘连，常使管腔堵塞；或由于输卵管周围粘连，管壁僵硬，虽部分通畅，但蠕动受限，黏膜纤毛破坏丧失其运输功能而致不孕。子宫内膜被破坏，也导致不孕。在原发性不孕患者中生殖器结核常为主要原因之一。

（二）下腹坠痛

由于盆腔炎症或粘连，或形成结核性输卵管卵巢脓肿（tubo-ovarian abscess）等均可引起下腹坠痛，占13％～50％。

（三）月经异常

子宫内膜感染的初期因子宫内膜充血、溃疡，可有月经过多、经期延长或不规则出血，占17％左右，易被误诊为功能性子宫出血。至晚期因子宫内膜受到不同程度的破坏，可表现为月经量少或闭经。

（四）全身症状

可有结核病中毒症状，如发热、盗汗、乏力及食欲缺乏等。有时表现为经期发热、经后自退，有认为这种周期性发热是生殖器结核的特征。

（五）全身及妇科检查

因病变程度、部位、范围的不同而有较大的差异。全身检查往往缺乏明显的体征。妇科检查可发现子宫因与周围有粘连而活动受限；子宫两侧可触及大小不等、形状不规则的肿块，质硬，表面不平；形成包裹性积液时可触及囊性包块；形成结核性腹膜炎时腹部可有揉面感或腹水征。子宫与附件广泛粘连，可表现为冰冻骨盆。

四、诊断

多数患者缺乏明显症状，阳性体征不多，故诊断时易被忽略。应详细询问病史、家族史及既往有无结核病史，如有原发不孕、月经稀少、闭经；无性生活史的女性诉下腹坠痛、月经不调、低热、有盆腔炎症或腹水；慢性盆腔炎久治不愈；既往有结核病接触史或本人曾有其他器官（如肺及腹膜）的结核史，均应考虑有生殖器结核的可能。

五、辅助检查

（一）子宫内膜病理检查

是诊断子宫内膜结核最可靠的依据。于经前 1 周或月经来潮 12 小时内做刮宫术。因子宫内膜结核多由输卵管蔓延而来，故刮宫时应注意刮取子宫双侧角部的内膜，刮出物全部送病理检查。应在术前 3 日及术后 4 日每日口服异烟肼或肌注链霉素，以预防刮宫所引起的结核病灶扩散。病理切片中见到结核病变即可确诊，但如仅有慢性炎细胞浸润液不能除外结核，尤其当子宫腔小而坚硬，颈管狭窄不平，无组织物刮出时，结合病史也应考虑子宫内膜结核，应做进一步做其他检查。

（二）结核菌培养

将月经血或刮出的子宫内膜做结核菌培养或动物接种，但阳性率仅在急性活动期稍高，且所需条件较高，在一般基层单位无法进行。

（三）X 线检查

1. 胸部 X 线检查　了解有无陈旧性或活动性结核病灶，还可做消化道及泌尿系统 X 线检查以查找原发病灶。

2. 盆腔 X 线平片　了解有无独立钙化灶，提示有无盆腔结核的存在。

3. 子宫输卵管碘油造影　对诊断生殖器结核帮助较大。一般在月经干净后 3～7 天进行。造影前后应用抗结核药物及抗生素以防将子宫及输卵管管腔中的结核菌带入腹腔，或造影剂经破损的内膜进入静脉与淋巴管而造成栓塞。当有活动性生殖器结核时，不宜做造影检查。

生殖器结核在造影时可有以下特征：①子宫腔呈不同程度、不同形态的狭窄及变形，边缘呈锯齿状；②输卵管管腔有多个狭窄部分，呈典型串珠状或显示管腔细小而僵直；③在相当于盆腔淋巴结、输卵管、卵巢的部位有钙化灶；④若碘油进入宫旁淋巴管、血管丛，应考虑为子宫内膜结核损害所致。

（四）腹腔镜检查

可用腹腔镜直接观察盆腔情况，并可取病灶组织活检或行结核菌培养。但对于有重度粘连尤其有包裹性积液的患者，应注意避免损伤肠管等脏器，以行开腹探查为宜。

（五）其他

结核菌素试验阳性、白细胞不高而分类中淋巴细胞增多、活动期血沉增快等仅可作为诊断的参考。

六、鉴别诊断

1. 非特异性慢性盆腔炎　多有分娩、流产、宫内节育器以及急性盆腔炎历史，无闭经史。生殖器结核多有不孕、月经量减少或闭经。应做诊断性刮宫及子宫输卵管碘油造影鉴别。

2. 子宫内膜异位症　与生殖器结核的临床表现有很多相似之处，如低热、痛经、下腹坠痛、盆腔有粘连、增厚及结节或卵巢囊肿等，但其痛经更明显，无月经过少或闭经史。通过B超及腹腔镜检查以鉴别。

3. 卵巢肿瘤　结核性腹膜炎有包裹性积液时应和卵巢囊肿鉴别；结核性附件炎形成的包块表面不平，界限不清，须和卵巢癌鉴别。可借助于B超、腹腔镜检查及CA125测定等方法鉴别。

4. 宫颈癌　宫颈结核局部病灶虽大、范围广，但宫旁组织无增厚浸润；在与早期宫颈癌不易区别时，应做宫颈涂片或活组织检查确诊。

七、治疗

（一）一般治疗

生殖器结核是一种慢性消耗性疾病，增加营养、增强机体抵抗力及免疫功能有一定的作用。急性患者至少要休息3个月，慢性患者可从事轻微工作和学习；应注意劳逸结合，适当增加体育锻炼，增强体质。

（二）药物治疗

抗结核药物治疗对生殖器结核90％有效。现提倡联合用药，至少应用6～9个月。

1. 常用的抗结核药物

（1）一线药物

异烟肼300mg，顿服。对结核杆菌的杀菌力强，用量小，口服副反应小，与其他抗结核药物合用可减少耐药性的产生，并提高疗效。其主要副反应为神经毒性和肝功异常。属B类药，孕妇可用。

乙胺丁醇0.75～1g，顿服；8周后改为间隔给药，1.5g，顿服。对结核菌抑制作用强，主要副反应为球后视神经炎，停药后可恢复，另外肾功能异常者慎用。属B类药，孕妇可用。

（2）二线药物

利福平450～600mg，空腹顿服。杀菌力强，易产生耐药性。副反应主要为肝损害。属C类药，孕妇慎用。

吡嗪酰胺1.5g，分3次口服。抑菌力不如链霉素，毒性大，易产生耐药。副反应以肝损害为主。属C类药，孕妇慎用。

链霉素0.75g，肌肉注射，每日1次。单独使用易产生耐药性。长期使用可有眩晕、口麻、四肢麻木、耳鸣及耳聋等副反应。属D类药，孕妇禁用。

2. 治疗方案　治疗原则为：以利福平和异烟肼为首选药物，进行早期、联合、适量、规律和全程治疗。具体方案可选用：

（1）利福平、异烟肼联合应用9个月；

（2）利福平、异烟肼和乙胺丁醇三药合用6个月；

（3）利福平、异烟肼、链霉素或吡嗪酰胺三药合用2个月，然后每周2次用药，利福平和异烟肼 6 个月。

(三) 手术治疗

对于以下情况可采用手术治疗：

1. 输卵管卵巢脓肿经药物治疗后症状虽可减轻，但肿块不能消失。
2. 治疗后无效，形成结核性脓肿者。
3. 已形成较大的包裹性积液者。
4. 子宫内膜广泛破坏，抗结核药物治疗无效者。
5. 结核性腹膜炎合并腹水，手术治疗结合药物治疗将有利于腹膜结核的痊愈。

为避免手术时感染扩散及减轻粘连以利手术，术前应用抗结核药物 1～2 个月。术中各级患者年龄、病变情况决定手术范围，应注意解剖关系，避免损伤。术后根据病灶是否取净及结核活动情况，继续抗结核治疗，以达彻底治愈。

（刘朝晖　董　悦）

参考文献

[1] CDC. 2002 guidelines for treatment of sexually transmitted diseases. MMWR, 2002, 51 (RR6): 48-51.

[2] 中华医学会妇产科分会感染协作组. 盆腔炎症性疾病诊治规范. 中华妇产科杂志, 2008, 43 (7): 556-558.

[3] Simms I, Eastick K, Mallinson H, et al. Associations between *Mycoplasma genitalium*, *Chlamydia trachomatis* and pelvic inflammatory disease. Journal of Clinical Pathology, 2003, 56: 616-618.

[4] 樊尚荣. 盆腔炎的治疗. 中国全科医学, 2004, 7 (14): 1061-1063.

[5] 卢家镇. 对盆腔炎宫内分泌物细菌培养及耐药性的研究. 实用医技杂志, 2005, 1 (12): 188-190.

第 16 章 对围产期TORCH感染筛查的重新评价

围产期感染（perinatal infections），尤其是病毒感染，是导致围产儿死亡与病残的重要原因。很多围产期感染，孕妇往往没有明显的临床表现，而发生在妊娠早期，则对胎儿危害更大。从20世纪80年代开始，国外学者即企图寻找一些能早期发现孕妇感染与围产儿受损的方法。于是有了围产期TORCH感染的筛查，主要是通过筛查孕妇血清检测一些疾病相关的特异性抗体，以了解孕妇有无感染这些疾病。我国也已开始这方面检查多年。

过去TORCH感染代表：弓形虫（toxoplasma，TOXO）引起的弓形虫病（toxoplasmosis）、风疹病毒引起的风疹（rubella）、单纯疱疹病毒感染引起的生殖道单纯疱疹病毒感染（herpes simplex virus infection，HSV感染）、巨细胞病毒感染（cytomegalovirus infection，CMV感染）及其他微生物（other organisms）引起的感染，包括微小病毒B19、Epstein-Barr病毒、人免疫缺陷病毒（human immunodeficiency virus，HIV感染）、肠病毒感染等。现在因肝炎（尤其是乙型肝炎）发病率远高于HSV感染，故有学者提出将其取代了HSV感染，而将后者列入其他中。同时在其他中将梅毒、淋病等性传播疾病也列入[1]。围产期选择哪些感染性疾病作筛查，须权衡利弊，从成本效益出发。第一，该病有较高的发病率；第二，该病对胎、婴儿有较大的危害，如致畸或生后有较严重的疾病及后遗症；第三，对孕妇与胎儿感染有较成熟的诊断技术，并有较有效的阻断母婴传播的方法或保护胎儿减少或免得后遗症的治疗措施。

现在对于我国在妊娠期所作的各项围产期感染性疾病筛查中，哪些有意义需继续作，哪些不必常规作的应重新回顾与评价。

第一节　妊娠期性传播疾病的检查

我国某些城市如北京要求所有孕妇初诊时都需作血清学筛查的疾病、性传播疾病（STD）有：乙型肝炎、丙型肝炎、梅毒及HIV感染。该四种疾病均有成熟的血清学检测方法。除丙型肝炎外，其他三项均应筛查，而且最好在孕前检查。

一、乙型肝炎

乙型肝炎在我国有较高的发病率，其围产期母婴传播率也很高，为11.27%～12.53%[2]。85%～95%在围分娩期传播，仅5%～10%在宫内传播。如孕妇HBsAg与HBeAg均阳性，新生儿80%～90%成携带者，血中HBV-DNA阳性并负荷高者，几乎

100%成携带者（表 16-1）。胎儿感染后虽不致畸，但 90%成慢性肝炎，以后可能发展成肝硬化，其中少数成肝癌。我们虽不能治愈孕妇肝炎，但可在新生儿出生后即注射乙肝疫苗及（或）乙肝特异性免疫球蛋白（HBIG），可大幅度降低婴儿的感染[3-5]（表 16-2）。新生儿主动和被动免疫可阻断 95%～97%的围分娩期传播，但不能阻断宫内传播。单独主动免疫只能阻断 87.8%的新生儿感染[24]。目前对通过妊娠宫内被动与主动免疫，即注射 HBIG 及（或）重组酵母乙肝疫苗（简称乙肝疫苗），即可降低母婴传播尚有争议[6]，国际上也没有一个国家用此法防母婴传播的报道[7]，需继续作前瞻性研究来证实。乙型肝炎是最符合妊娠期感染筛查条件的，因母血 HBV DNA 及 HBV-M 均可污染新生儿血，故乙肝妇女所生新生儿/婴儿有无感染需经 6～12 个月随诊才能确定。

表 16-1 我国提倡筛查的妊娠期感染性疾病

疾病	发生病率	胎儿/新生儿感染	胎儿/新生儿危害	有症状及后遗症	治疗
乙型肝炎	9.7%	HBsAg（+）10%～20% HBsAg 与 HBeAg 均(+) 90%～100% 孕早期急性肝炎 10% 孕晚期急性肝炎 80%～90%	肝炎→肝硬化→肝癌	几乎所有	宫内主、被动免疫，HBV-DNA（+） 新生儿主、被动免疫
HIV 感染	2‰	25%	HIV 感染→艾滋病	100%	宫内抗病毒治疗 分娩方式：孕 38 周选择性剖宫产
梅毒	1‰～3‰	一、二期 100% 早期潜伏 80%	死胎、死产、胎儿宫内发育迟缓 早产、先天梅毒儿	100%	唯一宫内治疗，疗效好的病
风疹	1/10 万*	<8 周 85% 9～12 周 52% >20 周 罕见	先心病及其他异常	先天性风疹综合征	孕前测风疹 IgG，如（－）疫苗预防

注：* 美国接种风疹疫苗后

表 16-2 上海 2000 年 980 例孕妇新生儿生后主、被动免疫（1 年随诊）[5]

	孕妇	新生儿	婴儿宫内感染	慢性乙肝
主动+被动免疫	487	491	5.7%	2.2%
主动免疫	493	496	14.3%	7.3%
合计	980	987	$P<0.001$	$P<0.001$

二、妊娠期梅毒

妊娠期梅毒感染在我国沿海大城市的发病率也逐年增高。上海市 2000 年为 3.17‰[8]，海口市 2001 年为 6.2‰[9]，福州市 2003 年达 7‰[10]，温州地区 2002 年至 2004 年间由 30‰上升至 83‰，孕妇年龄＜24 岁者占 83％（56/6460）而 ≥30 岁者为 0.39％（12/3098）[2]。孕妇梅毒约 90％为潜伏梅毒，没有临床表现，如不作血清学 RPR 筛查，将不被发现，但可传给胎儿致先天性梅毒。梅毒的母婴传播率取决于梅毒的病期与孕妇感染的孕周，平均为 50％。早孕期感染梅毒的母婴传播率虽低（16％），但对胎儿损害较严重，而中晚孕期感染后传播率虽高（46％以上），对胎儿损害相对轻，另与梅毒期别的关系，Ⅰ～Ⅱ期梅毒孕妇胎儿感染几率大，而晚期潜伏梅毒胎儿感染率为 10％。胎儿感染梅毒后，100％有临床表现，治疗越晚，先天梅毒发生率越高[11]。先天梅毒是唯一能在宫内预防和治疗的疾病，因此，妊娠期血清学 RPR 筛查有重大意义。此外，经规范化驱梅治疗孕妇所生新生儿有无先天梅毒不能凭脐血或外周血的 RPR 及 TPHA/TPPA 来诊断，因 RPR 需 6 个月而 TPHA/TPPA 需 18 个月始排净。如新生儿外周血的 RPR 滴度高于母血 4 倍或以上，或脐血 sIgM 阳性，则可诊断。如无条件随诊或不能确定新生儿有无感染，应行规范化青霉素治疗。

三、妊娠期 HIV 感染

妊娠期 HIV 感染发病率虽不高，但目前没有好的治疗方法。妊娠期 HIV 感染，多数亦无临床表现，需靠血清学检查始发现。如不治疗，其母婴传播率为 15％～25％左右[12]。母乳喂养使生后第 2 年婴儿 HIV 感染增加 4％～12％。胎儿感染后，100％成慢性 HIV 感染者，虽不致畸，但不能治愈，最终发展成艾滋病（AIDS）。妊娠期口服齐多夫定（ZDV），分娩期静脉点滴齐多夫定或口服奈韦拉平（nevirapine）等抗病毒治疗，尽量降低血中 HIV 负荷量，新生儿出生后 18 小时内口服齐多夫定治疗 6 周，可最大限度降低母婴传播机会[13]。分娩期母婴传播占妊娠期传播的 40％～80％，是降低母婴传播的关键之一。孕 38 周或临产前，未用抗病毒治疗者，选择性剖宫产及产后避免母乳喂养，可降低母婴传播。如经治疗，血中 HIV＜1000 拷贝/ml，则不必剖宫产分娩。孕期有充分抗病毒治疗，加恰当分娩方式选择，母婴传播率可降至 1％～2％[12,14]。但 HIV 感染者，尤其 CD4 T 细胞≤500/μl 的手术并发症、产后出血、感染率等均高于一般孕妇，需权衡利弊个体化处理。孕期 HIV 感染如早筛查、早治疗，可最大程度降低母婴传播率。

还有些性传播疾病如淋病、沙眼衣原体感染等，适合在 STD 高危人群中筛查。即使临产前发现也不必为此作剖宫产，只需及时对孕妇与新生儿行全身性治疗，母婴预后是好的。生殖道尖锐湿疣妊娠期发病率为 1.5％，较非孕期 0.9％略高。妊娠生殖道尖锐湿疣非剖宫产指征，除非巨大疣梗阻产道或出血时。虽新生儿经产道可能致婴幼儿咽喉乳头瘤，但其发病率低。美国围产协作组对44 000例分娩随诊 7 年，未发现 1 例。对生殖道尖锐湿疣的孕妇分娩时的处理：①新生儿无窒息不必用器械清理呼吸道，以免损伤其黏膜；②彻底洗澡，清除经产道带来的 HPV。现已确认宫颈高危型

HPV感染与宫颈癌发病相关。美国疾病控制与预防中心（2006年）[15]与我国部分大城市如北京、上海等，均提倡初次产前检查时做一次宫颈防癌刮片（如1年内未作过者），以防CIN或早期宫颈癌。只要没有浸润癌的证据，可继续妊娠至产后6周复查，根据情况进行针对性治疗。其他如生殖道解脲支原体等，一般妇女和孕妇下生殖道的检出率在60%～70%以上，如不合并其他致病原感染，对妊娠结局无影响，不必常规筛查。

第二节　妊娠期其他TORCH感染筛查

一、妊娠期风疹感染

风疹是一种呼吸道传染病，一般6～9年流行1次。得过风疹后将终身免疫。妊娠期风疹感染，如胎儿累及可致先天性风疹综合征，表现为先心病、青光眼、白内障、耳聋、智力低下、小头畸形、黄疸等。妊娠期确定风疹感染时间很重要，在孕8周内感染，先天性风疹综合征发生率为85%，9～12周为52%，而20周以后就很罕见。自从国内外对婴幼儿、儿童注射风疹疫苗后，发病率已很低（美国1982年为1/10万）[16]。

风疹诊断主要靠流行病史与临床表现。少数无症状者可参考血清风疹特异性抗体IgM。IgM抗体在暴露后很早出现，仅持续4～5周，随之风疹IgG阳性。风疹血清抗体对确定感染时间有一定帮助，但实验室的水准与试剂的质量均影响结果（如假阳性）。因此，明智的作法是育龄妇女在婚期及孕前检测血清风疹IgG，如阴性，应注射风疹疫苗免疫。疫苗注射后3个月内勿妊娠，因理论上疫苗可致先天性风疹综合征，但几率很低。美国疾病控制与预防中心（1998年）估计其致畸率为1.2%，故不必为此常规终止妊娠。2002年ACOG（No 281）重申：妊娠期注射风疹疫苗非终止妊娠指征[16]。

二、妊娠期巨细胞病毒（CMV）感染

妊娠期原发巨细胞病毒感染率为0.7%～4%，其胎儿、新生儿感染率为30%～40%[17]。妊娠复发性巨细胞病毒感染远较原发感染多，约1%～14%，但危害小，胎儿、新生儿感染率约为0.2%～2%。胎儿、新生儿感染巨细胞病毒后，约85%～90%无临床表现，约15%有长期后遗症。10%～15%有临床征候，其中90%有长期后遗症。按此比例推算，1万例孕妇中，有100例原发巨细胞病毒感染者，其中40例胎儿、新生儿感染，其中4例出生后有症状及后遗症，其中1例以后死亡。而另36例无临床表现者，有5例有后遗症（图16-1）。因此，1万例孕妇所生新生儿中仅9例婴儿有巨细胞病毒相关表现[18]。妊娠期复发性巨细胞病毒感染者，其新生儿感染及发病率将更低。目前对巨细胞病毒感染尚无治疗方法。

现从临床上如何识别孕妇巨细胞病毒感染者为原发或复发、何时感染、又如何鉴别胎儿有无感染、感染后有无器官及功能损害以及出生后有无后遗症等问题均很难解决。孕妇血清特异性巨细胞病毒抗体IgM（CMV IgM）在感染后可持续4～8个月

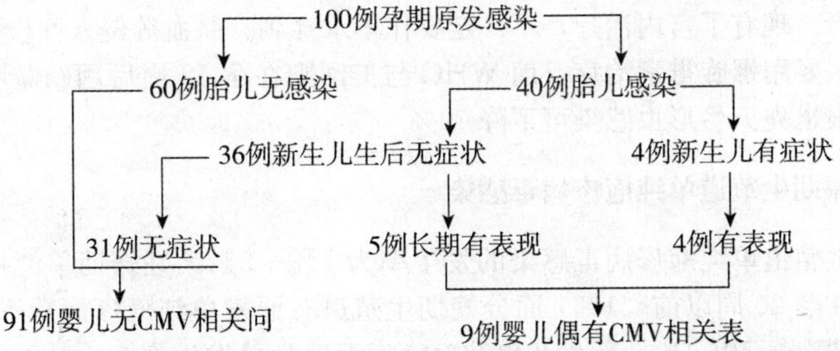

图 16-1 原发巨细胞病毒感染婴儿预后

摘自：Osborne，et al，eds. Congenital，perinatal and neonatal infections. Edinburgh：Churchill Livingstone，1992.

为阳性，约10%复发性巨细胞病毒感染者IgM可持续18个月[1]。巨细胞病毒IgG在感染后长期阳性，血清学筛查不能鉴别上述问题，从成本效益出发，不宜作为人群筛查工具。确诊胎儿有无巨细胞病毒感染，应进一步作羊水穿刺取羊水或经皮取脐带血（PUBS）作巨细胞病毒IgM、肝功能、血小板等检查，或分离病原。通过孕20周后的超声波及（或）MRI检查，看胎儿有无脑积水、脑钙化、小头畸形、FGR、肝脾肿大或腹水等来确诊。

鉴于目前很难从临床上确诊孕妇巨细胞病毒感染时间，胎儿有无累及，而大多数感染胎儿、婴儿都是正常的，如无确凿证据，不要轻易终止妊娠。

三、妊娠期弓形虫病

弓形虫病是弓形虫通过接触猫或猫科动物中含弓形虫卵囊的排泄物或进食污染的生肉进入人体的寄生虫病。妊娠期弓形虫病发生率约为0.2%～1%[17]。妊娠期弓形虫病的母婴传播率平均为40%，随孕周而上升。孕早期感染率虽低，但胎儿损害重，常导致死亡而自然流产。弓形虫主要侵犯中枢神经系统，可有脑积水、小头畸形、脑钙化、肝脾肿大、腹水、FGR等。新生儿可有抽搐、脑瘫、视听障碍、智障等，其死亡率达72%。发病越晚，中枢神经系统损害与智障发生率越低。

弓形虫感染的孕妇一般无明显症状，需靠病史如养猫、接触其污物或生食肉类、厨具不卫生（生、熟不分）等。血清学TOXO IgG、IgM有一定参考价值。如IgG、IgM均阴性，未感染；IgG阳性、IgM阴性，可能感染1年以上；IgG、IgM均阳性，可能是近期感染。IgG可疑，IgM阴性或可疑或IgG阴性、IgM（+），有可能是急性感染，如3周后复查仍如此，可能未感染。值得注意的是血清学受检测条件影响可能有假阴性或假阳性，而孕妇感染不能代表胎儿有感染，故不能以孕妇血清学抗体结果来决定终止妊娠，需在妊娠20周后作进一步检查如羊水穿刺、脐血穿刺、及超声波来综合判断。不同于巨细胞病毒感染，妊娠期弓形虫病积极治疗可降低先天弓形虫病的发生，并能减少严重的胎儿损害。及早宫内治疗的效果远较新生儿期治疗为佳，中枢神经系统后遗症、智障、视网膜病变发生率明显下降。即使要终止妊娠（一般在找到弓形虫后）也需等治疗后进行。现有了宫内治疗，不一定要作羊水穿刺、脐血等侵入性检查。

现欧洲主要用螺旋霉素治疗，而 WHO 与美国则在孕 12 周后用磺胺嘧啶与乙胺嘧啶治疗。据报道先天弓形虫感染可下降 70%[17,18]。

四、妊娠期生殖道单纯疱疹病毒感染

妊娠期生殖道单纯疱疹病毒感染的发生率为 7%～8%。妊娠期单纯疱疹病毒感染的母婴传播在孕 20 周以前<1%，而分娩期生殖道有原发单纯疱疹病毒感染及病灶者，其传播率为 30%～50%[19]。新生儿单纯疱疹病毒感染总发生率为 1/2 万活产，有单纯疱疹病毒感染而无病灶的新生儿单纯疱疹病毒感染发生率为 1/1 万活产，有病灶者阴道分娩新生儿感染率为 5%～8%。复发性单纯疱疹病毒感染母婴传播率更低。实际上预防新生儿单纯疱疹病毒感染主要是妊娠末期避免生殖道单纯疱疹病毒感染和分娩期避免新生儿暴露于生殖道病灶与病毒。生殖道有病灶者，约 2.7% 排毒；无病灶者亦有 0.3%～3% 排毒。现有的母血清学单纯疱疹病毒 IgG 与 IgM 筛查，不能判断生殖道有无排毒，而病原学检测只能在少数有条件的实验室作，不能普及到临床。因此，只能靠临床表现，即生殖道有无病灶来判断、处理。原发与复发性生殖道单纯疱疹病毒感染均非剖宫产指征，可在分娩前 4 周用阿昔洛韦治疗。孕期应用阿昔洛韦的安全性已得到首肯[19]。如分娩期生殖道无病灶可阴道分娩；如有病灶，可做剖宫产。但剖宫产也难避免新生儿单纯疱疹病毒感染，因新生儿单纯疱疹病毒感染中的 20%～30% 为剖宫产分娩的。新生儿生后可继续用阿昔洛韦治疗。Sheffield 等（2006 年）报道将伐西洛韦（valacyclovir）预防分娩期单纯疱疹病毒感染复发，取得良好效果[20]。Gardella 等研究了3 192对性伴侣后发现孕妇单纯疱疹病毒感染，在双方血清学单纯疱疹病毒表现不一时：孕妇血清中 HSV-1 IgG 阴性而性伴 HSV-1 IgG 阳性或 HSV-1 与 HSV-2 IgG 均阳性则易感 HSV-1；孕妇血清中 HSV-2 IgG 阴性而性伴 HSV-2 IgG 或 HSV-1 与 HSV-2 IgG 均阳性则易感 HSV-2；孕妇血清中 HSV-1 与 HSV-2 IgG 均阴性而性伴 HSV-1 与 HSV-2 IgG 均阳性，则对 HSV-1 与 HSV-2 均易感。故性伴双方血清学单纯疱疹病毒不一致者是孕妇单纯疱疹病毒感染的重要高危因素之一[21]。

所幸新生儿单纯疱疹病毒感染率较低，不必对所有孕妇作血清单纯疱疹病毒筛查。但详细讯问本人及性伴有无生殖道疱疹病史，分娩期有无生殖道疱疹的征候，并详细检查有无病灶是必要的。

至于微小病毒 B19 感染，其在孕妇中发病率低，仅 0.9‰，并有明显职业特征，多发生在幼儿园、托儿所及小学的女教师。国外大样本前瞻性报道 926 例及3 526例中受感染胎儿 92% 为正常儿，仅 5.9%～7% 死胎，1% 为水肿儿，所以不必在人群中作筛查。如行宫内输血，水肿儿可能得到治疗。

围产期感染与新生儿/儿童疾病的详细情况见表 16-3。

表 16-3 围产期感染与新生儿/儿童疾病

疾病	孕期感染率	胎儿/新生儿感染	胎儿/新生儿危害	有症状及后遗症	诊断	治疗
弓形虫感染	0.2%～1%	早期 15% 中期 25% 晚期 60%	中枢神经系统损害 智障	23%	血清学参考	磺胺或螺旋霉素
巨细胞病毒感染						
原发	0.7%～4%	30%～40%	先心病	16%	血清学参考	无治疗
复发	1%～14%	0.2%～2%	肝脾肿大	<1%		
生殖道疱疹病毒感染						
原发	7%～8%	30%～50%	ALT 升高	3%	血清学	阿昔洛韦
复发	1%～2%	0.4%～4%	黄疸、 血小板少		不能判断 有无排毒	
微小病毒 B19 感染	0.9‰	33%	死胎、水肿儿 新生儿贫血 血小板减少	3%	流行史 职业、血清学	宫内输血

结合我国广州地区对 TORCH 的血清学筛查结果（表 16-4），4 万多例孕妇中筛查出胎儿异常者 18 例，异常率为 4.29/万。18 例中 14 例均由风疹引起，是可以预防的，其余 4 例均可通过超声波诊断[22]。

表 16-4 广州地区产前 TORCH 血清学筛查 41 919 例（5～34 周）

	IgM（+）（%）	脐血*（%）	PCR（+）（%）	预后**
RuV	712（1.7）	268（37.6）	14（5.2）	终止 12，分娩异常 2
CMV	755（1.8）	186（24.6）	（－）	—
HSVII	199/7658（2.6）	49/199（24.6）	（－）	—
B19	266/7532（3.0）	29/226（12.8）	2（6.9）	B 超胎儿水肿 2
TOXO	356（0.8）	207/356（58.1）	2（1.0）	尿道下裂、脑积水 1，室缺 1

注：* 脐血 739 例，18 例异常（2.44%）；** 75.0%～84.4%，均无异常

经过 20 年的实践，学者开始从成本-效益的角度重新反思：哪些妊娠期感染性疾病需作人群筛查，哪些不需要筛查。按照筛查的原则，孕妇应该作乙肝表面抗原检测（如阳性，进一步作二对半、HBV-DNA 检测）、梅毒非特异性血清学检测（RPR、TPHA/TPPA 等）及 HIV 抗体检测等三项检测。该三种疾病虽不致胎婴儿畸形，但母婴传播率高，早期发现、采取措施可有效降低对胎婴儿的危害。

其他如风疹特异性 IgG 抗体检测，最好在孕前体检时作，如风疹 IgG 阳性，则说

明已感染过，将终身免疫，不必处理。如 IgG 阴性，则应注射风疹疫苗，达到终身免疫后，孕期将不存在危险。

鉴于目前宫颈癌有低龄倾向，所有孕妇初诊时如 1 年内未作过宫颈刮片检查者，应常规作。

妊娠期生殖道单纯疱疹病毒感染、弓形虫病、巨细胞病毒感染后均不能终身免疫，可以复发，但复发较原发感染对胎婴儿危害小。目前对这三种疾病没有成熟的筛查手段，孕妇血清学特异性抗体检测均不能确诊孕妇何时感染、胎儿是否受累及长期有无后遗症，也不能靠此方法来确定是否需终止妊娠。因此，筛查意义不大，现欧洲、美国一些州、澳大利亚已不再将 TORCH 感染筛查作为孕期常规筛查内容。我国北京、上海等大医院亦不将 TORCH 感染筛查作为常规。作为妇产科医师，须客观、全面的选择应筛查内容，向患者解释 TORCH 筛查的结果，并需进一步取证确定胎儿有无损害，以避免过多的不必要的产科干预。此外，做筛查者要有解读筛查结果的能力，并进一步进行胎儿确诊试验的设施。

（董　悦）

参考文献

[1] Newton ER. Diagnosis of perinatal TORCH infections. Clin Obstet Gynecol，1999，42：59.

[2] 朱丽清，赵秘胜，叶松道. 温州地区产妇 HBV、梅毒、HCV 及 HIV 感染情况调查分析. 中国计划生育杂志，2006，14：105.

[3] Hill JB，Sheffield JS，Kim MJ，et al. Risk of hepatitis B transmission in breast-fed infant of chronic hepatitis B carriers. Obstet Gynecol，2002，99：1049.

[4] 朱启镕，于行军，吕晴，等. 阻断乙型肝炎病毒宫内传播的随机对照研究. 中华儿科杂志，2002，40：478.

[5] 中华医学会肝病分会、中华医学会感染病学分会. 慢性乙型肝炎防治指南（五）. 中国医学论坛报，2006，994.

[6] 岳亚飞、李银姬、张树林. 孕妇主动与被动联合免疫预防乙型肝炎病毒宫内感染的临床研究. 中华围产医学杂志，2000，3：3.

[7] 庄辉. 免疫球蛋白在预防乙肝中需要澄清的问题. 中国医学论坛报，2006，1010.

[8] 王丽珍，朱丽萍，钱尚萍，等. 上海市妊娠合并梅毒现状调查. 中华围产医学杂志，2001，4：205.

[9] 许艳，卢秀英，凌奕. 妊娠合并梅毒患者的治疗与围产儿预后的关系. 中华妇产科杂志，2001，36：460.

[10] 张育民，林淑钦，陈水仙，等. 妊娠梅毒 192 例临床分析. 中华妇产科杂志，2004，39：682.

[11] Alexander JM，Sheffield JS，Sanchez PJ，et al. Efficacy of treatment for syphilis in pregnancy. Obstet Gynecol，1999，93：5.

［12］Centers for Disease Control and Prevention. Sexually transmitted diseases treatment guidelines Special considerations pregnancy. In HIV infections：detection, counseling，and referral. MMWR Recomm Rep，2006，55（RR-11）：10.

［13］Mofenson LM. US Public Health service task force recommendations for the used of antiretroviral drugs in pregnancy HIV-1 infected women for maternal health and interventions to reduce perinatal HIV-1 transmission in the United States. MMWR Recomm Rep，2002，51（RR-18）：1-38.

［14］ACOG committee opinion. Scheduled cesarean delivery and the prevention of vertical transmission of HIV infection. Number 234，2000.

［15］Center for Disease Control and Prevention. Sexually transmitted diseases treatment guidelines. Cervical cancer screening for women who attend STD clinics or have a history of STDs. MMWR Recomm Rep，2006，55（RR-11）：67.

［16］American College of Obstetricians and Gynecologists. Rubella vaccination. ACOG Committee Opinion 281. Obstet Gynecol，2002，100：1417.

［17］Piper JM，Wen TS. Perinatal cytomegalovirus and toxoplasmosis：challenges of antepartum therapy. Clin Obstet Gynecol，1999，42：81.

［18］Sweet RL，Gibbs RS. Infectious diseases of the female genital tract. 4th ed. Philadelphia：Lippincott Williams & Wilkins，2002. 449.

［19］Centers for Diseases Control and Prevention. Sexually transmitted diseases guidelines. Genital HSV infections. MMWR Recomm Rep，2006，55：16.

［20］Sheffield JS，Hill JB，Hollier LM，et al. Valacyclovir prophylaxis to prevent recurrent herpes at delivery. A randomized trail. Obstet Gynecol，2006，108：141.

［21］Gardella C，Brown Z，Wald A，et al. Risk factors for simplex virus transmission to pregnant women：a couples study. Am J Obstet Gynecol，2005，193：1891.

［22］钟燕芳，廖灿，龚惠芳，等. 母TORCH感染胎儿宫内产前诊断. 中国生育健康杂志，2003，14：359.

［23］中华医学会肝病学分会，中华医学会感染病学分会. 慢性乙型肝炎防治指南. 中华传染病杂志，2005，23：421-431.

第 17 章 与感染有关的妊娠期疾病

第一节 感染与早产

我国早产发生率5%～8%。早产原因很多，如宫颈功能不全、多胎妊娠、严重妊娠并发症、生殖道感染、早产史、吸烟等[1-3]。其中感染导致的早产约占到40%以上，是早产的主要原因。80%的30周前的早产是由于感染所致。与早产有关的感染包括系统性感染（全身感染）和宫内感染。但绝大多数与早产相关的还是宫内感染。本文主要讨论宫内感染导致的早产。

一、宫内感染的途径及常见病原体

妊娠期的宫内感染是包括羊水、胎膜（绒毛膜、羊膜）和胎盘及胎儿的感染。

宫内感染的病原菌主要是细菌，多数病原菌来源于阴道，提示下生殖道感染与上行性的羊膜腔感染有关。主要病原菌为：B族链球菌、大肠杆菌、脲原体、类杆菌属、阴道加德纳菌、梭形杆菌和人型支原体等，多数是毒力相对较低的条件致病菌。病毒感染少见，常见的非孕妇的生殖道感染如淋病奈瑟菌和衣原体则很少见。微生物侵入宫腔羊膜腔而引起早产有以下4种途径：①由下生殖道上行性感染；②血行经胎盘扩散；③由腹腔经输卵管播散；④侵入性操作，如羊膜腔穿刺、经皮胎儿血取样、绒毛取样等。其中经阴道、宫颈的上行感染为主要途径。

二、感染发生的时间

24～28周的早产90%以上与感染有关，30周前的早产80%的是由于感染所致，而34～36周的早产因感染所致者只占到15%。细菌何时从阴道上行到宫腔目前还不十分清楚，但通过妊娠15～18周行羊水穿刺的培养结果发现那些发生早产者在早产前7周左右已感染[3]。目前关于感染发生的确切时间还不肯定，但目前较为公认的假说是那些患有细菌性阴道病或其他阴道炎和生殖道炎症的孕妇，在受孕时细菌已经存在于子宫内膜或在妊娠早中期胎膜还没有完全与子宫壁融合时上行到子宫腔，孕妇如果免疫力低下，不能清除细菌，之后就会发生羊膜腔感染而出现早产症状或胎膜早破。有研究发现孕16周前细菌性阴道病患者早产发生率增加了7倍，妊娠16～20患细菌性阴道病者早产增加4倍，而其他时间感染细菌性阴道病者早产增加2倍。这也证实了上述假说。妊娠晚期这种上行的机会明显减少，因而34周后因感染所致早产明显减少[4]。

三、感染诱发早产的机制

动物实验、体外及人体研究均证实了下述的感染导致早产的机制：细菌入侵到绒毛膜蜕膜间隙，其释放的内毒素和外毒素激活蜕膜细胞产生各种细胞因子（cytokines，CK），如白介素 1（interleukin-1，IL-1）、白介素 6（interleukin-6，IL-6）、白介素 8（interleukin-8，IL-8）、肿瘤坏死因子（tumor necrosis factor，TNF）等。进而激活前列腺素（prostaglandins，PGs）合成系统，合成和释放前列腺素引起子宫收缩。PG 致子宫收缩、宫口扩张，反射性促进垂体缩宫素的释放，维持并促进产程进展。同时可以产生蛋白水解酶，水解宫颈附近胎膜的细胞外物质，使组织的张力强度降低，胶原纤维减少，胎膜的脆性增加使胎膜破裂（图 17-1）。

另一方面绒毛膜感染使前列腺素降解酶活性降低，从而使前列腺素增多。另一机制是与胎儿相关。胎儿感染激活胎儿下丘脑-垂体-肾上腺轴，胎儿胎盘释放肾上腺皮质激素释放激素，导致皮质激素释放进而增加前列腺素生成，诱发分娩发动。

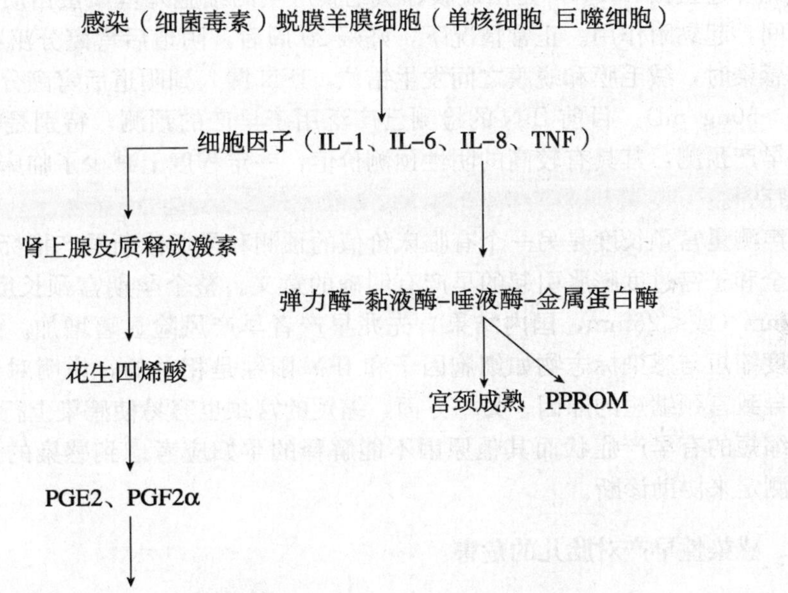

图 17-1　感染诱发早产的机制

PPROM：preterm premature rupture of membranes

四、感染的标志物和诊断

宫内感染常常是亚临床的慢性感染，无典型的临床症状，很少出现发热、白细胞升高、腹痛和恶臭的白带。在早期也很少出现胎儿的心动过速。因此早期的临床诊断和识别主要依靠以下细胞因子在羊水中、宫颈阴道分泌物中和母血液中的异常升高或降低等（表 17-1）。在所有细胞因子中 IL-6 诊断价值最大[15]。但由于羊水检查需经羊水穿刺，为有创检查，羊水中各种细胞因子的测定还不能广泛用于临床。

表 17-1 与宫内感染相关的各种细胞因子在有早产症状孕妇中的表现[2]

羊水	宫颈和阴道	母血浆中
细菌培养阳性	BV（+）	G-CSF↑
葡萄糖↓	G-CSF↑	TNF-α↑
白细胞↑	TNF-α↑	IL-6↑
G-CSF↑	IL-1↑	C 反应蛋白↑
TNF-α↑	IL-6↑	
IL-1↑	IL-8↑	
IL-6↑	胎儿纤连蛋白↑	

胎儿纤连蛋白（fFN）是由蜕膜和绒毛膜产生的细胞外基质蛋白质，位于绒毛膜和蜕膜之间，起黏附作用。正常情况下，妊娠 20 周后，阴道后穹窿分泌物中 fFN 应为阴性。在感染时，绒毛膜和蜕膜之间发生错位，fFN 漏入到阴道后穹窿分泌物中，检测呈阳性（>50ng/ml）。目前 fFN 的检测已广泛用于早产的预测，特别是有先兆早产症状孕妇的早产预测，其具有较高的阴性预测价值，一定程度上减少了临床对早产的过度诊断和治疗[6]。

超声测量宫颈长度是另一个有临床价值的预测和早期诊断早产指标。对于诊断宫颈功能不全和子宫过度膨胀引起的早产有明确的意义。整个孕期宫颈长度应≥30mm，如果<30mm（或<26mm，国内结果）先兆早产者早产风险显著增加。最新的研究显示宫颈长度缩短与感染标志物如细胞因子和 fFN 阳性是相关的，说明对于一部分病例感染也是导致宫颈缩短的原因。另一方面，缩短的宫颈也容易使感染上行到宫腔。因此对于宫颈缩短的有早产症状而其他原因不能解释的孕妇应考虑到感染的可能。并可结合 fFN 的测定来协助诊断。

五、感染性早产对胎儿的危害

感染一方面诱发早产，另一方面与早产儿脑白质损伤（white matter damage，WMD）有密切关系。细胞因子参与宫内感染后早产的发生，并通过激活脑白质组织中的星形胶质细胞、小胶质细胞、少突胶质细胞以及影响它们的免疫学功能，引起脑白质组织的病理生理改变，导致早产儿脑白质损伤的发生。早产儿的脑白质损伤是脑瘫最主要的危险因素，存在脑白质损伤者发生脑瘫的危险性将增加 15 倍。同时研究发现有绒毛膜羊膜炎的早产儿发生脑室内出血的风险增加了 3～4 倍。流行病学研究也表明，除了缺氧以外，宫内感染与早产儿脑白质损伤也有密切关系。

六、预防和处理

1. 预防　提倡孕前保健，及时治疗阴道炎和生殖道感染。由于细菌性阴道病与宫内感染和早产有关，对有早产史同时患细菌性阴道病孕妇应给予积极治疗。治疗方案：甲硝唑200mg，3次/天×7天，口服，阴道内放置效果不好。但是对所有孕妇进行筛查是否降低早产目前还无肯定结论。

2. 及早发现亚临床感染　宫内感染多数为亚临床感染，不易识别。产前保健时应有意识关注阴道分泌物情况和宫缩情况，必要时经超声测量宫颈长度和fFN测定，识别出早产高危孕妇和潜在的亚临床感染。对于有症状的先兆早产而胎膜完整的孕妇是否常规给予预防性抗生素治疗应进行鉴别诊断，在排除其他早产原因后，依据一些辅助检查如阴道后穹窿分泌物fFN的检测等，对于阳性者在应用宫缩抑制剂的同时应给予抗生素治疗，同时应行阴道分泌物检查和宫颈培养，如果培养阳性则根据抗菌谱进行相应的抗生素治疗[7]。

3. 及早诊断和处理临床感染　羊膜腔感染患者中约有12.5%表现为临床绒毛膜羊膜炎，患者有发热、腹痛、有异味的阴道分泌物或羊水、白细胞和C反应蛋白升高及难以抑制的宫缩。孕妇就诊时常常已临产，应积极应用广谱抗生素治疗，因B族溶血链球菌、大肠杆菌、厌氧菌等是最常见的与新生儿败血症有关的病原菌，常采用阿莫西林或头孢类抗生素。对已有明显感染应积极控制感染并终止妊娠。

4. 早产胎膜早破　对早产合并胎膜早破者应常规给予抗生素治疗，不仅能减少母体的绒毛膜羊膜炎，而且能延长孕龄，减少新生儿感染及脑室出血等。促胎肺成熟后依据个体适时终止妊娠。

5. 感染证据获取　对上述患者，分娩后胎盘胎膜一定送病理检查，有可能则做羊水细菌培养和胎儿耳拭子培养，以获取组织学和病原学证据。

（时春艳　董　悦）

第二节　B族溶血性链球菌围产期感染的诊治和预防

B族溶血性链球菌（group B streptococcus，GBS）是引起羊膜腔内感染的主要致病菌之一，也是公认的最常引起新生儿肺炎、败血症的主要致病菌。美国20世纪70年代B族溶血性链球菌感染的围产儿死亡率高达15%～50%[8]，90年代为6%[9-11]。美国CDC 1996年就对B族溶血性链球菌的预防和诊治有了规范的处理方案，2002年又结合研究的进展修改了其诊治指南。随着预防和治疗措施的不断改善和提高，美国B族溶血性链球菌新生儿感染有了明显的下降，但国内对此还重视不够，并没有规范的预防和诊治措施，有时会引起严重的不良后果，如导致新生儿的死亡等。本文关于B族溶血性链球菌的感染和产程中的处理及预防结合国内外的研究结果阐述如下：

一、感染途径和相关因素

（一）感染途径

B族溶血性链球菌属于革兰阳性球菌，存在于胃肠道，阴道内的B族溶血性链球菌也来源于胃肠道，通过会阴传播至阴道和宫颈。生育年龄妇女阴道内常见B族溶血性链球菌。10%～30%妊娠期妇女阴道内的B族溶血性链球菌是一过性的、慢性的或间歇性的。我国北京地区孕妇带菌率为8%～15%[12,13]。宫内感染的途径主要是分娩时经产道上行感染，经垂直传播给胎儿，主要发生于产程或破膜后。

（二）胎儿或新生儿B族溶血性链球菌感染的高危因素

B族溶血性链球菌感染的高危因素有孕龄<37周，破膜时间长，同时有羊膜腔内感染、宿主抵抗力下降、产程中阴道检查次数>6次等。研究发现产程中体温升高>37.5℃、孕周<37周、破膜时间大于12小时则胎儿发生B族溶血性链球菌感染的风险增加6.5倍。但产前生殖道和直肠的培养结果是关键的因素，如果培养阴性而具有上述高危因素B族溶血性链球菌感染的发生率只有0.9‰，而培养阳性但没有上述高危因素者则胎儿B族溶血性链球菌感染率为5.1‰[14]。

二、B族溶血性链球菌感染的危害

（一）B族溶血性链球菌感染与早产

早产和早产胎膜早破的主要原因是感染。胎膜早破又会诱发和加重感染。在引起感染的众多病原体中，B族溶血性链球菌对绒毛膜的吸附及穿透力最强，因而危害也最大。B族溶血性链球菌感染占较大比例[15-17]。主要通过上行感染。B族溶血性链球菌感染同其他的微生物感染一样，通过炎症作用引起细胞因子如IL-1、IL-6、IL-8、TNF等的释放，刺激羊膜和蜕膜细胞合成和释放磷脂酶A、前列腺素，从而引起子宫收缩，导致早产。另一方面通过炎症细胞的吞噬作用及细菌产生的蛋白水解酶的直接侵袭，使胎膜局部张力减低，从而导致胎膜破裂。破膜后细菌可上行至宫腔，造成宫内感染。研究发现，B族溶血性链球菌阳性产妇胎膜早破发生率高于阴性者。B族溶血性链球菌菌尿者胎膜早破的发生率也明显高于无菌尿者。早产主要与孕晚期及分娩时的B族溶血性链球菌感染相关，而与孕早、中期的B族溶血性链球菌携带无明显关系。

（二）B族溶血性链球菌感染对胎儿的危害

B族溶血性链球菌感染可以导致胎儿的宫内感染，严重者可以导致胎死宫内。现在认为早产儿的神经系统病变和呼吸系统的问题与感染产生的细胞因子有一定的关系。这种炎性反应称为胎儿炎性反应综合征，是早产儿脑瘫和慢性肺部病变的主要原因之一。

除了早产儿的炎性反应综合征外，B族溶血性链球菌感染是新生儿感染、败血症的主要原因。根据发病时间，将新生儿B族溶血性链球菌感染分为早发感染及晚发感染两种类型。

1. 早发型感染　多发生在出生后7天内，占新生儿B族溶血性链球菌感染的80%，25%发生于早产儿。出生后6小时发病者占到50%。母婴垂直传播是其主要传播途径。最早的症状包括肤色、肌张力、喂养困难、活动减少等。如果不严密观察有时难以发现，诊治不及时可以发生严重的不良后果，如突然死亡。

其他早期症状还包括腹胀、呼吸暂停和黄疸。胸片以炎症浸润片状阴影及云絮状改变为主。严重者X线的表现与肺透明膜病不易区分。患儿也可发生持续胎儿循环或急性呼吸窘迫综合征。早发感染中脑膜炎的发生率低于10%，可以有惊厥、嗜睡、昏迷、前囟隆起等表现。

对于母亲有羊膜腔内感染病史者和其他B族溶血性链球菌感染高危因素者应想到新生儿B族溶血性链球菌感染的可能，胎儿娩出后进行耳拭子培养和血培养，最好做特异的B族溶血性链球菌培养，对新生儿密切观察，必要时转入儿科诊断和治疗，以防漏诊，引起严重不良后果。

2. 晚发型感染　指生后7天～3个月内发生的感染，美国报道的发生率在活产儿中为1.3‰～1.6‰。可由产时垂直传播，也可由出生后水平传播。90％的晚发型由B族溶血性链球菌Ⅲ型引起。80％临床表现为脑膜炎的症状，死亡率为20％，在存活的婴儿中15％～30％留有严重的后遗症，主要包括皮质盲、运动障碍、智力障碍、脑室炎、偏瘫或全身瘫痪、语言障碍、耳聋等。常隐匿起病，最初可表现为发热、昏睡、呕吐、囟门张力增大等。其他表现有骨髓炎、关节炎、蜂窝织炎、淋巴腺炎等，泌尿系感染、中耳炎等较少见。

（三）B族溶血性链球菌感染对母体的危害

B族溶血性链球菌是母体产程中和产后感染的主要致病菌之一[18]，在阴道B族溶血性链球菌阳性的孕妇中，产程中羊膜腔内感染率高，手术分娩率高。还可引起泌尿系感染。产褥感染的发生率较高，如产后子宫内膜炎、盆腔炎、蜂窝织炎、伤口感染等。有效抗生素应用及时一般不会引起严重不良后果。

三、B族溶血性链球菌感染的诊断

（一）临床表现

B族溶血性链球菌感染表现为两种情况，一为临床羊膜腔内感染，有明显的临床症状；另一种情况为B族溶血性链球菌带菌者，并不引起显性的临床感染，而是亚临床感染或只是带菌者。

B族溶血性链球菌引起的羊膜腔内感染主要表现为：产时母亲发热，体温一般≥38℃，并且在短时间内体温迅速升高，产母脉搏增快＞100次/分、胎儿心动过速，胎心率持续＞160次/分，末梢血白细胞计数＞2.0×10^9/L，中性粒细胞明显升高。子宫压痛和羊水有臭味可不明显。患者一般有胎膜早破或人工破膜的病史。

产程中或临产前出现上述情况，应考虑B族溶血性链球菌感染的可能。短期内不能阴道分娩应尽快剖宫产终止妊娠，并进行宫腔和胎儿的B族溶血性链球菌培养并积极抗生素治疗。但多数情况是没有明确临床症状和体征的亚临床感染或只是B族溶血性链球菌带菌者。对于亚临床的感染，同其他病原微生物导致的亚临床感染一样，会出现各种细胞因子的升高，细胞因子包括IL-1、IL-2、IL-6、IL-8、TNF等，在上述各种细胞因子中，IL-6是最敏感的指标。C反应蛋白（CRP）的升高对感染早期也有诊断意义。CRP是胎膜早破并发感染时反应最敏感的指标（敏感95％），无假阳性出现。对临床绒毛膜羊膜炎，CRP阳性率为100％，对亚临床绒毛膜羊膜炎CRP也较敏感，阳性率87％，无假阳性。

（二）B族溶血性链球菌的检测和培养

B族溶血性链球菌的检测方法主要有：细菌培养、抗原抗体测定、核酸探针检测、荧光原位杂交法、脉冲式凝胶电泳法、聚合酶链反应、革兰染色法等几种。细菌培养是主要的临床检测的方法。

B族溶血性链球菌的检出率受到多种因素的影响，例如取材部位、检查时间、检测方法等。B族溶血性链球菌主要存在于直肠和阴道下1/3。美国CDC建议于35～37周对所有孕妇常规进行B族溶血性链球菌检测，取材部位为直肠和阴道下1/3，直肠取材要超过肛门括约肌，直肠和阴道可以用两个或一个取材棉棒，但可以种植到同一个培养基中。为提高B族溶血性链球菌检出率，防止其他杂菌的生长，1996年美国CDC推荐使用含有庆大霉素和萘啶酸或多粘菌素和萘啶酸的培养基作为B族溶血性链球菌选择性培养基（selective media broth，SMB）[9-11]。

细菌培养仍是B族溶血性链球菌的确诊手段，其灵敏度和特异性均较高，价格适中，缺点为所需时间较长。一些新兴技术，如免疫学检测、核酸探针、杂交技术、PCR等，可快速做出诊断，但其敏感性及特异性低于细菌培养，虽然有些方法的敏感性和特异性不低于细菌培养并且可以快速得出结果，但价格昂贵，并且缺乏大样本的研究证据因而多用于科研中。

对于临床中可疑B族溶血性链球菌感染而没有产前的B族溶血性链球菌培养的结果者，在分娩后一定进行宫腔和新生儿的细菌培养或特异的B族溶血性链球菌培养。

四、B族溶血性链球菌感染的预防及治疗

（一）广泛筛查

研究发现，B族溶血性链球菌阳性者胎儿或新生儿B族溶血性链球菌感染率是阴性者的25倍[19]。在分娩前对所有孕妇行阴道、直肠及尿的B族溶血性链球菌特异培养，对阳性者进行预防治疗是当前主要的预防措施。

鉴于B族溶血性链球菌感染的严重危害，美国CDC在1996年提出了两种预防方案[9]，分别为：方案1：对所有孕妇于妊娠35～37周进行B族溶血性链球菌培养，阳性者进行预防性治疗。对具有高危因素者不论B族溶血性链球菌结果如何都进行预防性治疗。B族溶血性链球菌高危因素有：新生儿B族溶血性链球菌感染史；本次妊娠有B族溶血性链球菌菌尿；妊娠37周前分娩；产时体温≥38℃；破膜时间≥18 h。方案2：只对具有上述高危因素孕妇，直接给予预防性治疗，不对所有孕妇筛查。

从1993到1998年，在美国部分地区采用上述方案，新生儿早发感染率下降达65%，其中早发型新生儿感染率从1993年的1.7‰下降到1998的0.6‰，在研究地区1999年就避免了4 500个新生儿的早发B族溶血性链球菌感染和225个新生儿的死亡[20]。2002年8月，美国CDC基于上述等研究结果推出了新的预防指南，在1996年方案的基础上进行了完善和补充。美国妇产科学会和儿科学会均赞同这些方案[21]。

新的建议要对所有孕妇在妊娠35～37周时进行阴道和直肠的B族溶血性链球菌的筛查（除了B族溶血性链球菌菌尿或有过B族溶血性链球菌感染新生儿分娩史的孕妇）[10]。阳性者分娩开始或破膜后行抗生素预防治疗。前次妊娠B族溶血性链球菌阳性此次也应进行B族溶血性链球菌检测，基于检测结果决定是否治疗；对于B族溶血性链球菌菌尿孕妇不需进行阴道和直肠内的B族溶血性链球菌培养，而应该在产程中应用抗生素治疗。如果没有B族溶血性链球菌培养结果，如孕37周前分娩、破膜时间超

过18小时，或产妇体温≥38℃也应进行B族溶血性链球菌预防治疗。而B族溶血性链球菌阳性，在临产前或破膜前行选择性剖宫产分娩则不需预防治疗。对于先兆早产者如没有进入产程B族溶血性链球菌阳性则预防治疗，阴性则不必预防治疗，结果不详则预防治疗48小时培养结果回报后再决定是否治疗。

（二）预防治疗方法

研究证明B族溶血性链球菌对青霉素、阿莫西林、头孢菌素、红霉素和林可霉素均敏感。对青霉素高度敏感，应作为首选药物。预防B族溶血性链球菌感染的抗生素用法如下：青霉素G，首次剂量500万U静脉点滴，然后250万U静脉点滴每4小时1次直到分娩；或阿莫西林负荷量2g静脉点滴，然后1g每4小时静脉点滴1次直到分娩。如果对青霉素过敏则选用头孢唑啉2g作为起使剂量然后每8小时1g至分娩，若对头孢类过敏则用红霉素500mg静脉点滴每6小时1次或克林霉素900mg静脉点滴每8小时1次。

（三）B族溶血性链球菌阳性孕妇新生儿的处理

产程中无羊膜腔感染症状，只是B族溶血性链球菌阳性，新生儿也无异常的征象，并且孕周≥35周，产前抗生素应用距分娩超过4小时则观察48小时无异常可以出院。但要交代晚发型B族溶血性链球菌感染的可能，出现异常随时就诊。如母体可疑绒毛膜羊膜炎应对新生儿进行全面的评价，检查包括血细胞分析、血B族溶血性链球菌培养、胸片，必要的鉴别诊断，必要时行腰穿检查。如这些检查均无异常观察也要超过48小时，如有异常则规范治疗。

（四）临床确诊的羊膜腔感染

对于临床确诊的羊膜腔感染，一方面抗生素治疗感染，一方面应无论孕周大小尽快结束妊娠。在不知何种细菌感染的情况下，应选用对B族溶血性链球菌敏感的广谱抗生素治疗。产时静脉给予广谱抗生素可在0.5～1小时内进入胎儿、胎膜和羊水并达到足够的抗菌浓度。但胎儿接受了足够的抗生素后的3～5小时内尚不足以改变新生儿的预后，因此处理的关键在于及早给予足够的抗生素后短期内不能阴道分娩者应行剖宫产术。对于B族溶血性链球菌高危孕妇，临产后，产程中应连续做胎心监护，如有变异降低或晚期减速，可能预示胎儿酸中毒；胎儿心动过速或持续加速可能是胎儿败血症或肺炎的一个表现，因此应尽快结束分娩并作好新生儿娩出时进行复苏的准备。

新生儿一出生立即行咽、耳鼻、脐血等细菌培养及药敏试验。并应转入新生儿科观察和治疗。原则上不等培养结果，羊膜腔感染患者的新生儿通常应用青霉素或阿莫西林，作为首选药物，当培养明确和症状明显时再决定其用量和疗程。

（五）B族溶血性链球菌疫苗

这是预防B族链球菌感染最根本的途径。在非妊娠妇女试用已经成功。但能否用于妊娠预防早发新生儿B族溶血性链球菌感染有待进一步研究。不同的血清型和疫苗的保护时间长短等都尚未解决。

（六）国内情况

国内研究发现，B族溶血性链球菌也是我国新生儿感染性疾病的主要致病菌[12,13,22,23]，但通常认为引起的后果远不如西方国家严重，病死率低于国外报道，事实也许并非如此。主要与我国并没有全面开展孕妇B族溶血性链球菌的筛查和培养、对新生儿感染者并没有做B族溶血性链球菌特异性的培养、对B族溶血性链球菌感染严重性认识不够有关；由于医疗条件和水平的限制对于一些围产儿死亡原因分析不全面；普遍使用抗生素，使B族溶血性链球菌培养阳性率降低等也有一定的关系。有些学者提出我国小儿从母体获得的B族溶血性链球菌抗体明显高于国外，绝大多数已达保护水平；我国细菌的血清型与国外存在差异，细菌毒性也有所不同；个体防御力存在人种差异等原因还有待进一步深入的研究[13,22,23]。

目前国内并没有明确的预防方案，但临床上应高度重视B族溶血性链球菌感染问题，有必要进行大样本的流行病学的调查，对于B族溶血性链球菌感染的高危患者也应进行预防治疗，对其分娩的新生儿密切观察，有异常者及时诊断和治疗，预防严重后果发生。

（时春艳　杨慧霞）

参考文献

[1] 金利栩，曾蔚越. 早产与羊膜腔感染. 实用妇产科杂志，2000，16：186-189.

[2] Friese K. The role of infection in preterm labour. Br J Obstet Gynecol，2003，110：52-54.

[3] Goldenberg RL，Hauth JC，Andrews WW. Intrauterine infection and preterm delivery. N Engl J Med ，2000，342：1500-1507.

[4] Klebanoff，MA，Hillier SL，Nugent RP，et al. Is bacterial vaginosis：A stronger risk for preterm birth when it is diagnosed earlier in gestation? Am J of Obstet Gynecol，2005，192：470-477.

[5] El-Bastawissi AY，Williams MA，Riley DE，et al. Amniotic fluid interleukin-6 and preterm delivery. Obstet Gynecol，2000，95：1056-1064.

[6] Lamont R. Infection in the prediction and antibiotics in the prevention of spontaneous preterm labour and preterm birth. Br J Obstet Gynecol，2003，110：71-75.

[7] Gomez R，Romero R，Medina L，et al. Cervicovaginal fibronectin improves the prediction of preterm delivery based on sonographic cervical length in patients with preterm uterine contractions and intact membranes. Am J Obstet Gynecol，2005，192：350-359.

[8] McCraken GH. Group B streptococci：the new challenge in neonatal infection. J Pediatr，1973，82：703-706.

[9] American College of Obstetricians and Gynecologists，Committee on Obstetric Practice. Prevention of early-onset group B streptococcal disease in newborns [Opinion 173]. Washington DC：American College of Obstetricians and Gynecologists，1996.

[10] Centers for Disease Control (CDC). Prevention of perinatal group B streptococcal disease：a public health perspective. MMWR Recomm Rep，1996，45：(RR-7)

1-24.

[11] Schrag S, Gorwitz R, Fultz - Butts K, et al. Prevention of perinatal group B streptococcal disease. Revised guidelines from CDC. MMWR Recomm Rep, 2002, 51: 1-22.

[12] 延敏，吴连方，黄醒华. 孕妇B族溶血性链球菌带菌与母婴预后的关系. 中华妇产科杂志，2000，35：32-35.

[13] 朱敏，范建霞，程利南. 围产期B族链球菌感染的研究进展. 中华妇产科杂志，2005，40：137-141.

[14] Yancey MK, Schuchat A, Brown LK, et al. The accuracy of late antenatal screening cultures in predicting genital group B streptococcal colonization at delivery. Obstet Gynecol, 1996, 88: 811-815.

[15] Regan JA, Klebanoff MA, Nugent RP. Vaginal Infections and Prematurity Study Group. The epidemiology of group B streptococcal colonization in pregnancy. Obstet Gynecol, 1991, 77: 604-610.

[16] Grable IA, Garcia PM, Perry D, et al. Group B streptococcus and preterm premature rupture of membranes: A randomized, double-blind clinical trial of antepartum ampicillin. Am J Obstet Gynecol, 1996, 175: 1036-1042.

[17] Feikin DR, Thorsen P, Zywicki S, et al. Association between colonization with group B streptococci during pregnancy and preterm delivery among Danish women. Am J Obstet Gynecol, 2001, 184: 427-433.

[18] Yancey MK, Duff P, Clark P, et al. Peripartum infection associated with vaginal group B streptococcal colonization. Obstet Gynecol, 1994, 84: 816-819.

[19] Boyer KM, Gotoff SP. Strategies for chemoprophylaxis of GBS early-onset infections. Antibiot Chemother, 1985, 35: 267-280.

[20] Schrag SJ, Zywicki S, Farley MM. Group B streptococcal disease in the era of intrapartum antibiotic prophylaxis. N Engl J Med, 2000, 342: 15-20.

[21] American College of Obstetricians and Gynecologists. ACOG Committee Opinion: number 279, December 2002 prevention of early-onset group B streptococcal disease in newborns. Obstet Gynecol, 2002, 100: 1405-1412.

[22] 赵莲. 产前阴道内B族链球菌携带对母儿的影响. 首都医科大学学报，1999，20：2852-2861.

[23] 张景华，袁林，杨永弘. 600名妊娠妇女及其新生儿GBS带菌情况的研究. 中华流行病学杂志，1995，16：36-39.

第 18 章 微生物治疗的理念及原则

细菌感染是致病菌侵入机体，损坏组织细胞引起的感染性疾病。细菌感染的治疗包括感染部位的处理、机体抵抗力的增强和抗菌药物的使用等，根据不同部位的不同类型感染，结合患者的自身状况采取相应的措施，以杀灭或者抑制侵入人体内致病菌，使感染得到控制，最终痊愈恢复。其中，抗菌药物的应用是重要手段之一。

第一节　抗生素使用现状

我国是抗菌药物使用大国，在所有临床应用药品中，抗菌药物所占比例为 35%～50%，单一药物使用量前 10 位中，抗菌药物至少占 5 个以上。由于种类繁多、药物特征各异，临床抗菌药物合理应用存在较多困难，目前我国抗菌药物滥用现象较为普遍，由此导致细菌耐药性快速增长、药源性疾病日渐增多、患者住院时间及治疗费用增加、社会医药资源浪费等，但长期以来，大多数临床医生应用抗菌药物的知识没有及时更新，国内也缺乏相应的技术指导原则、管理规范以及系统的抗菌药物合理应用继续教育体系，目前，抗菌药物不合理使用现象仍然十分普遍，主要表现在以下几个方面：

一、无指征应用抗菌药物较为普遍

在临床实际中，无论门诊还是住院患者，抗菌药物使用比例过高，抗菌药物使用的适应证过宽。众所周知，抗菌药物主要针对细菌性感染发挥治疗作用，但大多数临床医生发现患者有发热便开始应用抗菌药物，既不寻找发热原因，也不进行相应病原检查，这既不符合临床诊疗常规，也违反合理用药原则。

二、临床医生缺乏系统的抗菌药物知识，药物使用方式不当

自青霉素发现以来，抗菌药物经历了快速发展过程。迄今为止，临床常用抗菌药物有 100 多种，十几个类别，临床各科都要应用抗菌药物。临床实践中，妇产科医师必须花大量时间掌握本专业知识与技能，往往无暇顾及抗菌药物的知识更新，多数医生对抗菌药物的了解还停留在医学院学习阶段老师所传授的水平，抗菌药物的使用多以个人经验为主。在临床中常发现抗菌药物使用剂量、途径、时间不恰当，联合用药缺乏依据以及不适当联合用药等。

三、过于依赖抗菌药物，尤其是手术预防用药过多

妇产科手术预防用抗菌药物应该有严格指针，对于污染手术以及手术感染将导致严

重后果的手术才需要预防使用抗菌药物。手术预防用药的时间不宜过早过长，一般应在麻醉诱导时开始，术后用药时间不超过 48 小时。但临床情况却非如此，大部分手术，无论切口类别、切口大小、手术时间长短都在预防性使用抗菌药物，且用药时间控制在 48 小时之内者也不多，许多患者住院期间全程都在使用抗菌药物，由此导致的院内感染增加，特别是耐药菌感染增加。

四、不重视抗菌药物应用有关的病原检查，抗菌药物应用无的放矢

抗菌药物针对的主要对象为细菌感染，非细菌感染应用抗菌药物常为失败，临床怀疑细菌感染时应先采集细菌学检查标本进行细菌学检查，如细菌培养与药物敏感试验，在等待细菌学检查结果时可先据患者临床情况开始经验性治疗，待获得细菌检查结果后调整抗菌药物，开始目标性治疗，同时，每一次细菌学检查结果也为下一次治疗积累经验。目前我国门诊感染性疾病患者进行细菌学检查的比例不超过 10%，住院感染患者细菌学检查比例大致在 20%左右，且细菌学检查时机大都在应用抗菌药物之后，甚至长期应用抗菌药物治疗效果不佳时才进行细菌学检查，这样所得结果对临床用药的参考价值已经很小。由于缺乏细菌学检查协助临床用药，医师选用抗菌药物时有撒大网、大包围的倾向，如在很多三级医院，对严重感染选择碳青霉烯类药物加万古霉素似已成常规，长此以往，造成现在院内感染中耐药铜绿假单胞菌、不动杆菌、嗜麦芽窄食单胞菌等流行。

五、抗菌药物选择过分倾向于“广谱、强效、新型”

不容置疑，在细菌感染性疾病中，轻中度感染占绝大多数，但分析临床医生的处方后我们发现，抗菌药物使用普遍存在着过分“广谱、强效、新型”倾向，如外科预防用药选择三代头孢菌素；一方面这与临床医生对不同疾病的病原菌和不同病原菌对抗菌药物的敏感情况不了解有关，另一方面也因为对药物缺乏了解、国内不同商品名同品种药物过多有关。实际上，每一种抗菌药物都有各自特征与临床应用适应证，如头孢菌素并非新一代比前一代强，如头孢唑啉仍然是头孢菌素中抗葡萄球菌活性最强者；碳青霉烯类药物虽然抗菌谱广，但大量长期应用会导致院内二重感染、耐药非发酵细菌感染增加等。

第二节　抗菌药物的合理应用基本原则

一、诊断为细菌性感染者，方有指征应用抗菌药物

根据患者的症状、体征及血、尿常规等实验室检查结果，初步诊断为细菌性感染者以及经病原检查确诊为细菌性感染者方有指征应用抗菌药物；由真菌、结核分枝杆菌、非结核分枝杆菌、支原体、衣原体、螺旋体、立克次体及部分原虫等病原微生物所致的感染亦有指征应用抗菌药物。缺乏细菌及上述病原微生物感染的证据，诊断不能成立者，以及病毒性感染者，均无指征应用抗菌药物。

二、尽早查明感染病原，根据病原种类及细菌药物敏感试验结果选用抗菌药物

病原菌的诊断是抗菌药物选择的基础，只有明确了病原菌种类和药物敏感情况才能有针对性地选择合适的抗菌药物。因此有条件的医疗机构应在开始抗菌治疗前，先留取相应标本，立即送细菌培养，以尽早明确病原菌和药敏结果。

危重患者在未获知病原菌及药敏结果前，可根据患者的发病情况、发病场所、原发病灶、基础疾病等推断最可能的病原菌，并结合当地细菌耐药状况先给予抗菌药物经验治疗，获知细菌培养及药敏结果后，对疗效不佳的患者调整给药方案。

对于细菌感染性疾病，直接或间接获得病原体均是确诊感染性疾病的一个重要证据，也是选择抗菌药物的重要依据。因此，临床医师应掌握正确的标本送检方法。

首先，临床医师在送检标本的同时，应提供足够的信息，以便微生物实验室选择最合适的方法，来分离标本中潜在的病原菌，如标本的来源，标本的具体采集时间等；第二，选择的标本必须对疾病进程具有代表意义，且要仔细防止正常菌群的污染等；第三，需留取足够量的标本，如血培养时一般成年人需抽取10ml血液等；第四，标本应及时送检，因营养要求高的细菌生存期较短；第五，尽量让患者到实验室取标本，或者在临床快速接种，如果需要转运标本，需选择恰当的转运介质，如：对怀疑为厌氧菌感染的标本，应接种于厌氧培养基并放入厌氧罐中运送，或使用厌氧运输瓶送检，严格要求厌氧环境；对于拭子收集的标本，不能直接以棉拭子运送，因拭子收集的标本量有限，极易干燥，且一些病原菌可能会陷入棉花纤维内，应装于特制的运送培养基内。最后，标本应尽量在抗菌药物使用之前留取。

三、按照药物的抗菌作用特点选择用药

应了解不同类型抗菌药物的作用机制、抗菌谱以及药代动力学特点，根据不同的病原菌针对不同的感染部位选择抗菌药物。避免使用在所要治疗的部位不能达到有效药物浓度的抗菌药物。

四、按照患者生理、病理及免疫状态合理用药

人体在不同的时期其生理状况不尽相同，其对抗菌药物的药代动力学、药效动力学和毒性反应也有所不同。青壮年患者大多各器官功能健全，抗菌药物可给予常规剂量；儿童体内酶系发育不完全，肾功能发育不完善，需根据年龄和体重调整药物剂量；老年人肾功能日益减退，应尽量避免使用对肾脏有损伤的药物。妇女在妊娠期更应考虑到胎儿的安全性，避免使用对胎儿发育不利的抗菌药物。

五、了解细菌耐药机制

细菌耐药可分为固有耐药（intrinsic resistance）和获得耐药（acquired resistance）。固有耐药是由细菌染色体基因所决定的，代代相传的天然耐药。如肠道革兰阴性杆菌对青霉素天然耐药，链球菌属对庆大霉素天然耐药，铜绿假单胞菌对氨苄西林天然耐药，嗜麦芽窄食单胞菌对碳青霉烯类天然耐药。获得耐药是指细菌在接触抗菌药物后改变代

谢途径，使自身对抗菌药物具有不被杀灭的抵抗力。这种获得耐药可由质粒或染色体介导引起耐药性，导致细菌耐药性垂直或水平传递。获得耐药有多种机制，并且随着抗菌药物的开发和大量使用变得越来越复杂。这种耐药菌的产生和增加，及其耐药基因的传代、转移、传播以及不断变异形成高度和多重耐药，对人类形成了严重的威胁。因此，细菌耐药性已成为一个必须重视的问题。

六、合理的联合用药

联合应用两种以上抗菌药物的目的是增加疗效、减少药物的副作用和延缓细菌耐药产生。应避免不合理的联合用药。抗菌药物联合应用可产生“无关”、“相加”、“协同”和“拮抗”四种作用。一般青霉素类、头孢菌素类与氨基糖苷类抗菌药物联合可产生协同作用，磺胺药与甲氧苄啶作用于叶酸合成不同阶段，产生协同作用。蛋白质合成抑制剂氯霉素、核酸抑制剂利福平与氟喹诺酮类联合应用可产生拮抗作用。

（郑　波）

索引

G

H

I

J